国际口腔种植学会（ITI）口腔种植临床指南
第十四卷

图文编辑

张　浩　刘玉卿　肖　艳　刘　菲　康　鹤　王静雅　纪凤薇　杨　洋　戴　军　张军林

Original title:
ITI Treatment Guide
Immediate Implant Placement and Loading:
Single or Multiple Teeth Requiring Replacement

Ifenpfad 2–4, 12107 Berlin, Germany
www.quintessence-publishing.com

著作权合同登记号：06-2023第249号。

图书在版编目（CIP）数据

单颗或多颗牙的即刻种植与负荷 /（比）弗兰卡·兰伯特（France Lambert），（澳）亚当·汉密尔顿（Adam Hamilton）主编；宿玉成，周延民主译. —沈阳：辽宁科学技术出版社，2024.5

ISBN 978-7-5591-3488-2

Ⅰ. ①单…　Ⅱ. ①弗…　②亚…　③宿…　④周…　Ⅲ. ①种植牙—研究　Ⅳ. ①R782.12

中国国家版本馆CIP数据核字（2024）第054651号

出版发行：辽宁科学技术出版社
（地址：沈阳市和平区十一纬路 25 号　邮编：110003）
印 刷 者：深圳市福圣印刷有限公司
经 销 者：各地新华书店
幅面尺寸：210mm × 280mm
印　　张：16.5
插　　页：4
字　　数：330 千字
出版时间：2024 年 5 月第 1 版
印刷时间：2024 年 5 月第 1 次印刷
出 品 人：陈　刚
责任编辑：金　烁
封面设计：袁　舒
版式设计：袁　舒
责任校对：李　霞

书　　号：ISBN 978-7-5591-3488-2
定　　价：398.00 元

投稿热线：024-23280336
邮购热线：024-23280336
E-mail:cyclonechen@126.com
http://www.lnkj.com.cn

International Team for Implantology

单颗或多颗牙的即刻种植与负荷

Immediate Implant Placement and Loading

Single or Multiple Teeth Requiring Replacement

丛书主编 （荷）丹尼尔·维斯梅耶（Daniel Wismeijer）

（英）斯蒂芬·巴特（Stephen Barter）

（英）尼古拉斯·多诺斯（Nikolaos Donos）

主　　编 （比）弗兰卡·兰伯特（France Lambert）

（澳）亚当·汉密尔顿（Adam Hamilton）

主　　译 宿玉成　周延民

译　　者 王心彧　王　林　付　丽　白雅馨　任　斌　刘　倩

初明慧　陈　陶　周立波　赵洪永　舒倩怡

北方联合出版传媒（集团）股份有限公司

辽宁科学技术出版社

本书说明

本书所提供的资料仅仅是用于教学目的，为特殊和疑难病例推荐的序列临床治疗指南。本书所提出的观点是基于国际口腔种植学会共识研讨会（ITI Consensus Conference）的一致性意见。严格说来，这些建议与国际口腔种植学会（ITI）的理念相同，也代表了作者的观点。国际口腔种植学会（ITI）以及作者、编者和出版商并没有说明或保证书中内容的完美性或准确性，对使用本书中信息所引起的损害（包括直接、间接和特殊的损害，意外性损害，经济损失等）所产生的后果，不负有任何责任。本书的资料并不能取代医生对患者的个体评价，因此，将其用于治疗患者时，后果由医生本人负责。

本书中叙述到产品、方法和技术时，使用和参考到的特殊产品、方法、技术和材料，并不代表我们推荐和认可其价值、特点或厂商的观点。

本书中提到的某些厂商和产品的名字可能是注册的商标或所有者的名称，即便是未进行特别注释。因此，在本书出现未带专利标记的名称，也不能理解为出版商认为不受专利权保护。

本书使用了FDI世界牙科联盟（FDI World Dental Federation）的牙位编码系统。

国际口腔种植学会（ITI）的愿景：

“……服务于牙科专业，通过有益于患者的全面高质量的教育和创新性的研究，提供成长性的全球化网络，使牙科种植领域从业者终身受益。”

致　谢

特别感谢Kati Benthaus博士在本卷治疗指南的准备和协调过程中给予的大力支持。也特别感谢Ute Drewes女士提供的专业插图，感谢Janina Kuhn女士（精萃出版集团）的排版，感谢Änne Kappeler女士（精萃出版集团）对出版流程的协调，感谢Per N. Döhler先生（Triacom Dental）的语言编辑工作。同时，还要感谢国际口腔种植学会（ITI）的合作方Institut Straumann AG给予的一贯支持。

前　言

即刻种植与负荷方案的优点已得到充分证明，如果满足某些条件，可以被视为理想的治疗方法。

过去20年来，已积累了大量的文献支持在牙列缺损患者中使用即刻种植与负荷方案。然而，许多因素和程序（例如手术方案、牙槽嵴保存和骨移植材料类型等）可能会使做出临床决策更有挑战性。

本卷参照循证的方法，旨在全面概述用于单颗或多颗牙的即刻种植与负荷方案。本卷强调了患者筛选和位点选择与综合治疗计划相结合的重要性，并为读者提供了风险评估表以辅助决策制订。读者还将看到对外科程序和负荷程序所有关键方面的描述，为可预期的治疗结果提供临床方案。

由该领域专家完成的一步一步的临床病例强调了为取得成功的结果，并同时减少患者的治疗时间，仔细筛选患者的重要性。总而言之，国际口腔种植学会（ITI）口腔种植临床指南系列丛书第十四卷将为临床医生在面临具有挑战性的单颗或多颗牙修复病例时提供信息和支持。

D. Wismeijer　　S. Barter　　N. Donos

丛书主编、主编和译者

丛书主编

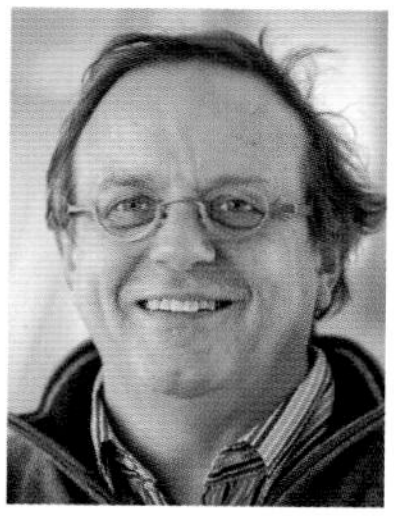

Daniel Wismeijer, Professor, DMD, PhD
Referral Practice for Oral Implantology and Prosthetic Dentistry
De Veluwezoom
p/a Zutphensestraatweg 26
6955 AH Ellecom
The Netherlands
Email: danwismeijer@gmail.com

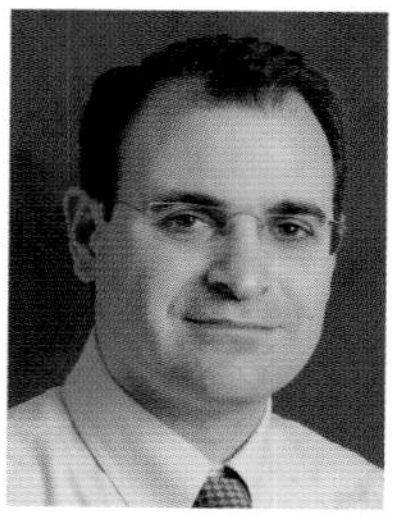

Nikolaos Donos, DDS, MS, FHEA, FDSRC, PhD
Director of Research
Professor and Chair of Periodontology and Implant Dentistry
Head of Clinical Research
Centre for Oral Clinical Research
Institute of Dentistry
Barts and The London School of Medicine and Dentistry
Turner Street
London E1 2AD
United Kingdom
Email: n.donos@qmul.ac.uk

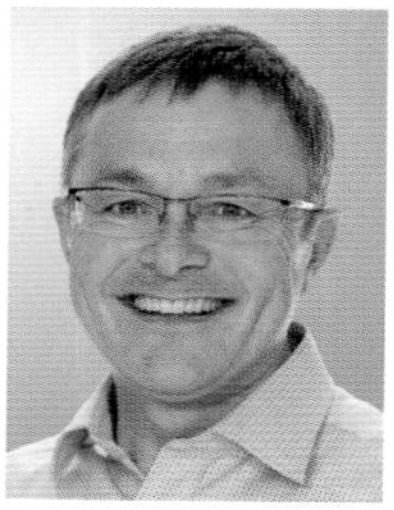

Stephen Barter, BDS, MSurgDent, RCS
Specialist in Oral Surgery
Honorary Senior Clinical Lecturer / Consultant Oral Surgeon
Centre for Oral Clinical Research
Institute of Dentistry
Barts and The London School of Medicine and Dentistry
Turner Street
London E1 2AD
United Kingdom
Email: s.barter@gmx.com

主编（按首字母排序）

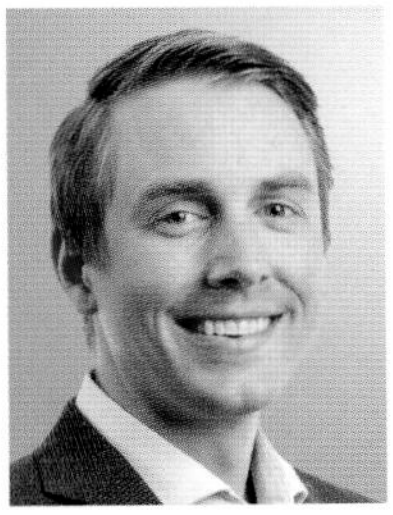

Adam Hamilton, BDSc, DCD, FRACDS
Discipline Lead in Prosthodontics and Graduate Program Convenor
Division of Oral Restorative and Rehabilitative Sciences
University of Western Australia
17 Monash Avenue
Nedlands, WA 6009
Australia
Email: adam.hamilton2@uwa.edu.au

Division of Regenerative and Implant Sciences
Department of Restorative Dentistry and Biomaterial Sciences
Harvard School of Dental Medicine
188 Longwood Avenue
Boston, MA 02118
United States of America
Email: adam_hamilton@hsdm.harvard.edu

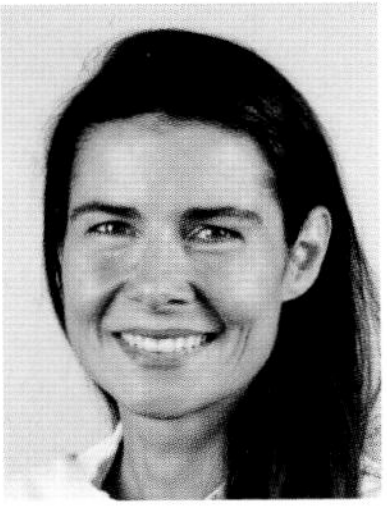

France Lambert, DDS, MSc, PhD
Professor and Head, Department of Periodontology, Oro-dental and Implant Surgery
Vice-director, Dental Biomaterial Research Unit
CHU of Liège
University of Liège
Domaine Universitaire du Sart Tilman B35
4000 Liège
Belgium
Email: france.lambert@chuliege.be

主译

宿玉成　医学博士，教授
中国医学科学院北京协和医院口腔种植中心主任医师
中华人民共和国北京市西城区大木仓胡同41号，100032
Email: yuchengsu@163.com

周延民　教授，博士研究生导师
吉林大学口腔医院种植科主任医师
中华口腔医学会副会长
中华口腔医学会口腔种植专业委员会副主任委员
中华人民共和国吉林省长春市朝阳区清华路1500号，130021
Email: zhouym@jlu.edu.cn

译者

王心彧　王　林　付　丽　白雅馨　任　斌　刘　倩
初明慧　陈　陶　周立波　赵洪永　舒倩怡

其他参编作者

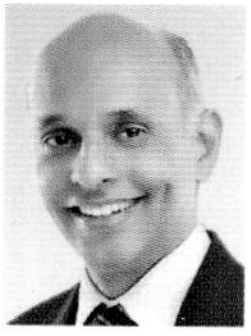

Mauricio G. Araújo, DDS, MSc, PhD
Professor, Head of Periodontics and Implant Dentistry Research Unit
Department of Dentistry
State University of Maringá
Av. Mandacaru 1550
87080-000 Maringá
Brazil
Email: odomar@hotmail.com

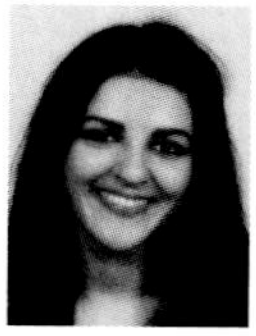

Miljana Baćević, DDS, PhD
Centre for Oral Clinical Research
Institute of Dentistry
Barts and The London School of Medicine and Dentistry
Turner Street
London E1 2AD
United Kingdom
Email: miljanabacevic@gmail.com

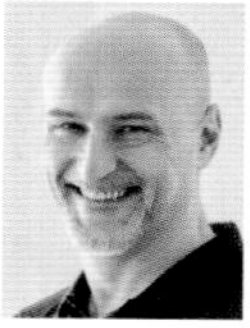

Thomas Borer, Dr med dent
Oral Surgery and Prosthetics
Private Clinic Basel Switzerland
Missionsstrasse 1
4055 Basel
Switzerland
Email: info@praxis-moser-borer.ch

Senior Doctor
Kantonsspital Aarau Switzerland
Haus 2a, Tellstrasse 25
5001 Aarau
Switzerland
Email: thomas.borer@ksa.ch

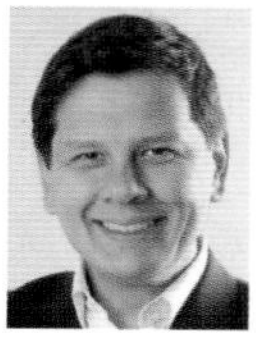

Andre Chen, DDS, MSc, PhD
Oral Surgery Specialist
Private Practice
International Advanced Dentistry Academy Center for Continuing Dental Education
Av. da Liberdade 220, 1st Floor
1250-147 Lisboa
Portugal
Email: ac@iadlisbon.com

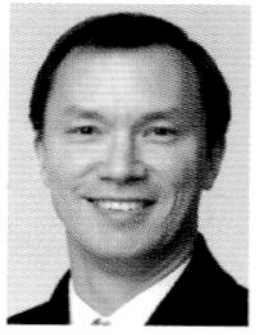

Stephen Chen, BDS, MDSc, FRACDS, PhD
Clinical Associate Professor
Melbourne Dental School
Faculty of Medicine, Dentistry and Health Sciences
The University of Melbourne
720 Swanston Street, Carlton, VIC 3053
Australia
Email: schen@periomelbourne.com.au

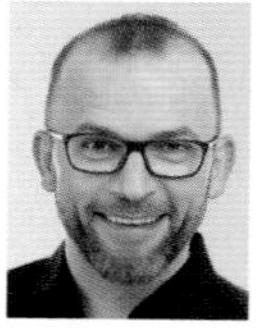

Krzysztof Chmielewski, DDS, MSc
SmileClinic Chmielewski & Karczewska
Advanced Implant Center
Karola Szymanskiego 2
80-280 Gdańsk
Poland
Email: krischmielewski@me.com

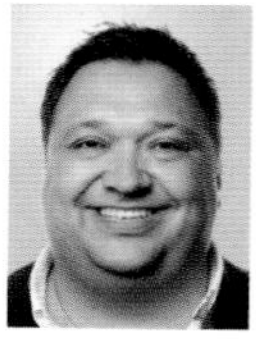

Karim Dada, Dr, DDS, MS
Private Practice
62 Bd de la Tour-Maubourg
75007 Paris
France
Email: dr.kd@me.com

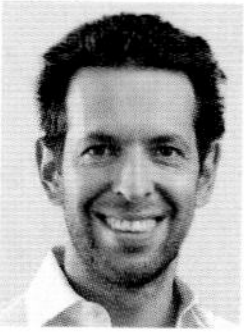

Gary Finelle, DMD
Private practice Dental7Paris
59 Av de la Bourdonnais
75007 Paris
France
Email: gary.finelle@dental7paris.com

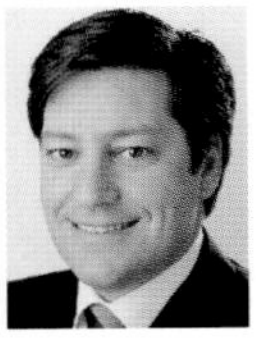

German O. Gallucci, DMD, PhD
Raymond J. and Elva Pomfret Nagle Endowed
Associate Professor and Chair Department of Restorative Dentistry and Biomaterials Sciences
Harvard School of Dental Medicine
188 Longwood Avenue
Boston, MA 02115
United States of America
Email: german_gallucci@hsdm.harvard.edu

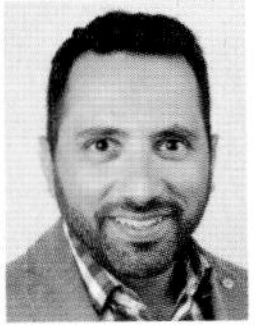

Luiz Gonzaga, DDS, MS
Clinical Associate Professor
Center for Implant Dentistry
Department of Oral and Maxillofacial Surgery
College of Dentistry
University of Florida
1395 Center Drive, Room D7-6
Gainesville, FL 32610-0434
United States of America
Email: lgonzaga@dental.ufl.edu

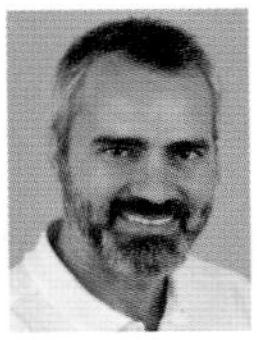

Oscar González-Martín, DDS, PhD, MSc
Private practice, Atelier Dental Madrid
C/Blanca de Navarra 10
28010 Madrid
Spain
Email: oscar@atelierdentalmadrid.com

Visiting lecturer
Department of Restorative Dentistry and Biomaterials Sciences
Harvard School of Dental Medicine
188 Longwood Ave
Boston, MA 02115
United States of America
Email: oscar_gonzalez-martin@hsdm.harvard.edu

Visiting lecturer
University Complutense Madrid
Department of Periodontology
Plaza Ramon y Cajal
28040 Madrid
Spain

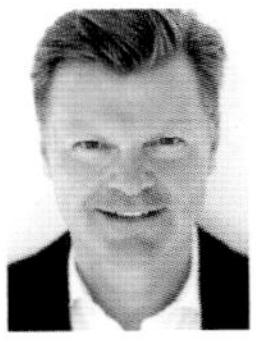

Arndt Happe, PD, Dr med dent
Private Practice Dr. Happe & Kollegen
Specialist in Implantology, Oral Surgeon
Schützenstr. 2
48 143 Münster
Germany
Email: a.happe@dr-happe.de

Clinic for Dental Prosthetics
Center for Dental, Oral and Maxillofacial Medicine
University Hospital Ulm
Albert-Einstein-Allee 11
89081 Ulm
Germany

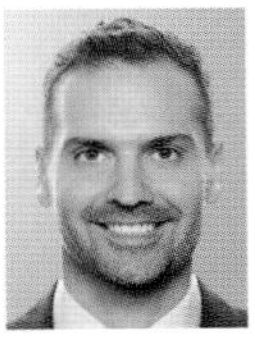

Alejandro Lanis, DDS, MS
Director Advanced Graduate Education in Implant Dentistry
Assistant Professor in Restorative Dentistry and Biomaterials Sciences
Harvard School of Dental Medicine
188 Longwood Avenue
Boston, MA 02115
United States of America
Email: alejandro_lanis@hsdm.harvard.edu

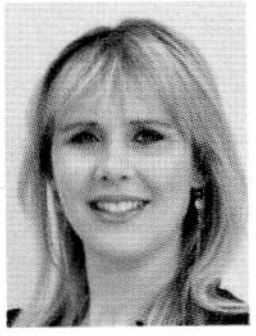

Amélie Mainjot, DDS, MSc, PhD
Professor and Head, Dental Biomaterials Research Unit
University of Liège
Head of Clinic, Department of Fixed Prosthodontics
University Hospital Center (CHU) of Liège
Department of Dentistry
Quai G. Kurth, 45
4000 Liège
Belgium
Email: amelie.mainjot@uliege.be

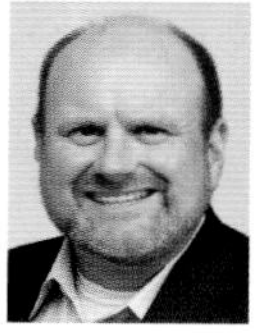

William Martin, DMD, MS, FACP
Clinical Professor and Director
Center for Implant Dentistry
Department of Oral and Maxillofacial Surgery
College of Dentistry
University of Florida
1395 Center Drive, Room D7-6
Gainesville, FL 32610
United States of America
Email: wmartin@dental.ufl.edu

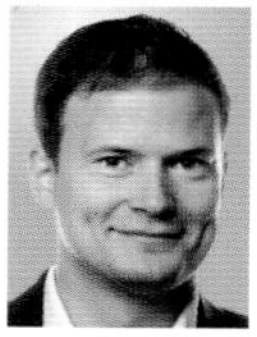

Léon Parienté, Dr, DDS
Private Practice
62 Bd de la Tour-Maubourg
75007 Paris
France
Email: drpariente@gmail.com

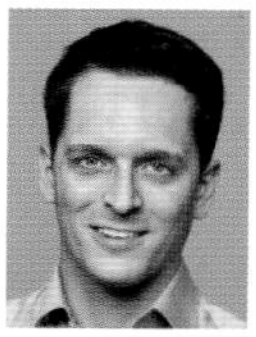

Stefan Röhling, DDS, PD, Dr med dent
Specialist in Oral Surgery
Senior Clinical Lecturer/Consultant Oral Surgeon
Private dental practice Gahlert & Röhling
Theatinerstraße 1
80333 Munich
Germany
Email: sr@oralchirurgie-t1.de

Senior Oral Surgeon and Associate Professor
Clinic of Oral- and Maxillofacial Surgery
Hightech Research Center
University Hospital Basel, Kantonsspital Aarau
Tellstrasse 25
5001 Aarau
Switzerland

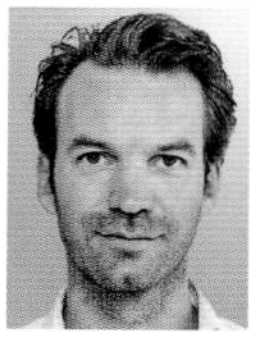

Björn Roland
Dental Design Björn Roland GmbH
Raiffeisenstraße 7
55270 Klein-Winternheim
Germany
Email: br@dental-design.de

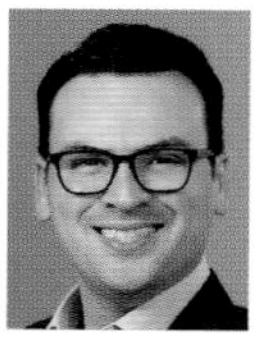

André Barbisan De Souza, DMD, MSc
Adjunct Professor
Nova Southeastern University College of Dental Medicine
3020 North Military Trail Ste 200
Boca Raton, FL 33431
United States of America
Email: andrebarbisan@gmail.com

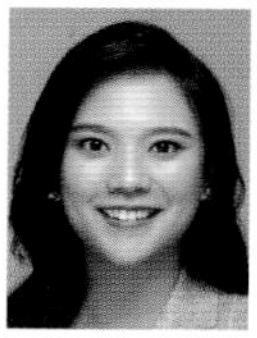

Teresa Chanting Sun, DDS, MS
Specialist in Periodontology
Department of Periodontology
Mackay Memorial Hospital
92 Zhongshan North Road Section 2
104 Taipei City
China

Clinical Assistant Professor
School of Dentistry
National Defense Medical Center
and Tri-Service General Hospital
161 Minquan E Road Section 6
114 Taipei City
China
Email: teresasun2015@gmail.com

目 录

扫描二维码
查阅参考文献等内容

1 导言

A. Hamilton, F. Lambert

在决定拔除天然牙并通过种植体进行即刻种植之后，首要也最重要的临床决策之一是选择合适的种植体植入与负荷方案。治疗方案的成功与否取决于4个主要参数：生物学效果、修复效果、美学效果以及患者满意度（根据患者报告的结果指标）。所选方案应集可预期性最大的短期与长期效果、最低的手术不适以及最高的效率于一体（Buser等，2017a）。

随着人们对即刻种植生物学的不断深入了解，该学科对即刻种植与负荷方案及程序演变也产生了重大影响。已有大量文献报道了即刻种植的优势，包括更短的整体治疗时间、外科手术限于单次以及最大限度地利用潜在骨体积（因为拔牙窝尚未经历不可避免的拔牙后吸收）（Hämmerle等，2004；Chen和Buser，2008）。只要临床指征合适，即刻种植与负荷不失为一种理想的方案。

但是，也有关于这种方法局限性的一些报道。由于牙槽窝和周围牙槽骨的形态，即刻种植变得更为复杂。在获得初始稳定性的同时实现理想的三维位置是个挑战。即刻种植并不能限制天然牙拔除后的牙槽骨吸收（Araújo等，2005）。除非通过适当的患者筛选或辅助实施再生程序，否则这种骨吸收会导致唇侧正中黏膜退缩和美学并发症（Chen和Buser，2014）。

过去20年来，大量关于牙列缺损患者即刻种植与即刻负荷的研究已经发表。总体而言，文献报道这是一种可预期的治疗方案，其种植体留存率与使用现代治疗方案的延期种植相当（Gallucci等，2018）。然而，外科技术和修复技术在辅助程序与治疗因素方面的多样性使这一临床决策变得困难。

这些辅助因素包括：

- 手术方案（不翻瓣或翻瓣程序）。
- 牙槽嵴保存（牙槽窝植骨或不植骨）。
- 骨移植材料的类型（自体骨、同种异体骨或异种骨）。
- 使用结缔组织移植（CTG）进行软组织增量。
- 同期戴入临时修复体（即刻负荷）。

关于即刻种植与即刻负荷（1A型）的研究，似乎有一种趋势，即采用辅助再生程序来降低或补偿唇侧组织的吸收（不翻瓣、骨移植材料、结缔组织移植物），从而使其在美学效果方面的变数更小（Chen和Buser，2008；Seyssens等，2021）。

本卷聚焦于不翻瓣拔牙后即刻种植的现代治疗方案。与常规侵入性方案相比，本方案降低了外科创伤以及伴有的不适感，具有明显的生物学优势，并为患者提供了更大的益处。

因此，本卷旨在全面概述单颗待拔除天然牙的即刻种植与负荷方案。本卷概述了当前关于即刻种植与即刻负荷的文献，提供了支撑这些治疗理念的生物学方面理解，并回顾了即刻种植修复方案的成功（第2章）。

本卷的第一个目标是强调患者筛选和位点选择与综合治疗计划相结合的重要性，并为读者提供一个风险评估表以辅助决策制订（第3章）。

即使对于仔细选择的即刻种植与负荷位点，这些干预措施在技术上也很复杂，拟订的治疗方案也存在很多变数。因而，本卷的第二个目标是描述外科程序和负荷程序的所有关键方面，以便提供能够获得理想最终治疗效果的方案（第4章）。

本卷还提供了由领域内专家实施的一步一步的临床病例，探索即刻种植与负荷方案的适应证范围及应用（第5章）。

本卷后面章节讨论了即刻种植的典型并发症，并给出了如何预防这些并发症的建议（第6章）。

2

即刻种植与负荷的演变

A. Hamilton, F. Lambert, M. Baćević, M. Araújo,
S. Chen, G. O. Gallucci

2.1 种植体植入方案的演变

最初的种植体植入方案是要求在牙槽嵴愈合后行分阶段外科手术（Schroeder等，1976；Brånemark等，1977）。尽管很快就引入了Tübingen即刻种植（Schulte等，1978），即在新鲜拔牙窝内植入种植体，但在接下来的几十年里，即刻种植相比于传统（延期）种植仍是更具挑战性的选择。当时还研究了基于引导骨再生（GBR）原理的技术（Dahlin等，1988；Dahlin等，1989），并将其与翻瓣手术结合应用于即刻种植时种植体周存在缺损的情况（Lazzara，1989；Becker和Becker，1990；Lang等，1994）。

早期研究表明，植入到新鲜拔牙窝的种植体可以获得成功的骨结合（Barzilay等，1988；Barzilay等，1991；Paolantonio等，2001），但是种植失败率更高（Schwartz-Arad和Chaushu，1997；Mayfield，1999）。到20世纪90年代末，新的研究表明，不仅可以即刻植入种植体，还可以实现（种植体的）即刻负荷（Wöhrle，1998）。然而，即刻种植或即刻负荷最初的临床效果不总是令人满意的，尤其是在美学效果上（Chen等，2004）。

中等粗糙表面种植体的引入，更利于理解骨/种植体的界面和愈合过程，以及咬合和恰当的修复体设计。随着种植体设计的改进，种植体的即刻植入与负荷慢慢获得了科学界和临床医生的认可（Avila等，2007）。随着大量证据的积累，在适当的条件下，即刻种植与即刻负荷已成为公认的临床程序。

在第三次ITI共识研讨会上（Hämmerle等，2004），首次建立了关于拔牙后种植体植入时机的分类（1～4型），该分类得到了广泛的采用，并在ITI口腔种植临床指南系列丛书第三卷（Chen和Buser，2008）中做了进一步修改，该分类将拔牙后即刻植入种植体归类为1型（图1）。

1型（即刻）种植的主要优势在于减少了手术次数，缩短了整体治疗时间和愈合时间，同时在某些情况下能够即刻修复，从而提高了患者满意度，对种植体周软组织结构的维持也有积极的影响。

对即刻种植生物学的理解，依赖于对牙槽窝愈合生物学的理解。在拔牙后牙槽窝愈合的生物学过程中，会经历以下阶段：止血和凝血、炎症、增殖以及改建（modeling）和重建（remodeling）。这些阶段是连续发展的，只是被人为划分成了不同的阶段（de Sousa Gomes等，2019）。

拔牙后，牙槽窝立即充满血液；此后不久就会形成血凝块。创口开始吸引炎症细胞，这些细胞渗透到血凝块并开始发挥吞噬作用——清除细菌和血凝块结构，以及产生不同的生长因子。与此同时，新血管开始萌发，松散的肉芽组织被炎症细胞和成纤维细胞浸润，取代了最初的血凝块，发生凝固性坏死（Cardaropoli等，2003）。

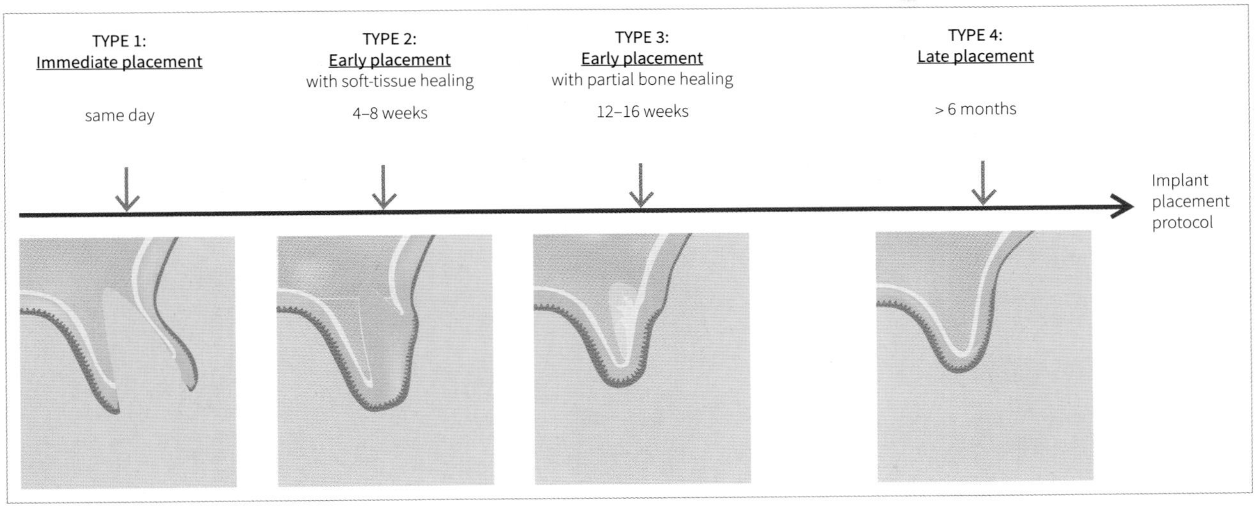

图1 种植体植入时机

肉芽组织逐渐被未成熟的结缔组织（临时基质）所取代，该结缔组织富含细胞和编织状的胶原纤维。随后，未分化的间充质细胞穿透纤维组织并开始分化为骨形成细胞，促进有机基质的矿化，形成所谓的编织骨。编织骨逐渐被成熟的板层骨组织/骨髓所取代，牙槽窝骨壁处的牙槽嵴发生尺寸变化（图2a，b）（Araújo和Lindhe，2005）。

使用此二维码可观看骨结合计算机3D视频。

使用此二维码可观看牙槽窝愈合3D动画。

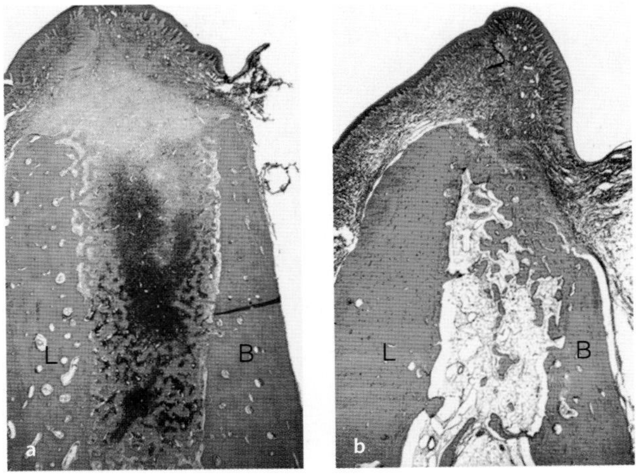

图2a，b 宏观组织学图像显示，拔牙后1周（a）和8周（b）的骨改建，图像右侧可见薄的唇侧骨吸收

拔牙后的大多数尺寸变化发生在牙拔除后的前3个月（Schropp等，2003），并且在改建阶段持续，尽管强度较小。拔牙后的尺寸变化似乎与多种因素有关，例如患者的个体愈合特性、位点解剖或病理特征，以及拔牙过程中的手术创伤和组织破坏程度（Araújo等，2015）。

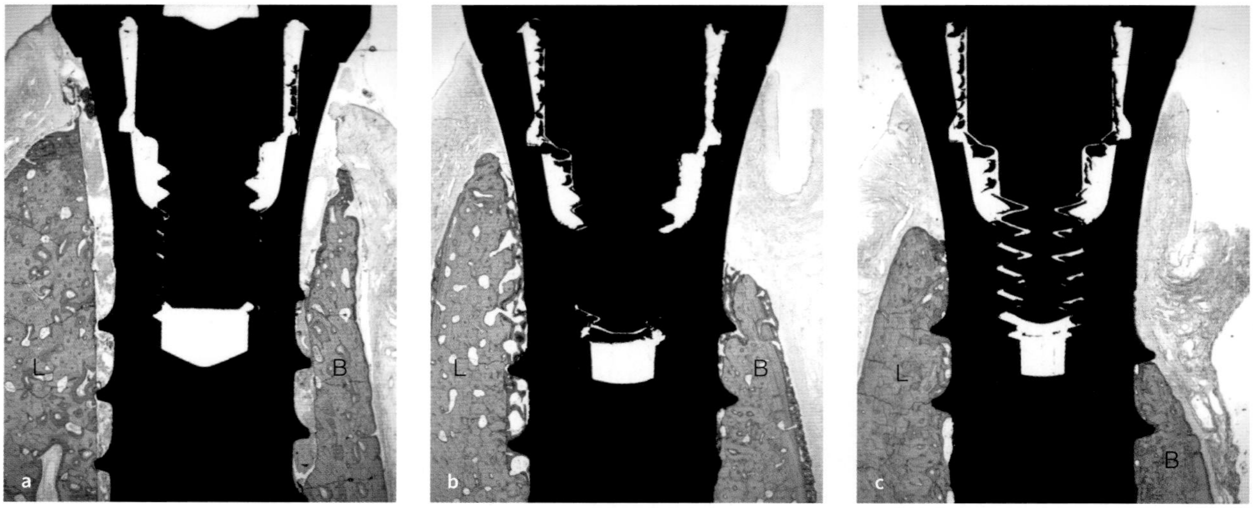

图3a～c 拔牙后发生的吸收变化与种植体植入的时机无关，即刻种植也无法阻止这种变化。拔牙后基线（a）、4周（b）和12周（c）显示，图像右侧与即刻植入的种植体相邻的、薄的唇侧骨发生吸收

尽管所有这些因素可能有所不同，但一篇系统综述评估了拔牙后硬组织和软组织的尺寸变化，报道称在愈合的前6个月内，硬组织的宽度平均减少了3.8mm（29%～63%），高度平均减少了1.24mm（11%～22%）（Tan等，2012）。

观察到以下吸收模式：

- 宽度吸收程度大于高度（Johnson，1969）。
- 下颌骨吸收速度大于上颌骨（Atwood，1971）。
- 磨牙区比前牙区吸收更多（Pietrokovski和Massler，1967）。
- 垂直向的变化在连续多颗牙拔牙位点比单颗牙拔牙位点更严重（Lam，1960）。
- 颊侧骨板首先吸收（Cawood和Howell，1988）。

上颌前部菲薄的颊侧骨壁，特别容易吸收。Araújo等（2005）假设颊侧骨板的冠方通常仅由束状骨构成，束状骨是牙周组织的一部分，因此是牙依赖性结构。拔牙后会使此骨失去作用，吸收是自然的结果。研究表明，当即刻植入种植体时，牙槽窝薄的唇侧骨（＜1mm）在冠根向的吸收可能是厚的唇侧骨（≥1mm）的3倍（Ferrus等，2010）。

此外，受损的唇侧骨壁伴有骨开窗或任何类型的骨开裂都会使骨变得更脆弱，更容易吸收（Kan等，2007），而当位点存在较厚的颊侧骨时，拔牙后牙槽嵴的尺寸变化较小（Chappuis等，2013；Chappuis等，2015）。其他风险因素包括薄的牙周表型（Evans和Chen，2008；Cordaro等，2009）以及植入种植体时因疏忽造成的唇侧错位（Chen等，2007；Evans和Chen，2008）。

在证实了无论种植体表面与拔牙窝骨壁之间的间隙如何，植入到新鲜拔牙窝的种植体获得骨结合是可预期的（Chen等，2004）之后，研究即转而聚焦于即刻种植体植入之后的牙槽窝愈合生理过程。最初，支持即刻种植这一新的治疗理念的人认为，它可以抵消拔牙后颊侧骨吸收，受益于牙的支撑作用，从而提供更好的美学效果（Lazzara，1989；Denissen等，1993）。然而，后续的研究得出了相反的结果，即拔牙后发生的吸收变化与种植体植入的时机无关，并且即刻种植无法阻止这些变化（Botticelli等，2004；Araújo等，2005；Araújo等，2006；Chen等，2007；图3a～c）。

这些发现促使研究人员将即刻种植与牙槽嵴保存术结合起来，其中包括用骨代用品在种植体周牙槽窝缺损处进行植骨，以限制拔牙后重建，并实现更好的、长期的、功能和美学兼具的种植修复效果（Chen等，2004）。

大多数即刻种植的证据涉及上颌前牙区（Zhou等，2021），其中美学效果对于成功起着关键作用。即刻植入的早期局限性之一是用冠向推进的全厚黏骨膜瓣来实现埋入式愈合，无论是否伴有植骨。种植体也经常被植入到唇侧骨壁薄或唇侧骨板缺如的受损牙槽窝中。尽管此类手术在骨结合和种植体留存方面取得了成功，但美学的局限性和最常见唇侧正中黏膜退缩经常被报道，20%～30%的即刻种植面临唇侧正中黏膜退缩1mm或退缩更多的风险（Chen和Buser，2009；Chen和Buser，2014）。

多种牙槽嵴保存技术和方案已经被描述，旨在最大限度地减少尺寸变化和美学挑战。包括颗粒状骨移植材料或骨代用品以及使用结缔组织移植物、屏障膜或塞的牙槽窝封闭技术。在其他的观点中，2019年欧洲牙周病学研讨会共识性声明表明，与单纯拔牙相比，通过牙槽窝植骨的牙槽嵴保存限制了拔牙后水平向和垂直向的骨吸收（Avila-Ortiz等，2019；Tonetti等，2019）。该工作组还得出结论，在大多数情况下，牙槽窝植骨同时即刻植入种植体是手术不可或缺的一部分。

目前的证据似乎表明，当薄的软组织表型患者采用不翻瓣即刻种植同期牙槽窝植骨和结缔组织移植时，趋向有更好的结果（Seyssens等，2020；Seyssens等，2021）。

2.2 种植体负荷方案的演变

牙种植体骨结合的生物过程遵循与骨折愈合类似的模式。

骨折直接愈合的先决条件之一是创口稳定和刚性固定，创口界面处的过度负荷会导致愈合延迟或不愈合（Marsell和Einhorn，2011）。对于牙种植体，这种稳定是通过植入直径略大于备洞直径的骨内种植体来实现的。这提供了初始稳定性，是骨结合和长期种植成功的要求。

Per-Ingvar Brånemark和André Schroeder提出的骨内种植体最初的负荷方案要求在负荷前有3~4个月的不受干扰的愈合时间（Schroeder等，1976；Adell等，1981；Buser等，2000）。这些方案是基于他们当时对骨结合的理解提出的，其中涉及由于种植窝预备的手术创伤导致的种植体周坏死边界区。有人认为，种植体附近的骨坏死和替换是不可避免的，并且建议在整个过程中保持种植体不受干扰，直到发生骨结合，因为轻微的运动会抑制成骨并危及骨结合（Albrektsson等，1981；Schroeder等，1981）。

在接下来的几十年里，我们对骨结合过程的生理学的认识不断发展，临床研究很快出现了对这个模式的挑战，证明了在无牙颌植入4颗种植体跨牙弓夹板式连接时，可以即刻负荷（Ledermann，1979；Babbush等，1986）。

即刻负荷的理念不断发展（Schnitman等，1990）。到20世纪90年代末，人们的兴趣转向了一个具有挑战性的临床场景，即在上颌前部即刻将临时修复体就位于即刻植入到新鲜拔牙窝内的种植体上（Wöhrle，1998）。种植技术已得到改进，可以缩短负荷前的愈合时间，只要满足恰当的适应证，即刻负荷被认为是可预期的，结果与常规负荷方案类似（Cochran等，2004；Gallucci等，2014；Gallucci等，2018）。

这得益于两个领域的进步：

- 聚焦于在种植窝预备和种植体植入期间减少手术创伤与后续周围骨坏死的研究（Eriksson和Albrektsson，1983；Möhlhenrich等，2015；Bernabeu-Mira等，2021）。
- 骨结合过程中种植体邻近骨再生的研究，其中表面处理技术被认定为关键部分（Salvi等，2015；Bosshardt等，2017）。

骨结合现在被认为是一个动态过程，其中受损骨的吸收和新骨通过再生的附着同时发生。这遵循当前骨折愈合的机械生物学模式，该模式认识到生理上复杂的愈合过程涉及生物学和机械方面（Ghiasi等，2017）。

人们普遍认为，短期和长期临床成功需要整个骨结合过程的机械稳定性（Listgarten等，1991；Albrektsson和Zarb，1993）。机械稳定性用来限制直接或间接施加到种植体上的力而产生的微动，这些微动会导致纤维包裹和种植体失败。当骨结合发生时，初始的机械稳定性（种植体在初始愈合阶段通过该稳定性抵抗负荷引起的移动）被继发稳定性所取代（图4），此时新骨已经成熟到有助于负荷状态下种植体稳定性的程度（Bosshardt等，2017）。

随着种植体稳定性从初始稳定性转变为继发稳定性，种植体的整体机械稳定性会下降。如果在愈合过程中的这个节点施加过多的负荷，将构成种植体失败的风险因素（Raghavendra等，2005；Oates等，2007；Lang等，2011）。

牙种植体的即刻负荷可能会带来一些优势，主要是因为它抵消了对可摘过渡义齿的需要，这些义齿通常对患者来说不方便佩戴，并且如果过渡义齿是由软组织支撑的，则可能对下方的手术位点不利。即刻种植体支持式临时修复体提供了修复体引导软组织愈合的机会，这有助于维持拔牙前的软组织结构。虽然这些目标也可以通过替代方案（粘接桥、个性化愈合基台）来实现，但即刻种植即刻临时修复提供了最有效的途径。

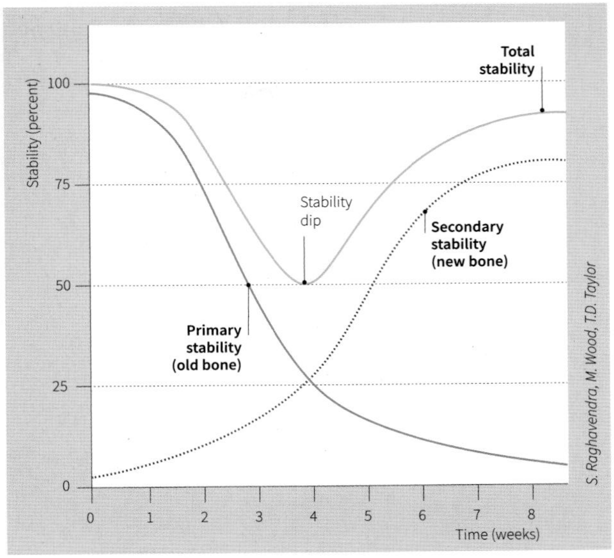

图4 随着初始稳定性降低，继发稳定性逐渐上升。继发稳定性的增加率可能受到种植体表面特性、手术创伤和患者生物学能力的影响

现代的即刻种植方案意识到，在拔牙时保留软组织轮廓和结构可以为修复体引导软组织愈合提供可预期的结果（Schubert等，2019）。具有合适穿龈轮廓形态的、即刻负荷的临时修复体或个性化愈合基台可以支撑软组织的边缘，同时覆盖骨增量材料和血凝块并最大限度地减少唾液污染。使用生物相容性材料，软组织黏附还可以促进软组织稳定性，有助于最大限度地减少拔牙后牙槽嵴的改变。

2.3 种植体植入与负荷方案的当前理念和定义

当前种植体植入与负荷方案的分类是由Gallucci等在其2018年发表的一篇系统综述中定义的，并被2018年ITI共识研讨会采用。在新分类中，两部分治疗理念之间的关系被合并成一个分类系统（表1），相关的时间轴如图5所示。此方法可以认识到发生在每颗植入的种植体上的两种事件，它们不是独立的，而是影响成功和结果的共同因变量。种植体植入与负荷的12种不同组合，描述如下：

1A型：即刻种植+即刻修复/即刻负荷
1B型：即刻种植+早期负荷
1C型：即刻种植+常规负荷
2A型：软组织愈合的早期种植+即刻修复/即刻负荷
2B型：软组织愈合的早期种植+早期负荷
2C型：软组织愈合的早期种植+常规负荷
3A型：部分骨愈合的早期种植+即刻修复/即刻负荷
3B型：部分骨愈合的早期种植+早期负荷
3C型：部分骨愈合的早期种植+常规负荷
4A型：延期种植+即刻修复/即刻负荷
4B型：延期种植+早期负荷
4C型：延期种植+常规负荷

此分类中，种植体植入与负荷时机的定义采用之前ITI共识研讨会发表的内容，如下：

种植体植入方案

- **延期种植：**在拔牙后超过6个月，骨完全愈合以后植入种植体。
- **早期种植：**在拔牙后4～8周或12～16周，软组织愈合或部分骨愈合后植入种植体。
- **即刻种植：**在拔牙当天，新鲜拔牙窝内植入种植体。

（Chen和Buser，2009；Chen等，2004；Hämmerle等，2004）

表1 合并种植体植入与负荷方案的分类

		种植体负荷方案		
		即刻修复/即刻负荷（A型）	早期负荷（B型）	常规负荷（C型）
种植体植入方案	即刻种植（1型）	1A型	1B型	1C型
	早期种植（2型、3型）	2A型、3A型	2B型、3B型	2C型、3C型
	延期种植（4型）	4A型	4B型	4C型

Gallucci, Hamilton, Zhou, Buser and Chen 2018. 6th ITI Consensus Report. Group 2. Article 2

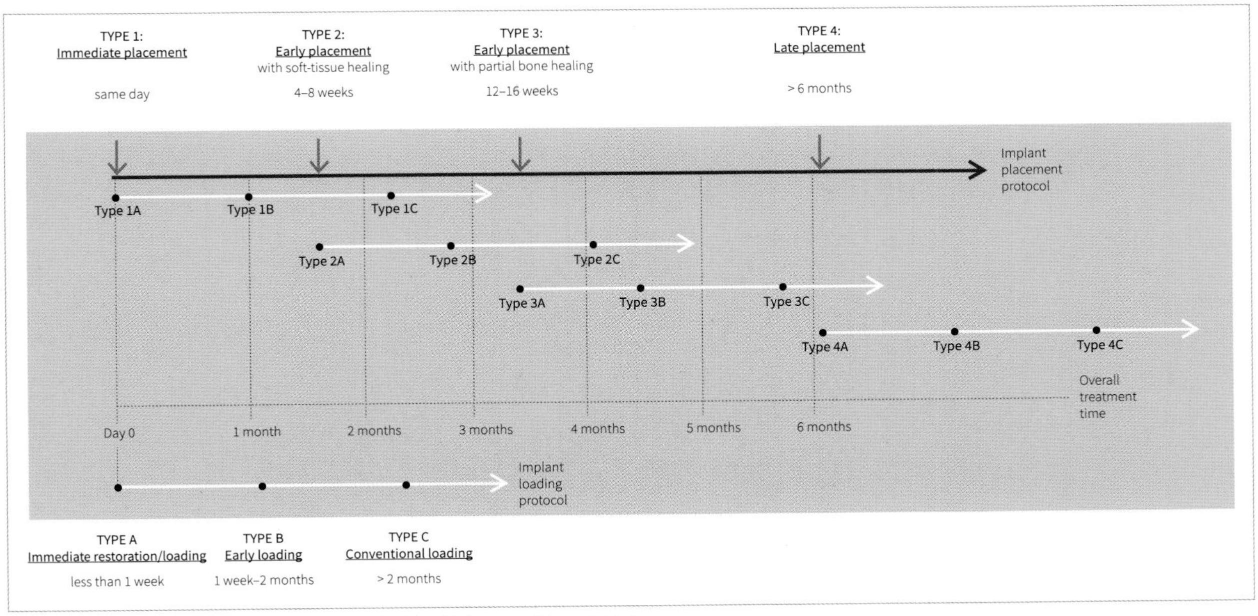

图5 基于种植体植入和负荷方案定义的时间轴（Zhou等，2021）

种植体负荷方案

- **常规负荷：** 在种植体植入后＞2个月的愈合期，没有连接修复体。
- **早期负荷：** 在种植体植入后1周至2个月内连接修复体。
- **即刻负荷：** 在种植体植入后1周内连接修复体。

这与之前ITI共识研讨会发表的内容一致（Benic等，2014；Chiapasco，2004；Cochran等，2004；Gallucci等，2014；Gallucci等，2009；Ganeles和Wismeijer，2004；Grutter和Belser，2009；Morton等，2004；Papaspyridakos等，2014；Roccuzzo等，2009；Schimmel等，2014；Schrott等，2014；Weber等，2009）。

所以，即刻种植的3个子分类如下：

- **1A型：** 即刻种植+即刻修复/即刻负荷。
- **1B型：** 即刻种植+早期负荷。
- **1C型：** 即刻种植+常规负荷。

基于此新分类中的每种治疗方案的留存率，将在下一节进行分析。

2.4 第六次ITI共识研讨会记录

2.4.1 关于种植体植入与负荷方案的共识性声明

1. 新提出的考虑种植体植入与负荷时机组合的分类评估方法，能够为综合治疗方案的选择提供依据。
2.
   a. 1A型（即刻种植+即刻修复/即刻负荷）是一项有临床文献证实的方案。留存率为98%（中位数：100%；范围：87%～100%）
   b. 1B型（即刻种植+早期负荷）是一项有临床文献证实的方案。留存率为98%（中位数：100%；范围：93%～100%）
   c. 1C型（即刻种植+常规负荷）是一项有科学和临床证实的方案。留存率为96%（中位数：99%；范围：91%～100%）
3.
   a. 2A型、3A型（早期种植+即刻修复/即刻负荷）在临床上缺乏足够的文献证实
   b. 2B型、3B型（早期种植+早期负荷）在临床上缺乏足够的文献证实
   c. 2C型、3C型（早期种植+常规负荷）是一项有科学和临床证实的方案。留存率是96%（中位数：96%；范围：91%～100%）
4.
   a. 4A型（延期种植+即刻修复/即刻负荷）是一项有临床文献证实的方案。留存率为98%（中位数：99%；范围：83%～100%）
   b. 4B型（延期种植+早期负荷）是一项有科学和临床证实的方案。留存率为98%（中位数：99%；范围：97%～100%）
   c. 4C型（延期种植+常规负荷）是一项有科学和临床证实的方案。留存率为98%（中位数：100%；范围：95%～100%）
5. 当考虑种植与负荷方案时，有些因素可能会阻止预期治疗的完成。这些因素包括：
   a. 患者相关因素
   b. 缺乏初始稳定性
   c. 需要骨增量

2.4.2 关于种植体植入与负荷方案的临床建议

即刻种植+即刻修复/即刻负荷被认为是一个复杂的手术和修复程序。执行此程序的临床医生需要有充足的培训、经验和临床技能，以能够进行必要的诊断程序和进行治疗。

ITI建议，只有在具备明显的以患者为中心的优势（例如美学需求或减少手术并发症的临床指征时），才应考虑1A型方案（Morton等，2018）。例如，在第一磨牙位点进行即刻种植+即刻修复似乎就没有什么优势。尽管已经有临床文献的证实（Atieh等，2010），但同常规的种植体植入与负荷方案相比，这种方案几乎没有以患者为中心的优势。

以下临床情况推荐1A型方案（Morton等，2014；Morton等，2018）：

- **拔牙窝骨壁完整**。特别是，唇侧骨壁的状态对美学效果至关重要。诊断性CBCT扫描通常能够评估拔牙窝唇侧骨壁的状况；然而，它通常会被根

管内金属伪影所掩盖。拔牙的过程中也会破坏唇侧骨壁。因此，唇侧骨壁应该在拔牙后进行明确的评估。

- **唇侧骨壁厚度至少1mm**。临床研究表明，薄的唇侧骨壁（＜1mm）容易发生显著的垂直向牙槽骨吸收（Chen等，2007；Ferrus等，2010；Sanz等，2017）。如果吸收范围广泛，那么放置在种植体周缺损唇侧的骨移植材料可能无法完全包含在骨壁内，容易发生吸收。这可能导致种植体周骨缺损充填不完全（van Steenberghe等，2000；Chen等，2007；Juodzbalys和Wang，2007）、种植体颈部的粗糙表面暴露以及种植体周唇侧正中黏膜退缩。
- **厚的软组织表型**。具有薄软组织表型的位点发生唇侧正中黏膜退缩的风险更大，这可能对最终的美学效果产生不利影响（Evans和Chen，2008；Cordaro等，2009）。应避免选择薄的软组织表型的病例，除非进行附加的干预措施以促进唇侧牙龈增厚。这些附加的干预措施可能包括意向性截冠术和根面覆盖术，以促进牙龈增生、软组织增厚（Langer，1994）、将结缔组织移植物植入到拔牙窝唇侧的软组织边缘区域（Kan等，2005；Chen等，2009；Kan等，2009）或在嵴顶上的区域用小颗粒骨代用品促进软组织的增厚（Chu等，2012；Chu等，2015）。
- **位点无急性感染**。急性感染的位点不应考虑1A型方案，因为可能损伤一个或多个拔牙窝骨壁，软组织炎症可能引起严重的退缩。
- **拔牙窝根方和舌侧的骨量充足**。这是为了使植入的种植体具有初始稳定性，确保种植体能够与临时修复体连接的基本要求。CBCT扫描提供达到此要求的基本信息。
- **抗旋转扭矩**。种植体应抵抗可能加在临时修复体的基台螺钉上的扭矩。这主要取决于种植体厂商的建议，根据目前的种植系统，这个范围为25～40N·cm或ISQ值>70。
- **在功能状态下保护临时修复体的咬合方案**。因此，应选择临时修复体和对颌牙之间避免直接咬合接触的病例。
- **患者依从性**。患者应遵循术后指导。关键因素是避免临时修复体直接行使咀嚼功能。

2.5 第七次ITI共识研讨会记录

在2023年的第七次ITI共识研讨会上，评估了关于上颌前部（上颌右侧第二前磨牙至左侧第二前磨牙）1A型方案（即刻种植与即刻负荷）的文献，共识性声明和临床建议都是对第六次ITI共识研讨会的更新，在该会议上已经对所有种植体植入与负荷方案进行了评估。

2.5.1 关于1A型即刻种植与即刻负荷的共识性声明

以下共识性声明是根据2篇系统综述制定的，评估了在上颌前部（上颌右侧第二前磨牙至左侧第二前磨牙）（美学意义重大的区域）单颗牙即刻种植与即刻负荷（1A型）的选择标准、种植体留存率（Hamilton等，2023）和临床表现（Wittneben等，2023）。纳入在2篇综述中的所有种植体至少随访12个月。

系统综述文献1

Hamilton A, Gonzaga L, Amorim K, Wittneben JG, Martig L, Morton D, et al. Selection criteria for immediate implant placement and immediate loading for single tooth replacement in the maxillary esthetic zone: a systematic review and meta-analysis. Clin Oral Implants Res. 2023; 34.

前言

以下的共识性声明是基于一篇系统综述，评估了上颌前部（上颌右侧第二前磨牙至左侧第二前磨牙）单颗牙种植1A型方案（即刻种植+即刻修复/即刻负荷）的种植体留存率，至少经过12个月的随访。综述还评估了报道中可能影响留存结果的患者和位点特异性选择标准。该综述基于43项前瞻性研究（包括11项随机对照试验和6项临床对照试验）和25项回顾性研究的数据，共2531颗种植体，平均随访2.6年。

共识性声明

1. 上颌前部（上颌右侧第二前磨牙至左侧第二前磨牙）修复单颗牙的1A型方案是可预期的，种植体留存率高。这是基于对高度选择性人群的研究，具有良好的患者和位点特异性的特点。当失败发生时，大多数是在种植后的前6个月内。该声明得到了43项前瞻性研究（包括来自11项随机对照试验和6项临床对照试验的数据）和25项回顾性研究的支持。
2. 上颌前部（上颌右侧第二前磨牙至左侧第二前磨牙）单颗牙修复的1A型方案的选择和完成，与多个患者和位点相关因素有关。包括：
   a. 患者相关因素
      - 全身状态（63项研究）
      - 牙周病（54项研究）
      - 殆型（57项研究）
      - 副功能殆（26项研究）
   b. 位点相关因素
      - 唇侧骨壁（60项研究）
      - 牙髓感染（42项研究）
      - 骨质量（37项研究）
      - 软组织质量（25项研究）
      - 龈缘位置（22项研究）
   c. 治疗因素

- 黏骨膜瓣（63项研究）
- 拔牙中的损伤（59项研究）
- 唇侧骨板与种植体之间的间隙（56项研究）
- 种植体初始稳定性（42项研究）

3. 1A型方案可能无法在所有已选定的位点完成，主要与拔牙或缺乏种植体初始稳定性的术中过程有关。该声明得到了23项前瞻性研究的支持（包括来自11项随机对照试验和2项临床对照试验的数据）。
4. 如果有足够的骨量来获得种植体的初始稳定性，与待拔牙相关的慢性根尖周感染并不是1A型方案的禁忌证。该声明得到了29项前瞻性研究（包括来自9项随机对照试验和3项临床对照试验的数据）和13项回顾性研究的支持。
5. 关于种植体的位置，当使用1A型方案时，种植体和唇侧骨板之间存在至少2mm的间隙会增加种植体的留存率。该声明得到了13项前瞻性研究（包括来自5项随机对照试验和2项临床对照试验的数据）和7项回顾性研究的支持。

系统综述文献2

Wittneben JG, Molinero-Mourelle P, Hamilton A, Alnasser M, Obermaier B, Morton D, et al. Clinical performance of immediately loaded single implants in the esthetic zone. A systematic review and meta-analysis. Clin Oral Implants Res. 2023; 34.

前言

以下的共识性声明是基于一篇系统综述，评估了美学区［上颌前部（上颌右侧第二前磨牙至左侧第二前磨牙）］单颗牙修复1A型方案（即刻种植+即刻修复/即刻负荷）的临床表现。

该声明是基于38项前瞻性研究（包括10项随机对照试验）和25项回顾性研究，随访时间为12个月和96个月。

共识性声明

1. 对于1A型方案，当用于美学区时，是一种临床可行的治疗选择。然而，外科手术的、工艺的和生物学的并发症都可能发生。该声明得到了63项研究的支持（包括10项随机对照试验、28项前瞻性研究和25项回顾性研究），随访时间为12～96个月。可能发生外科手术的（平均每年5.86%；38项临床研究）、工艺的（平均3.27%；25项临床研究）和生物学的（平均2.18%；29项临床研究）并发症。
2. 对于1A型方案，留存率不受种植体类型的影响（骨水平vs平行壁设计vs锥形设计）。该声明得到了63项研究（包括10项随机对照试验、28项前瞻性研究和25项回顾性研究）的支持，随访时间为12～96个月。
3. 对于1A型方案，当种植体与剩余牙槽窝唇侧骨之间的间隙植入自体骨或骨代用品时，PES增高。该声明得到了35项研究（包括7项随机对照试验、12项前瞻性研究和16项回顾性研究）的支持，随访时间为12～96个月。
4. 对于1A型方案，不翻瓣的方案获得了良好的美学效果（龈乳头高度、PES和WES）。该声明得到了11项关于龈乳头高度的临床研究、31项PES的临床研究和16项WES的临床研究的支持。
5. 对于1A型方案，当聚焦在最终修复体时，留存率的差异不受固位类型（螺钉或粘接固位）的影响。该声明得到了29项临床研究的支持。

2.5.2 关于1A型即刻种植与即刻负荷的临床建议

上颌前部（上颌右侧第二前磨牙至左侧第二前磨牙）单颗牙修复的1A型方案是一个复杂的程序，以患者为中心的收益高。应被认为是当满足理想条件时的治疗选择。理想的位点条件包括：

- 邻牙健康。
- 唇侧骨板完整。
- 没有急性感染。
- 种植体以修复为导向植入在正确的三维位置。
- 种植体的预期稳定性可以允许即刻修复。

为了实现可预期的、长期的功能和美学效果，此治疗方案需要考虑多种患者和位点相关的因素。如果不满足1A型方案的标准，必须考虑替代的治疗方案。

接受种植治疗的患者应对复杂的口腔外科和修复流程不存在全身或心理的禁忌证。患者对最终的效果应有现实的期望，充分了解并已同意接受1A型方案。

1. **什么临床经验推荐1A型方案?**

在ITI SAC分类（Dawson等，2021）中，1A型方案被归类为一个复杂的程序，应由有外科手术和修复方面经验的临床医生操作。临床医生应具备拔牙和即刻种植的技能，掌握硬组织和软组织增量的手术，以及种植体的即刻修复/即刻负荷。通常需要一个团队。

> The SAC Classification in Implant Dentistry 2nd Edition
> Anthony Dawson、William Martin和 Waldemar Daudt Polido
> 您需要成为ITI会员，以阅读此材料。

2. **应该如何对患者进行1A型治疗方案的临床评估?**

应进行彻底的临床检查，以正确评估患者和位点。患者应采用美学风险评估（Esthetic Risk Assessment: ITI TG 10; SAC, 2nd edition）及在单颗牙位点即刻种植的风险评估（第5.2章节；Hamilton等，2023）来确认影响患者和位点特异性风险因素对即刻种植的影响。

3. **建议使用什么影像学检查来正确评估1A型方案的位点?**

强烈建议使用高质量的根尖放射线片和锥束计算机断层扫描（CBCT）对位点及周围相关的组织进行影像学评估。应满足以下放射学标准：

- 完整或轻微损伤的唇侧骨板
- 足够的骨量可在理想的三维位置提供初始稳定性
- 邻牙的健康

4. **是否建议1A型方案使用软件设计?**

获得CBCT（数字体积）后，强烈建议使用种植体设计软件进行位点评估并模拟种植体理想的三维位置。应分析以下内容：

- 牙齿–牙槽骨轴向关系，允许以修复为导向设计理想的种植体植入三维方向
- 种植体在计划位置处种植体颈部与唇侧骨板之间的间隙
- 基台选择

5. **在开始治疗前应做哪些修复准备?**

强烈建议提前制作和使用传统或计算机引导的外科导板，实现理想的以修复为导向的种植体三维位置。应在拔牙前根据计划的即刻种植修复体所需的制造方法制备临时修复体、冠壳或基质。如果由于术中因素导致治疗无法完成，则应准备替代的临时修复体。

6. **当使用1A型方案时应如何拔牙?**

建议采用不翻瓣方法进行微创拔牙，并应尽一切努力保持骨和软组织的完整性。可能需要特殊的设备来实现这一目标。要进行拔牙窝清创。在拔牙后应确认牙槽窝骨壁的完整性。

7. **如果因拔牙损伤了唇侧骨应该怎么做?**

如果在拔牙过程中和拔牙后损伤了唇侧骨，则必须评估缺损的程度。如果唇侧骨存在轻微缺损，仍可考虑1A型方案。然而，美学并发症的风险增加，可能需要附加硬组织和软组织再生手术。对于较大的缺损，必须考虑1A型的替代治疗方案。

8. **当存在慢性根尖周感染的时候能否选择1A型方案?**

存在慢性根尖周感染的牙可以选择1A型方案。但是，建议只有在满足以下条件时才考虑：

- 没有瘘管
- 感染可以完全清创
- 有充足的剩余骨提供种植体的初始稳定性

9. **唇侧的间隙应该有多大?**

理想情况下，种植体颈部水平的唇侧间隙宽度应>2mm。然而，这可能并不总能实现，最终还需要综合考虑可能的功能负荷、种植体直径和牙槽窝的尺寸。

10. **如果唇侧的骨或软组织薄怎么办?**

可以考虑以下的治疗：

- 在薄的软组织表型或薄的唇侧骨壁（＜1mm）的情况下，1A型方案仍然可以考虑。但是，除了间隙植骨之外，可能还需要附加软组织

移植来补偿可预期的、拔牙后的尺寸变化。这会增加手术的复杂性和不良效果的风险
– 也可以考虑种植体植入与负荷的替代方案以降低风险

11. 将临时修复体连接至种植体时应采取哪些步骤?

即刻种植的临时修复有良好的文献证实。这可以根据之前发布的共识性声明来操作。应考虑以下因素：

– 建议使用螺钉固位
– 穿龈轮廓应恰当（不应过大或过低）
– 时间范围应为从种植体植入至植入后1周
– 临时修复体的表面需要高度抛光
– 咬合设计不应有任何偏侧接触
– 应存在轻微的邻接
– 临时修复体应根据每个厂商发布的指南插入，并拧紧固定螺钉（基台或修复体）

12. 如果手术时无法完成1A型方案该怎么办?

如果无法完成1A型方案，可在植入种植体的同期进行植骨，使种植体在无负荷的情况下愈合。如果无法植入种植体，可以考虑早期种植的方案；或可以进行牙槽窝植骨，延期种植。

2.6 1A型方案的证据：即刻种植+即刻修复/即刻负荷

对于1A型方案，Hamilton等（2023）确定了43项前瞻性研究（包括来自11项随机对照试验和6项临床对照试验的数据）和符合纳入标准的25项回顾性队列研究。这些研究包括2531颗种植体，平均随访期为2.6年（标准差：2.3年；范围：1～18年）。加权留存率为97.7%（95% CI：96.6%～98.4%）。

在23项研究中，有充足的记录可进行意向治疗（ITT）分析。ITT是一个统计概念，用来计算完成研究人群的比例，该人群是在没有任何重大协议违规的情况下完成研究的（Gupta，2011）。在1A型方案的背景下，并非每颗计划即刻种植与负荷的种植体都可以根据这个方案进行治疗。ITT分析显示，85%～100%的位点根据上述方案治疗成功。不执行该方案的主要原因包括拔牙后唇侧骨板不完整、种植体植入后缺乏足够的初始稳定性（Gallucci等，2018；Hamilton等，2023）。

这对临床意义是重大的。对于1A型方案，需要仔细选择病例，临床医生应该意识到（并建议患者）拔牙后的牙槽窝可能不适合即刻种植，或种植体植入后无法满足即刻临时修复的标准。因此，如果无法即刻种植或即刻修复/即刻负荷，需要制订应急预案来修改治疗计划（Morton等，2018；Morton等，2023）。

大多数关于1A型方案的研究都局限于上颌切牙、尖牙和前磨牙（Zhou等，2021）。很少有研究报道针对磨牙的1A型方案，这是因为这个区域以患者为中心的收益有限而且负荷风险增加。只报道了2项下颌前牙的研究，但种植体数量较少。可能与该区域的解剖限制和单颗牙修复的近远中空间有限有关。

即刻种植的高留存率已被广泛的文献证实。然而，种植失败和美学并发症的风险因素也已确定。在一篇系统综述中比较了不同的种植体植入与负荷方案，报道了在24项研究中牙列缺损患者，共1067颗种植体，1A型方案的平均种植体留存率为98.4%（范围：87.5%～100%），中位数为100%，平均随访期为28.9个月（Gallucci等，2018）。对于1C型方案，16项研究，共分析963颗种植体，平均随访期38.4个月，平均留存率为96%（范围：91.3%～100%）（Gallucci等，2018）。

与1C型方案相比，负荷方案是1A型方案观察到的结果多变性增加的驱动因素。与即刻负荷相关的、潜在增加的风险因素包括患者、部位和位点的特异性，这些应与以患者为中心的收益一起权衡。按部位分析时，1A型方案主要在上颌前牙区进行研究。磨牙区即刻种植与即刻负荷尚未得到文献充分证实，不推荐作为常规程序。后牙区需要即刻种植时，应考虑采用个性化愈合基台的1C型方案。

据报道，即刻种植的美学效果是很好的（Chen和Buser，2014；Wittneben等，2023）。然而，与2型和3型种植体植入方案相比，美学效果的多变性有所增加。研究认为，种植体植入同期进行的辅助手术的多变性以及位点特异性纳入标准的多变性导致了美学效果的多变性。

唇侧正中黏膜退缩>1mm是即刻种植最常报告的美学并发症。即刻种植后唇侧正中黏膜退缩的位点特异性风险因素已被报道，包括唇侧骨板缺损、薄的唇侧骨壁和薄的软组织表型。

影响美学风险的治疗变量也已确定，包括种植体错位、种植体尺寸、颊侧间隙植骨、不翻瓣手术方法、即刻临时修复体的连接和结缔组织移植。当使用1A型方案时，结合不翻瓣手术、颊侧间隙植骨和结缔组织移植，美学效果的多变性会减少。

2.7 1B型方案的证据：即刻种植+早期负荷

Gallucci等（2018）发现，牙列缺损患者即刻种植早期负荷的相关研究较少。只发现1项临床对照试验和2项非比较研究，包含43颗种植体。加权平均留存率为98.2%（中位数：100%；范围：93.75%～100%），平均随访期为28个月（标准差：27.7个月；范围：12～60个月）。数据不足以进行ITT分析。

由于缺乏证据，学者得出结论，虽然1B型方案已获得临床文献的证实，但它缺乏足够的证据来进行临床和科学的验证。因此，临床医生在推荐该种植和负荷方案时应谨慎（Morton等，2018）。当文献仅限于口内单颗牙种植时，没有研究报道关于1B型方案的结果（Zhou等，2021）。

2.8 1C型方案的证据：即刻种植+常规负荷

在Gallucci等（2018）的系统综述中，共有6项对照研究（包括5项随机对照试验和1项临床对照试验）和10项非对照研究。963例采用1C型方案完成植入，其中有24颗种植体失败，加权留存率为96%（中位数：99.2%；范围：91.3%～100%）。平均随访周期为38.7个月（标准差：34.3个月；范围：12～120个月）。有学者得出结论，该方案是被科学和临床证实的，推荐在严格的纳入和排除标准下采用（Morton等，2018）。

共5项研究为ITT分析提供了充足的数据。根据研究方案（中位数：85.2%），84.2%～100%的位点可以按照预期进行治疗。无法进行预期治疗的原因包括位点存在牙槽骨缺损和拔牙后唇侧骨板丧失，牙槽窝根方的骨量无法提供初始稳定性，以及种植体与唇侧骨板之间的间隙＜1mm。

尽管已获得临床和科学的证实，但临床医生应该意识到，15%～20%的种植体可能无法根据1C型方案完成植入。应严格遵照纳入和排除标准以达到可预期的结果。如果1C型手术方案不能实施，临床医生可以中止手术或用合适的骨代用品拔牙窝植骨的方法进行牙槽嵴保存（Darby等，2009）。

当明确局部位点相关的风险因素时，1C型方案在上颌前牙区与后牙区得到了科学和临床的证实；在下颌后牙区获得临床文献的证实，而下颌前牙区临床文献的证据不充分（Zhou等，2021）。该方案主要适用于后牙区局部位点特异性因素有利于即刻种植，且即刻负荷带来的风险大于收益的情况。

3 术前分析与治疗规划

F. Lambert, A. Hamilton, A. De Souza, W. Martin

术前对患者及位点进行专门的分析，是即刻种植治疗成功的关键因素。如第2章所讨论的，我们对于创口愈合以及拔牙后周围牙槽骨改变的理解塑造了我们现在的种植方案的理念。它们在一定程度上是由创伤愈合级联事件的基因序列决定的，但也在很大程度上受到周围软硬组织的影响。

牙槽窝的解剖不仅影响获得初始稳定性的可预期性，还影响对新鲜拔牙窝内种植体（即刻种植体）进行可预期的即刻负荷所需要的术中条件。本章回顾了当前关于患者和位点评估/选择的理念，旨在最大限度地降低风险，并提供可预期的即刻种植结果。

3.1 患者因素

3.1.1 全身状态

考虑到手术固有的风险，在选择种植手术方式时应始终仔细评估患者的全身健康。对于即刻种植与即刻负荷而言，具有某些全身情况的患者出现不良事件、种植体失败、术后并发症以及创口愈合延迟或不良的风险会增加（Bornstein等，2009）。

当局部解剖条件允许不翻瓣即刻种植时，可减少手术不适，术后出血、肿胀、疼痛的风险也会降低。这对于患有全身疾病，正在服用可能增加手术出血风险的药物，或不适合接受侵入性手术的患者大有裨益。

然而，影响创口愈合和骨结合的全身疾病，可能会给即刻种植或即刻负荷带来额外的风险。在服用抗吸收药物的骨质疏松症患者中，较慢的骨重建和软组织愈合可能会延缓骨结合的过程；因此，更倾向于采用更常规的延迟种植和负荷程序。

同样的情况也适用于重度吸烟者，或患有某些免疫缺陷疾病、糖尿病控制不佳的患者，这些患者的延迟愈合会影响即刻种植手术的成功。对于愈合不良的患者，在确定治疗策略时应评估风险与收益的平衡，并建议采用分阶段治疗方案。

3.2 美学分析与美学挑战

对牙列缺损患者进行种植治疗的美学风险评估（ERA），在ITI口腔种植临床指南第一卷（2004）中被首次提出。它的发明是为了协助临床医生为美学区牙列缺损患者进行诊断、制订治疗计划，并识别可能导致美学效果不佳的临床因素或情况。患者的美学期望，以及既往存在的解剖学缺陷，都会阻碍我们取得理想的结果，因此美学区种植治疗是一个充满挑战的过程，而ERA表是我们在治疗开始前识别风险的宝贵工具。

在2017年，为了反映最新的治疗趋势和技术，ERA表进行了更新，Martin等（2017）在ITI口腔种植临床指南第十卷中对其展开了详细的讨论。在第二版牙种植学的SAC分类（Dawson等，2021）中也可以找到ERA表（表1）。

ERA表确定了13个可能会导致实现理想美学效果风险增高的临床因素。在具体的临床情况中，可能还存在其他的风险因素。

随着美学区即刻种植技术的引入，需要注意几个术前与术中因素，以使其对美学效果的影响最小化，提高整体成功率。进行这类治修复治疗的医生必须彻底理解软硬组织的生物学知识，以及针对某一特定临床情况所有可行的治疗方式。在本卷中，ERA表将被视作种植患者整体治疗中的一部分。

在进行美学区即刻种植与即刻修复规划时，也推荐进行传统或数字化微笑分析，以设定最终目标，评估临床难度，并建立最佳治疗策略（图1）。

<u>ITI Treatment Guide Vol. 1</u>
Implant Therapy in the Esthetic Zone – Single-Tooth Replacements
Urs Belser等
您需要成为ITI会员，以阅读此材料。

<u>ITI Treatment Guide Vol. 10</u>
Implant Therapy in the Esthetic Zone – Current Treatment Modalities and Materials for Single-Tooth Replacements
Vivianne Chappuis和William Martin
您需要成为ITI会员，以阅读此材料。

<u>The SAC Classification in Implant Dentistry 2nd Edition</u>
Anthony Dawson、William Martin和Waldemar Daudt Polido
您需要成为ITI会员，以阅读此材料。

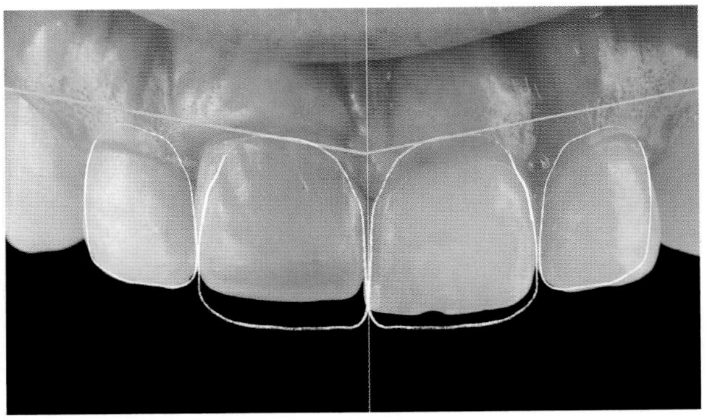

图1 临床场景：上颌右侧中切牙固连，需要种植修复。将龈缘位置与邻牙龈缘进行比对，认为龈缘位置不理想，因而选择2型或3型种植。然而，基于数字化微笑分析（图中线条所示），上颌右侧中切牙的颈部高度是合适的；邻牙牙冠边缘需要延长，以获得更和谐的笑容。因此，可考虑即刻种植（Esthetic analyses/Image courtesy of Prof Amélie Mainjot.）

表1 美学风险评估（ERA）表，概述了种植修复时需要评估的美学风险因素，这些因素与种植体植入和负荷方案无关（Chappuis和Martin，2017；Dawson等，2021）

美学风险因素	风险水平		
	低	中	高
全身状态	健康，不影响愈合		影响愈合
吸烟习惯	不吸烟	少量吸烟（≤10支/天）	大量吸烟（>10支/天）
大笑时牙龈暴露	低位	中位	高位
缺牙间隙的宽度	单颗牙（≥7mm）[1] 单颗牙（≥6mm）[2]	单颗牙（＜7mm）[1] 单颗牙（＜6mm）[2]	两颗牙或两颗牙以上
牙冠形态	长方形		三角形
邻牙修复状态	无修复体		有修复体
牙龈表型	低弧线形，厚龈	中弧线形，中厚龈	高弧线形，薄龈
种植位点感染	无	慢性	急性
软组织解剖	软组织完整		软组织缺损
邻牙骨水平	距邻面接触点≤5mm	距邻面接触点5.5~6.5mm	距邻面接触点≥7mm
唇侧骨壁表型*	厚壁表型，厚度≥1mm		薄壁表型，厚度＜1mm
牙槽嵴顶骨解剖	无骨缺损	水平向骨缺损	垂直向骨缺损
患者的美学期望	现实的期望		不现实的期望

* 如果可以获得牙齿存在时的三维影像，此项可用
[1] 标准直径种植体，常规连接
[2] 窄直径种植体，窄连接

3.3 修复设计

现代的种植规划意识到为了实现长期的功能和美学成功，修复效果和生物学效果之间有着重要的关联。“以修复为导向的种植规划”经常用来强调这种关联是建立在对理想修复重建的理解的基础之上。修复设计是通过数字化诊断性排牙或传统的诊断蜡型确定的，后者可通过扫描实现数字化，从而用于种植规划（图2a，b）。这个预先确定的修复设计将被用于辅助确定从生物力学的角度来看最合适的种植体型号和位置。

为了将这种关联可视化，推荐将修复设计配准并导入虚拟的种植规划环境中，在这种环境中，我们可以参照从CBCT扫描获得的解剖学信息，对修复设计进行评估（图3a～c）。在虚拟种植规划的过程中，如果存在解剖方面的困难或限制，可考虑进行再生手术，包括骨或软组织增量。如果有可能，也可对修复设计进行调整。

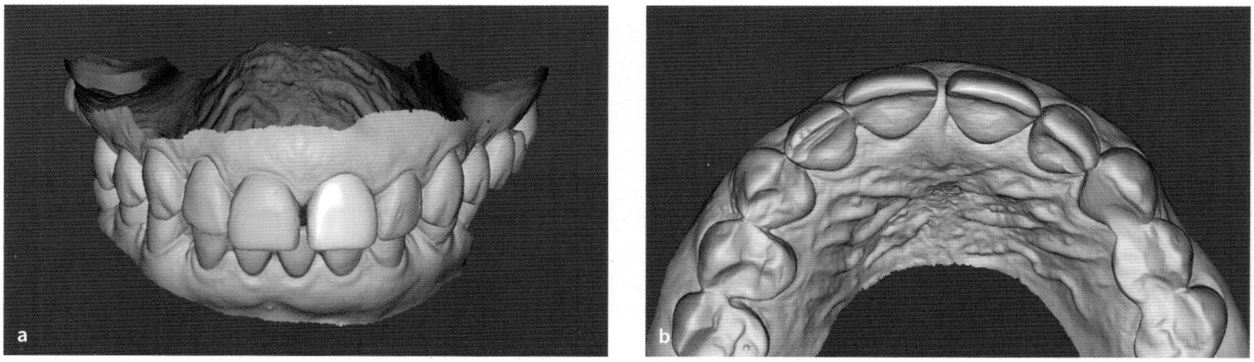

图2a，b 为折断的上颌左侧中切牙进行数字化诊断性排牙

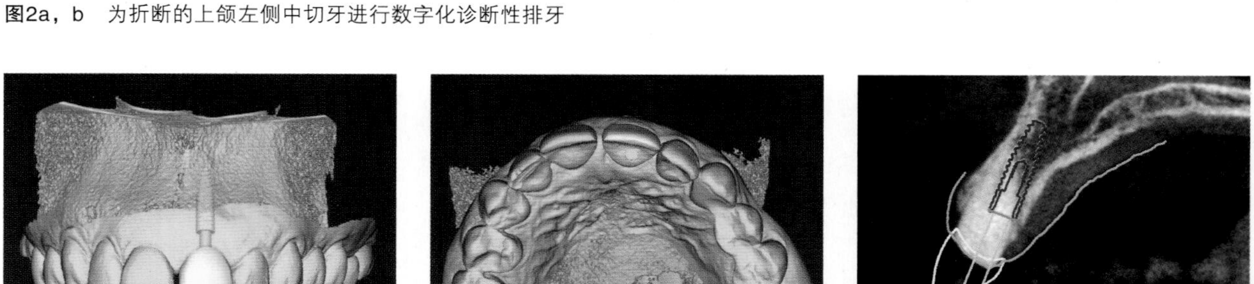

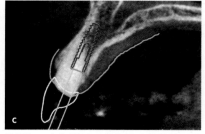

图3a～c 为上颌左侧中切牙即刻种植进行综合性虚拟种植规划。将CBCT扫描的DICOM数据与口内扫描以及数字化诊断性排牙进行配准

3.3.1 诊断蜡型/数字化诊断性排牙

确定修复设计是规划过程的第一步。在计划进行即刻种植与修复时，如果天然牙的临床牙冠符合最终修复体的所有要求，那么天然牙也可以提供这些信息。如果天然牙不符合要求，推荐制作诊断蜡型或进行数字化诊断性排牙，以精准地确定和分析种植规划的关键因素：

- 切缘位置。
- 修复体积。
- 推荐的黏膜边缘位置。
- 颌间修复空间。
- 牙槽嵴或软组织缺损。

诊断过程应该生成即刻临时修复体的外形。这可能包括诊断蜡型的硅橡胶导板或3D打印的数字化诊断性排牙。或诊断性排牙应该可以用来设计和制造用于直接Pick-up的临时修复体；或它可以被数字化复制下来，结合术后印模或口内扫描，间接制作临时修复体。

3.3.2 咬合检查

作为修复评估的一部分，对咬合进行细致的检查是十分必要的，以预估未来修复体的生物力学负荷。这对于最终修复体的设计和该位点即刻负荷可行性的评估来说同样重要。

尽管目前缺乏关于种植修复最佳咬合的确凿科学证据，但对于单颗牙修复来说，普遍认为种植体保护殆是理想的（Rilo等，2008；Koyano和Esaki，2015）。这就需要种植体在最大牙尖交错时轻咬无接触、重咬仅轻接触以及无非正中殆接触，后者应该分布于余留的天然牙列。这一建议应该与患者的整体牙列、咬合设计、拟修复牙位、邻牙状况以及美学需求综合考虑。因此，消除未来修复体上的非正中殆接触并不总是理想或可行的。然而，在选择合适的种植体设计、材料、直径以及修复设计和修复材料时，应该考虑到这些方面。

在种植体植入后1周内进行修复的种植体被认为是即刻负荷。对于完全无咬合接触的即刻临时修复体，术语“即刻负荷”仍然适用，因为在咀嚼和口腔组织运动时，修复体仍被认为是有负荷的。然而，我们需要区分修复体是有咬合接触的即刻负荷，还是无直接咬合接触的即刻负荷。

大多数关于牙列缺损患者即刻种植与即刻负荷的临床研究所报道的临时种植修复体，无论是在最大牙尖交错还是在非正中运动时，均无咬合接触（Zhou等，2021）。这是为了限制咬合接触可能导致的种植体微动，从而导致骨结合失败，尤其是存在副功能殆时。关于有完全咬合接触的即刻负荷单颗种植体的文献报道有限（Zhou等，2021）。

即刻种植体的非轴向负荷可能是危害最大的，在前牙更容易遇到这种情况，因为前牙区牙槽骨与临床牙冠成角度，以及覆殆、覆盖所导致的前牙区的咬合成角度。作为下颌非正中运动时前导的唯一决定因素，牙齿最容易受到非轴向负荷的影响。如果计划将这些牙齿替换为种植修复体，禁忌行即刻负荷，除非可以通过磨平牙尖或缩短切缘，将引导暂时转移到其他牙齿，而这可能影响美学效果（图4）。检查非正中运动咬合接触时，应该包括所有的下颌运动中进入和离开牙尖交错位的运动路径。

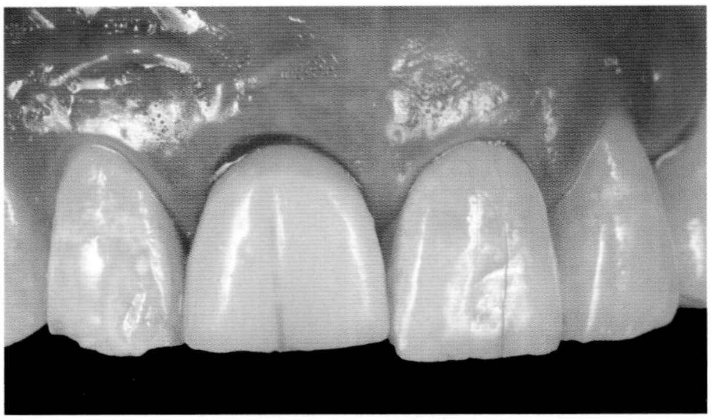

图4 将上颌右侧中切牙即刻种植与即刻修复的临时修复体调短，以解除任何突出的接触

副功能殆的存在，表现为磨耗或有牙折病史，也是即刻负荷导致种植失败的风险因素之一。进行咬合检查时，邻牙松动也应当被认为是风险因素之一，这可能妨碍种植体保护殆方案的实施。

3.3.3 备选临时修复体（备选方案）

应急预案应视为1A型方案（即刻种植+即刻修复/即刻负荷）的一部分。因为如果术前发现风险因素，或术中没有达到预期标准，即刻种植体的即刻负荷就难以实现或不再推荐。建议在开始治疗前与患者讨论该问题，并做到随时可以改为备选的临时修复体。

早期负荷或常规负荷方案中临时修复体的备选方案在ITI口腔种植临床指南第十卷（Martin等，2017）第6章中有更详细的说明。它们包括：

- 临时间接树脂粘接式固定桥。
- 临时直接树脂粘接式固定桥。
- 临时传统固定桥（当邻牙计划行冠修复时）。
- 可摘悬桥（ESSIX保持器）。
- 可摘局部义齿。
- 正畸保持。

尽管关于1A型种植方案的文献展示出类似的留存率，但这并不能排除在即刻种植体上进行即刻负荷所带来的额外风险。如果在愈合过程中有合适的备选固定临时修复体随时可用，例如当邻牙本来就计划行冠修复，而且能够获得一个临时固定桥，那么1C型种植方案可能更合理。在这种情况下，应该借助设计合理、外形合适的桥体进行以修复为导向的软组织愈合、牙槽窝处理以及软组织移植。这个桥体应该同即刻负荷的临时修复体一样支撑黏膜组织，容纳牙槽窝内的移植材料（图5a～j）。

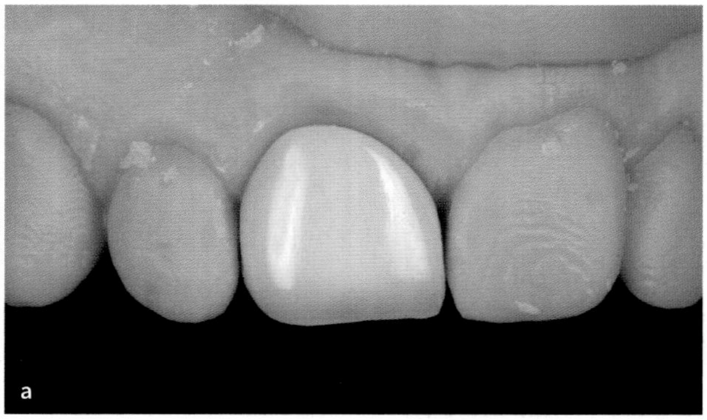

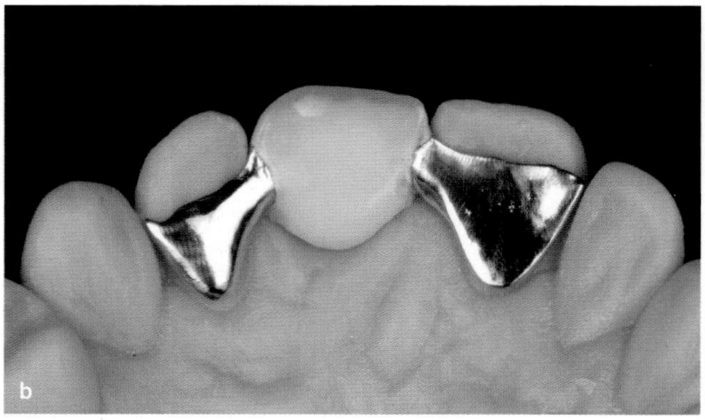

图5a～j 在拔牙窝以及即刻种植体上方，使用树脂粘接式固定桥的桥体进行以修复为导向的软组织愈合

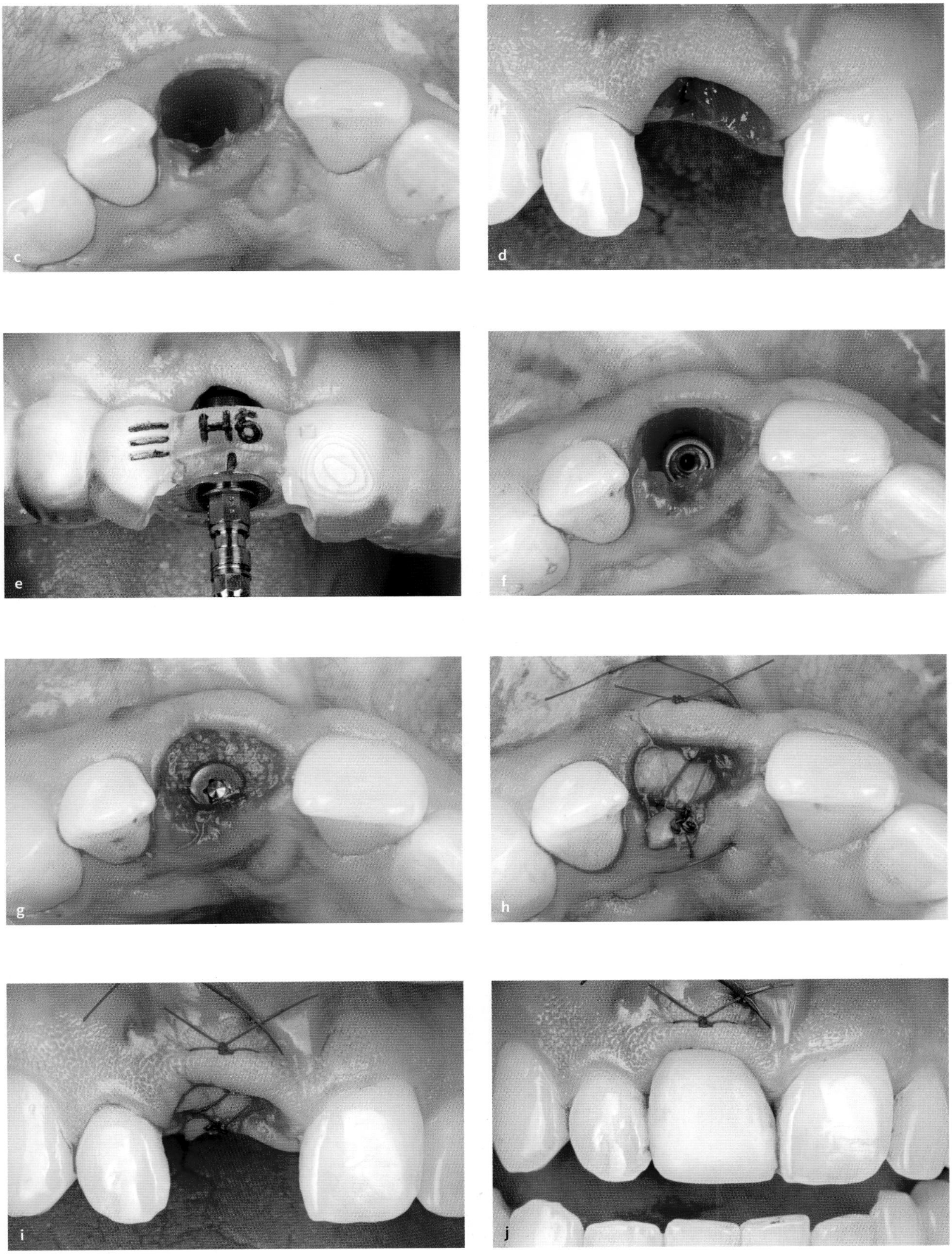

图5a ~ j（续）

3.4 手术规划

根据预先确定的种植修复设计做的手术规划，是建立在美学与功能分析和利用三维影像（CBCT）进行的局部骨解剖以及骨量分析、软组织情况临床评估基础上的。在进行规划时，需要判断是否适合行即刻种植与即刻负荷，除此之外，还需要评估某些手术细节，包括种植体的长度、直径、设计与位置，以及是否需要其他辅助手术。

3.4.1 骨条件

规划即刻种植时，需要对该位点的骨解剖进行仔细评估。应该进行全面的术前三维影像学检查（例如CBCT），以评估是否有足够的牙槽骨以满足即刻种植的要求。尽管二维平面影像在口腔种植学中被广泛应用，但是在考虑不翻瓣即刻种植时，强烈推荐将三维影像作为常规首选影像方式（Bornstein等，2017）。

骨解剖及牙槽窝分类。为了在即刻种植中获得初始稳定性，无论是在前牙区还是在后牙区，都应该在术前评估某些解剖因素。进行即刻种植规划时，应该识别重要的局部解剖标志，包括鼻底、上颌窦底、下颌管、副下颌管、舌侧凹陷等。此外，评估即刻种植与即刻负荷的可行性时，牙槽窝的解剖以及其与牙槽骨、基骨的关系也是决定因素之一。这些特点在前牙区与后牙区有所不同。

前牙区。在上颌前部，对于一颗即刻种植体的固位来说，基骨与腭骨的解剖、形状与可用性是最关键的骨结构因素。Botelho等（2020）发现，基骨呈梯形，在侧切牙位点尺寸更大，在尖牙位点尺寸更小。这一因素以及尖牙更粗壮的牙根，导致在尖牙区比在中侧切牙区更难获得初始稳定性。在这些区域，上颌鼻底——上界，和牙根的长度一起，决定了基骨的高度（图6a～c）。

其他因素（例如牙根的外形、长度以及与牙槽突的相对位置关系）也很重要。Kan等（2011a）进行的CBCT研究显示了冠状面牙根与牙槽骨的位置关系。

牙根的位置可以分为Ⅰ～Ⅳ类：

- Ⅰ类：牙根紧贴唇侧皮质骨。
- Ⅱ类：牙根位于牙槽骨中央，根尖1/3不与唇侧或腭侧皮质骨相接触。
- Ⅲ类：牙根紧贴腭侧皮质骨。
- Ⅳ类：牙根至少2/3与唇侧和腭侧皮质骨相接触。

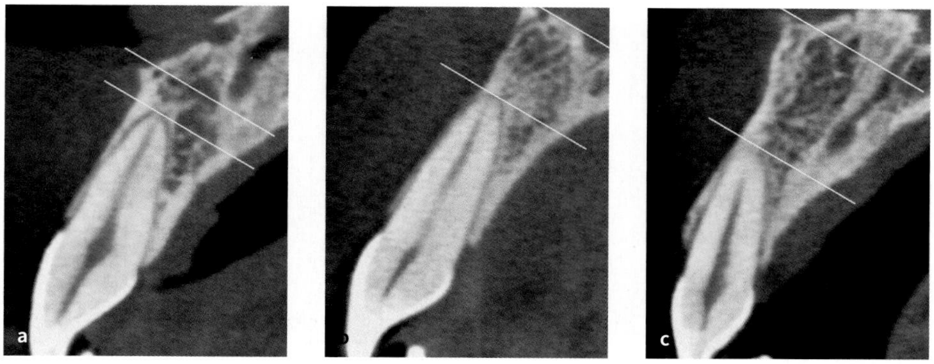

图6a～c 中切牙的CBCT断面图显示，即刻种植时初始稳定性所需的根方骨量的多变性，与牙根长度和到鼻底的距离有关

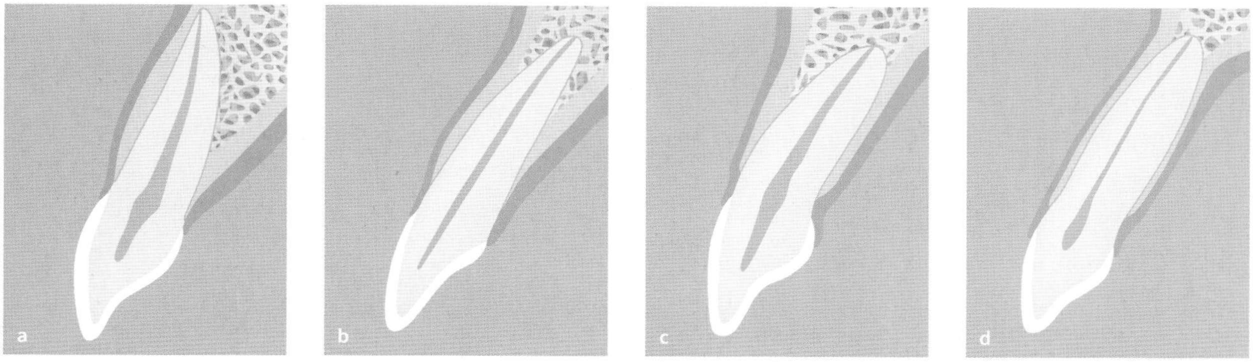

图7a～d 冠状面牙根与牙槽骨位置关系的分类。（a）Ⅰ类冠状面牙根位置。（b）Ⅱ类冠状面牙根位置。（c）Ⅲ类冠状面牙根位置。（d）Ⅳ类冠状面牙根位置

根据此研究结果，在上颌前牙区，Ⅰ类牙根位置最为常见，占中切牙的86.5%，侧切牙的76%，尖牙的81%（图7a～d）（Kan等，2011a）。

这些发现显示，在上颌前部大多数临床情况中，腭侧骨对于初始稳定性的重要性。然而，这也强调了菲薄的唇侧骨壁。对于Ⅳ类牙根位置，由于唇腭侧骨的缺如，不适合进行即刻种植，需要保持谨慎（图8）。

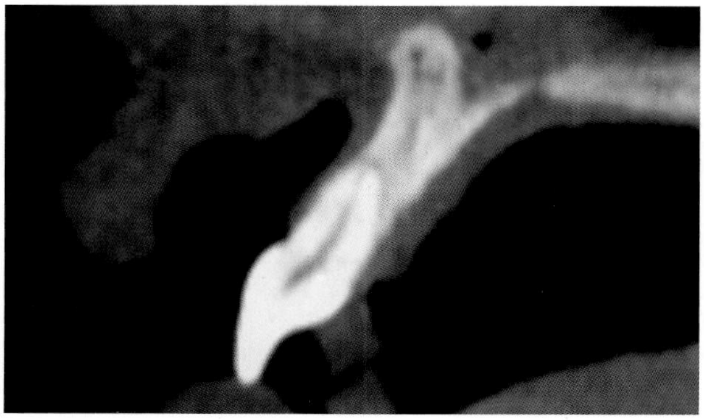

图8 Ⅳ类牙根位置示例。这并非病理性骨丧失所导致的，而是由于局部解剖与牙槽骨轮廓的基因多样性所导致的，存在健康的牙周组织

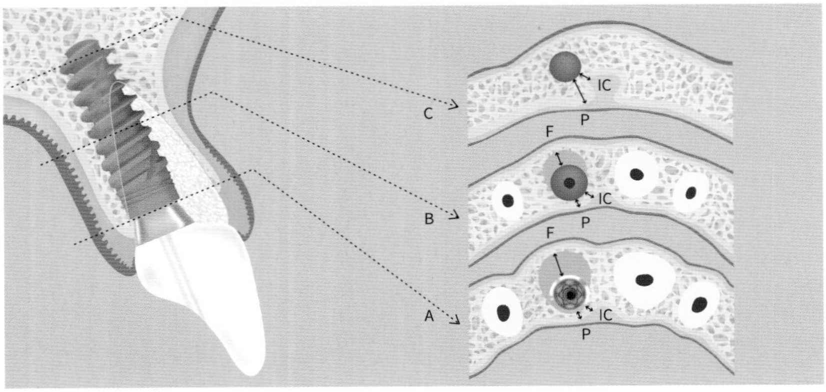

图9 位于中切牙位点的即刻种植体，应该沿种植体全长仔细检查其到切牙管的距离。CBCT的水平截面最有利于观察。IC，切牙管；F，唇侧；P，腭侧

当上颌切牙缺失，拟行种植修复时，在规划阶段以及手术过程中，需要考虑到鼻腭管以及切牙孔等重要解剖结构。应避免使鼻腭管或切牙孔开窗或开裂，因为这可使种植失败、出血、神经感觉障碍的风险升高。Hamilton等（2022）发现，在上颌中切牙位点虚拟植入的常规种植体，其最冠方到鼻腭管的距离通常不足0.5mm（图9）。

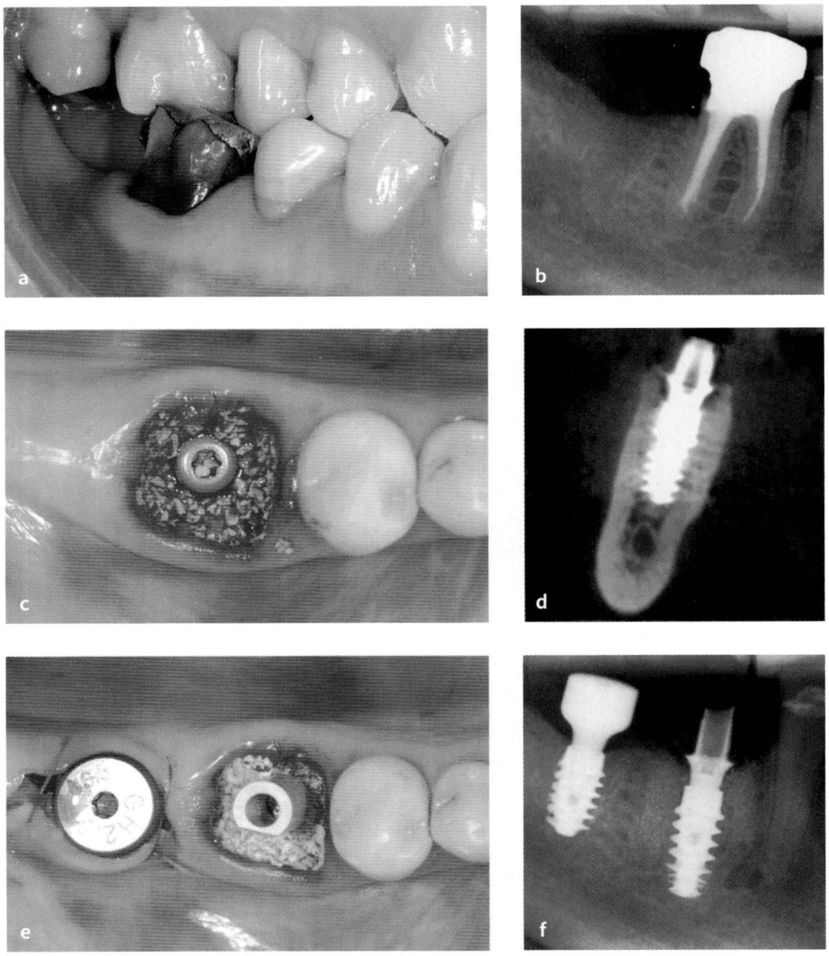

图10a～f 在下颌第一磨牙位点进行即刻种植。牙根间隔以及根尖区域的可用骨使即刻种植成为可能

后牙区。在后牙位点，牙槽突的解剖与前牙位点截然不同。这不仅可能影响即刻种植的留存率和成功率，还可能影响即刻种植的技术难度（Zhou等，2021）。在前磨牙区，牙根在颊舌向更宽，在近远中向更窄。在这里，即使牙根很长，也可以利用牙槽间隔的骨壁实现初始稳定性。在多根的磨牙区，牙根间隔的宽度和高度对于即刻种植来说很重要（图10和图11）。因此，在判断某位点是否适合即刻种植时，应该评估根干的高度和根分叉的角度（图12a～c）。

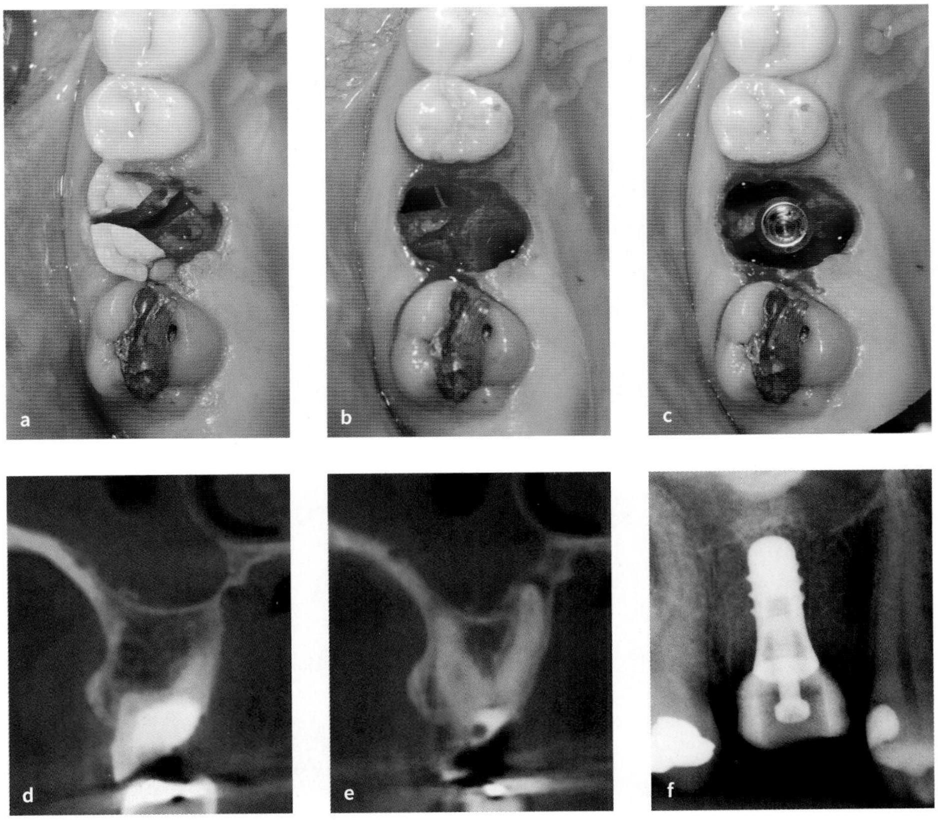

图11a～f　在上颌第一磨牙区进行即刻种植。牙根间隔以及根尖区域的可用骨使即刻种植成为可能

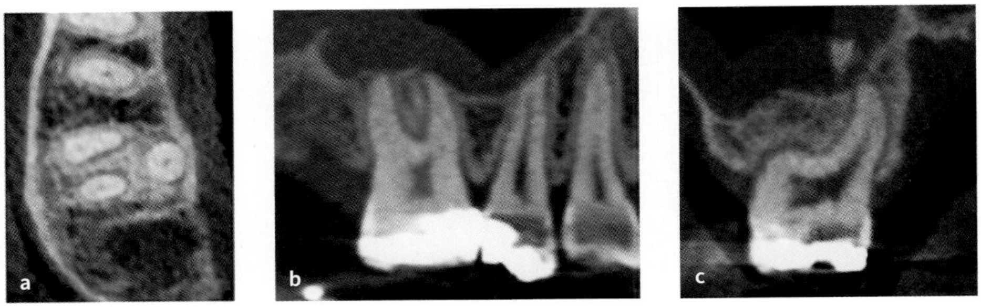

图12a～c　上颌右侧第一磨牙的CBCT：水平面（a）、矢状面（b）以及冠状面（c）。该牙齿根干较高，牙根间隔较窄，距离上颌窦较近。这些局部骨条件不允许即刻种植

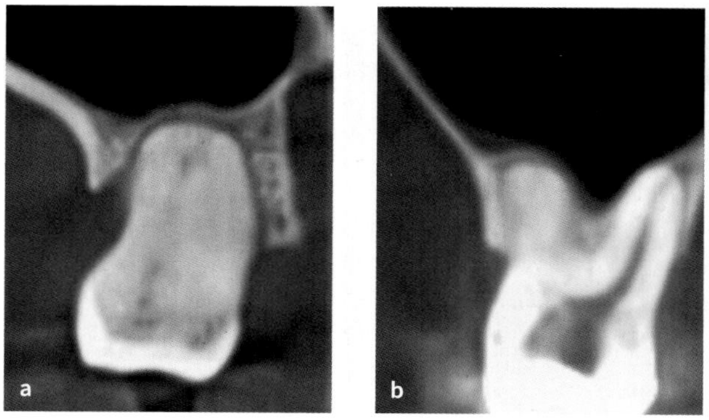

图13a，b CBCT显示，上颌磨牙与上颌窦关系密切。此处禁忌即刻种植

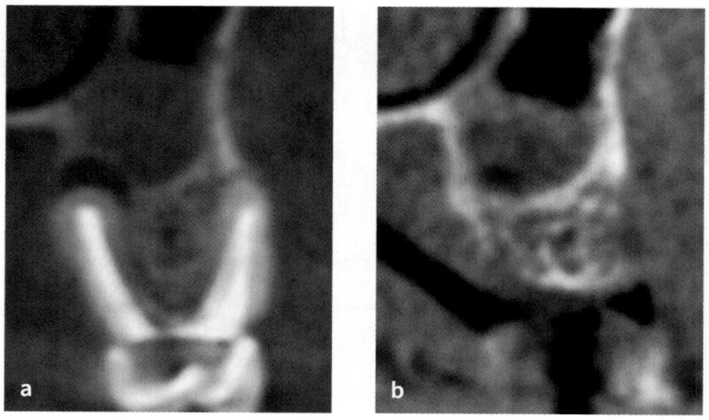

图14a，b 上颌第一磨牙的CBCT。拔牙前（a）以及拔牙后6个月（b）的冠状面观

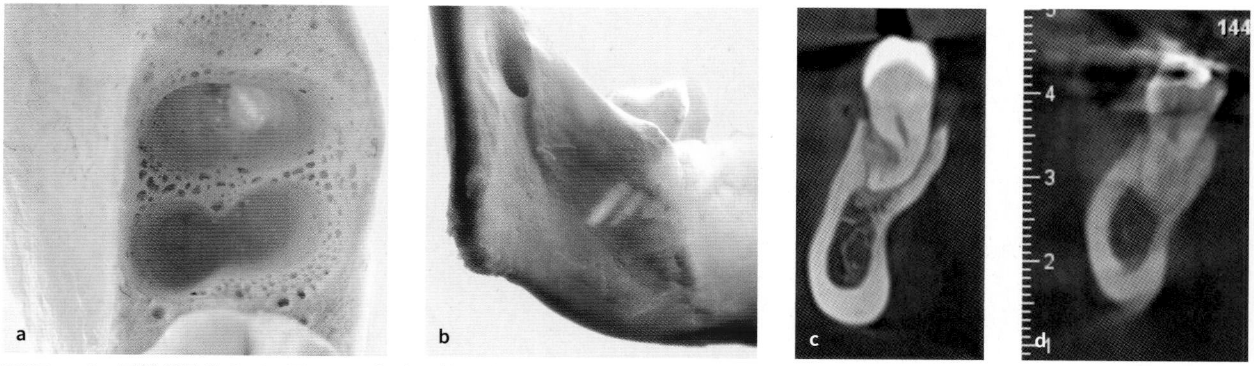

图15a～d 干燥颅骨和CBCT显示，下颌磨牙的根尖到下颌下腺凹的距离，此处禁忌利用根尖根方的骨组织进行即刻种植

在上颌后牙区，主要限制骨高度的解剖结构为上颌窦。上颌磨牙的牙根经常与上颌窦底紧密接触，为了充分评估，术前需拍摄CBCT（图13a，b）。既往研究表明，26%～50%的磨牙牙根会突入上颌窦内，该数值因患者人群与年龄不同而不同（Ok等，2014；Tian等，2016；Zhang等，2019）。

Chen等（2020）证明，磨牙拔除后，如果不进行再生手术，垂直向骨高度的变化约35%（Chen等，2020）。这主要是因为牙槽嵴冠状位上的骨丧失，以及牙槽嵴中央上颌窦的轻微气化（图14a，b）。

在下颌后牙区，需要在拔牙和即刻种植前，明确牙齿与以下解剖结构的关系：下颌下腺凹和舌下腺凹（术中出现舌侧皮质骨穿孔以及动脉损伤的风险）（图15a～d）；下颌管、颏孔以及下颌管在颏孔前方的回袢（神经损伤的风险）（图16a～d）。

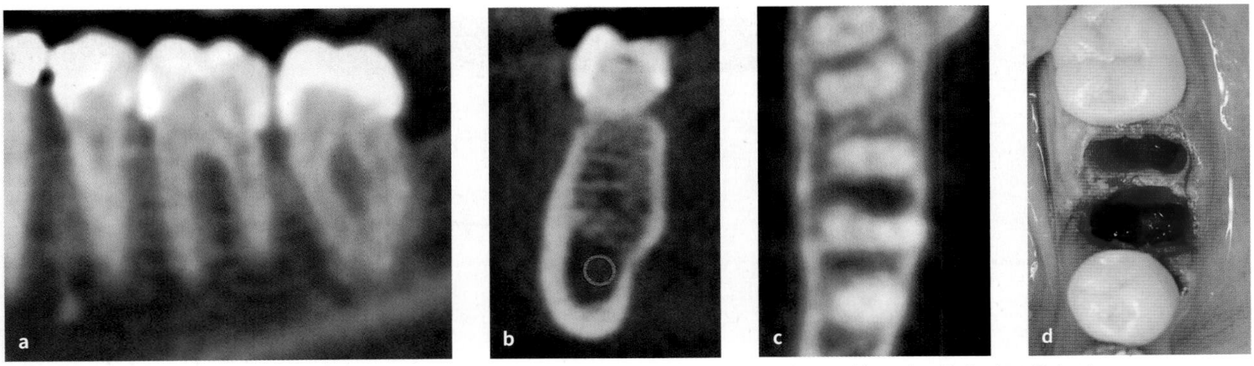

图16a～d　下颌第一磨牙拔牙前的CBCT全景图（a）、冠状面（b）、水平面（c）以及拔牙后牙槽窝殆面观（d）

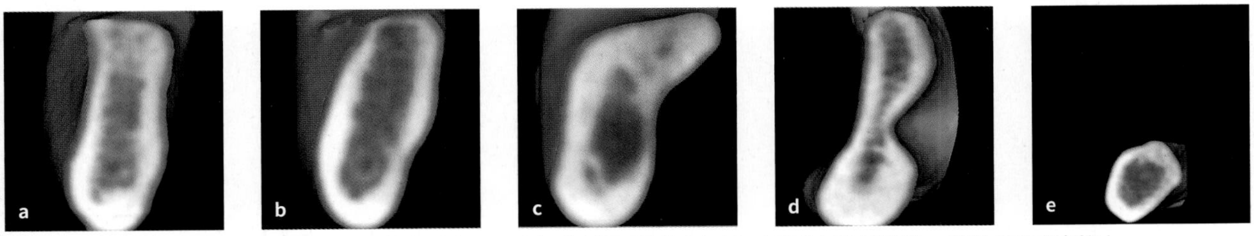

图17a～e　下颌骨相对牙槽窝的多种冠状面形态。S型（c）以及沙漏型（d）对于即刻种植来说，解剖相关难度较大

Gallucci等（2017）将下颌后牙区牙槽骨的形态分为了5种类型：直型、斜型、S型、沙漏型以及基骨型。他们的研究表明，直型的牙槽嵴形态最为常见（53.6%），而这种形态有利于即刻种植。S型和沙漏型相对少见，这种形态会使邻近解剖结构损伤的风险增加。在已愈合的位点，这一分类也适用于即刻种植，因为经常需要将种植体植入基骨内（图17a～e）。

在下颌后牙区，也推荐使用三维影像，以辅助识别下颌管（内含下牙槽神经）、舌下腺凹与下颌下腺凹（舌侧凹陷）等结构。后者距离舌动脉很近，如果损伤，可导致严重的出血（Braut等，2012）。

应该在影像上识别出颏孔（内含颏神经）及其回袢（自颏孔延伸5～9mm）。在下颌后牙区即刻种植，应当在术前仔细评估牙槽窝及其周围牙槽骨与前述解剖标志的关系。

判断是否可在前牙区或后牙区行即刻种植，一定要利用术前三维影像判断是否有足够的骨以获得初始稳定性。可通过根尖区、腭/舌侧或牙槽窝的侧面来获得骨锚固。

骨表型（唇侧骨壁厚度）及完整性。研究表明，在拔牙后，牙槽窝会经历一系列事件，导致牙槽嵴显著吸收（Araújo和Lindhe，2005）。骨吸收在嵴顶区、牙槽窝唇侧最为显著。这一生理性创口愈合所引起的三维变化会导致牙槽突的唇侧外形改变。在新鲜拔牙窝内进行即刻种植也会经历同样的吸收过程，并不能防止前述骨改变的发生（Araújo等，2005；Araújo等，2019）。

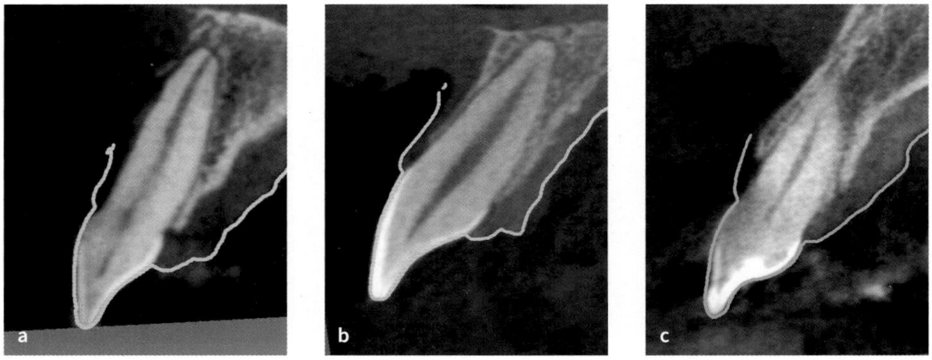

图18a~c 一颗上颌中切牙的CBCT冠状截面，以及口内扫描的外轮廓线显示，唇侧骨缺如（a），唇侧骨壁厚度0.5mm（b），唇侧骨壁厚度1.7mm（c）

唇侧骨的厚度和完整性是判断牙槽骨重建程度的关键因素之一（Chappuis等，2013）。具有薄壁表型的患者（唇侧骨壁厚度<1mm）发生生物学并发症的长期风险更高，这会严重影响软组织支撑以及美学效果。因此，可以考虑牙槽窝处理、软组织移植等辅助手术，以减轻新鲜拔牙窝即刻种植后牙槽骨吸收所带来的影响（Levine等，2017；Araújo等，2019）。

唇侧骨壁厚度。如果在唇侧骨壁较薄（≤1mm）或唇侧骨板缺如的情况下行即刻种植，可能会发生唇侧牙龈退缩（Levine等，2014；Tonetti等，2017）。在临床研究中，使用CBCT检查即刻种植体的唇侧骨壁，发现唇侧正中黏膜退缩与CBCT影像上未见唇侧骨壁有显著相关性（Januário等，2011；Miyamoto和Obama，2011；Vera等，2012）。

在进行即刻种植的术前规划时，应进行CBCT检查，以明确有无唇侧骨壁及其厚度。除此之外，在一项CBCT研究中，Chappuis等（2013）发现，骨壁厚度<1mm（薄壁表型）的患者与骨壁厚度>1mm（厚壁表型）的患者相比，会有更多的垂直向骨丧失。在上颌前部，大多数患者（80%~95%）唇侧骨壁菲薄，厚度<1mm（Braut等，2011；Januário等，2011）（图18a~c）。

系统综述表明，降低唇侧牙龈退缩风险的最有效措施就是利用生物材料进行牙槽窝处理（牙槽窝移植）以及结缔组织移植，尤其是在薄壁表型的位点（Seyssens等，2021）。

因此，在唇侧骨壁厚度<1mm的位点进行即刻种植时，应该考虑到唇侧正中牙龈退缩的风险。为了降低该风险，可考虑同期行辅助手术（牙槽窝处理/软组织移植）。

唇侧骨板完整性。在牙槽窝唇侧骨壁被破坏的位点进行即刻种植也会有唇侧正中牙龈退缩的风险。Kan等（2007）证明，在唇侧轻微骨开裂（局限于唇侧骨壁的唇面）的位点行即刻种植，8.3%的病例在1年后唇侧正中黏膜退缩>1.5mm。该研究还表明，在中度骨开裂（缺损延伸至近远中面）的位点，42.8%的病例黏膜退缩>1.5mm。在重度骨开裂（缺损延伸至邻牙的近中和/或远中面）的位点，所有（100%）的病例1年后黏膜退缩>1.5mm。因此，唇侧骨壁的破坏提示软组织退缩风险较高；牙槽窝唇侧骨开裂越大，该风险越高。

在拔牙后，唇侧骨缺损的形状和大小似乎也影响了即刻种植的可预期性（Kan等，2007）。利用牙槽骨探测技术探测唇侧以及近中面、远中面的骨，将唇侧骨缺损分为V型、U型、双U型（UU型），描述如下（图19a~c）。

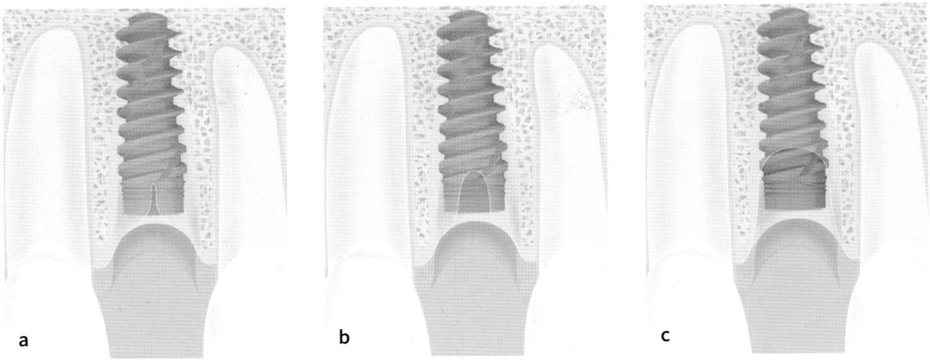

图19a～c （a）V型骨缺损，局限于唇侧骨壁的唇面。（b）U型骨缺损，延伸至缺失牙的近中面或远中面。（c）UU型骨缺损，延伸至邻牙的近中面或远中面

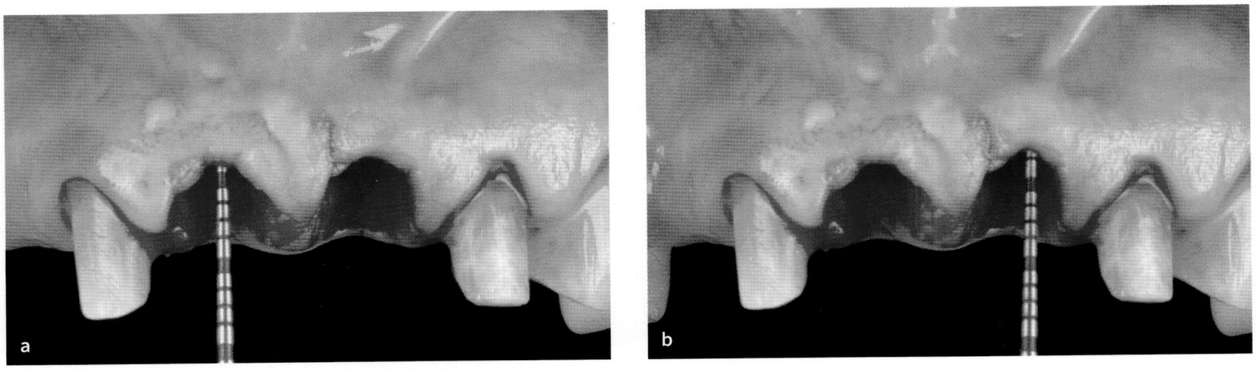

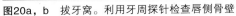

图20a，b 拔牙窝。利用牙周探针检查唇侧骨壁

当小的V型骨缺损与引导骨再生相结合时，即刻种植唇侧正中牙龈退缩的风险降低。然而，在U型或UU型骨缺损的位点，经常在行使功能1年后出现唇侧软组织开裂。随着拔牙后的骨重建，唇侧缺损的程度将增加，如第2章中所述。

为了评估不翻瓣拔牙时的唇侧骨缺损程度和形状，应该用牙周探针检查骨的完整性（垂直向以及近远中向）（图20a，b）。

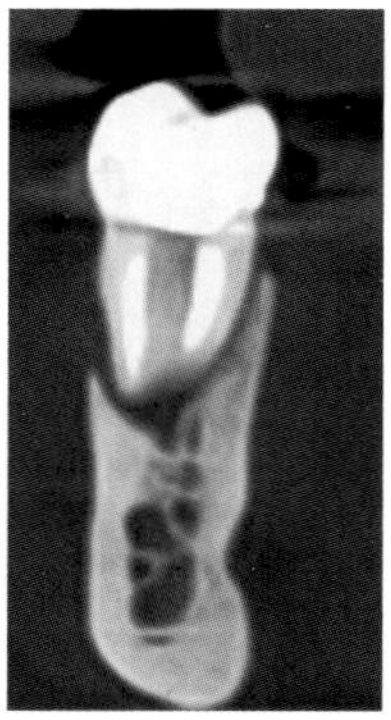

图21　磨牙区颊侧牙槽嵴缺损

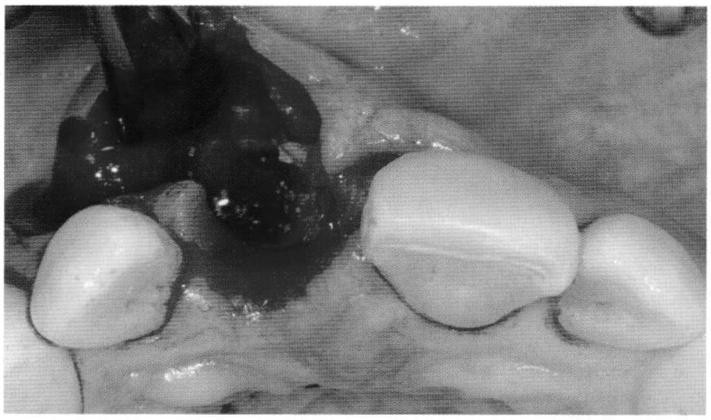

图22　前牙区唇侧牙槽嵴缺损

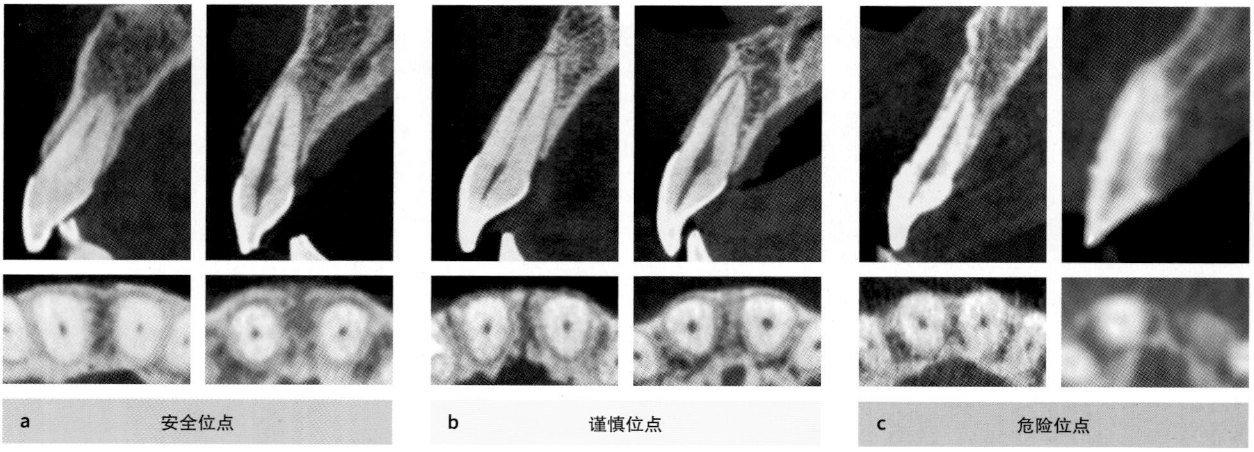

图23a～c　在CBCT冠状面影像中评估牙根位置以及牙槽骨的尺寸。（a）牙根完全被牙槽骨包裹，唇侧、腭侧以及根尖区均有充足的骨用于即刻种植。（b）牙根完全被牙槽骨包裹，唇侧、腭侧或根尖区的骨轻微减少；即刻种植风险增加。（c）牙根突出于牙槽骨外，唇侧、腭侧或根尖区的骨严重减少；即刻种植风险高

因此，伴有大的U型或UU型骨缺损的待拔牙，视为即刻种植的禁忌证（图21和图22）。小的V型唇侧骨开裂是唇侧正中牙龈退缩的风险因素之一，应该考虑其他替代种植方案（例如早期种植）。如果在这种情况下，仍然想要进行即刻种植，并且认为美学风险较低，应该进行牙槽窝处理等辅助手术，以减少预期的尺寸改变和黏膜退缩。

牙槽窝在骨弓轮廓中的位置。在决定合适的种植时机时，评估牙槽窝以及未来种植体在牙槽骨中的位置很重要（Buser等，2017）。可以通过牙槽突不同高度的三维影像的水平面视图进行观察。

上颌前牙的牙根一般位于牙槽突的唇侧半部分，伴有唇侧骨壁的唇向倾斜（Kan等，2011）。当牙根完全位于牙槽骨内时，唇侧及腭侧骨轮廓呈相对平行的弓形，牙槽间隔向牙槽窝唇侧移行（图23a～c）。

这种排列意味着唇侧束状骨菲薄部分的近远中径相对较窄。如果牙槽突的唇舌径较窄，或牙根突出于牙槽突的唇侧，唇侧骨壁将表现为凸向唇侧的弧形，唇侧骨壁菲薄部分的近远中径将增加。

固有牙槽骨（束状骨）不含血管，由牙周韧带提供营养。

如果拔牙后，牙槽窝位于骨弓轮廓之外，将会有更广泛的牙槽骨吸收。

即使是在拔牙创伤最小、固有牙槽骨保存完好的情况下，即刻种植体与唇侧骨板之间间隙内的移植材料的结合，也都取决于牙槽间隔以及牙周膜的血供和营养。因此，牙根位置越偏离骨弓轮廓，唇侧骨的再生潜能就越小（图24a，b）。

通过CBCT的横截面，我们可以评估唇侧骨的存在与否及其厚度，以及牙根相对牙槽骨的突出程度，进而分析潜在的牙槽窝骨重建。如果牙根以及唇侧骨突出于骨弓轮廓之外，特别是牙槽间隔以及牙槽骨的唇舌径偏窄时，牙槽窝再生的可能性很小，应该避免即刻种植。

唇侧缺损。尽管已经表明，＞1mm的跳跃间隙可被新骨充填，但移植材料的使用并不能促进愈合，而只起到缺损“充填”材料的作用（Botticelli等，2004）。牙槽窝内的种植体以及唇侧骨与即刻种植体之间的间隙，在剩余牙槽窝的骨再生中起到关键的作用（Caneva等，2010；Tomasi等，2010）。在规划种植体位置时，应将其放置在偏舌/腭侧的位置，以保证种植体与唇侧骨板之间至少有2mm的间隙。这使颊侧缺损的成骨潜能最大化，并且能够进行牙槽窝移植，后者有利于限制拔牙后的骨重建，这一点在牙槽嵴保存术中有详细的记录（Avila-Ortiz等，2019；Levine等，2022）。

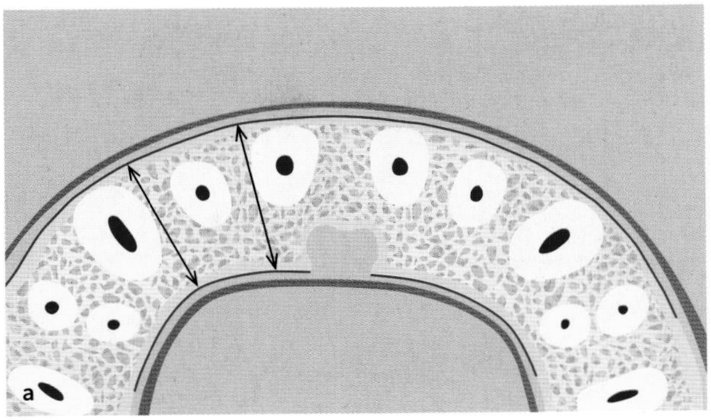

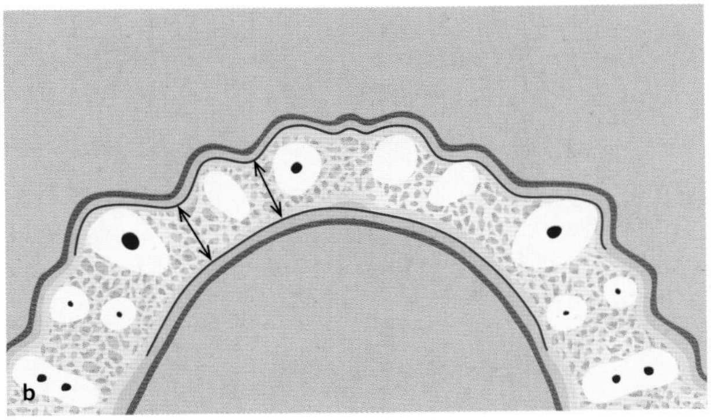

图24a，b 牙根位置以及相对骨弓的唇侧突出。当牙槽间隔的嵴顶向牙根表面的最唇侧延伸时（a），其再生潜能要比（b）更大，在（b）中，拔牙后牙槽嵴的尺寸变化会更大

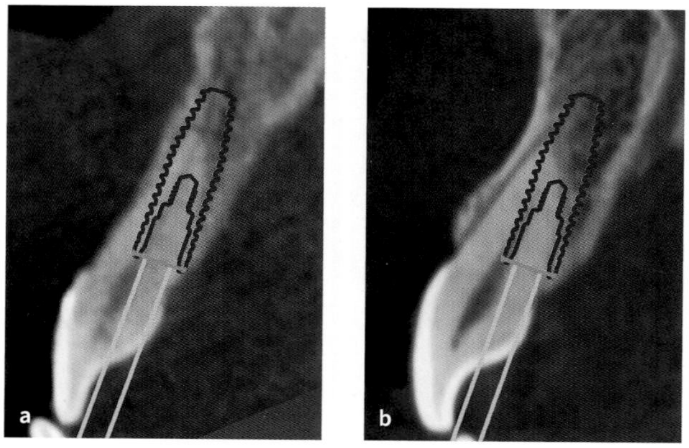

图25a，b 即刻种植的数字化规划。（a）水平向间隙不足，妨碍牙槽窝处理。（b）水平向间隙充足，可以行牙槽窝移植

最新的证据表明，牙槽窝移植有利于水平向骨保存和即刻种植体唇侧软组织的稳定。因此，在临床操作中，应该常规地将牙槽窝移植视作即刻种植的辅助手术（Seyssens等，2021）。

牙槽突的解剖形态或种植体直径过大，可导致种植体位置偏唇侧，进而导致水平向间隙＜2mm。如果种植体过于靠近唇侧骨壁，牙槽窝移植的可能性下降，愈合后的唇侧骨壁会显著减少（Caneva等，2010），美学效果也会受影响（图25a，b）。

唇侧间隙＜2mm被认为是高风险，因为无法有效地间隙植骨，也无法根据预期的唇侧骨吸收，为将来的骨再生提供空间（图26a，b）。

牙槽嵴状态。一些局部因素可导致牙周骨丧失，例如牙周病、根折、根尖周病变或根外吸收。应该在拔牙和即刻种植前通过三维影像（CBCT）识别出这些因素。从生物学和美学的角度来看，唇舌向或近远中向骨缺损可能使即刻种植变为不可能或不合适。拔牙窝的唇侧、舌/腭侧以及邻面牙槽嵴缺损要求翻瓣手术，同期行引导骨再生。在这种临床情况下，建议采取其他治疗措施（例如牙槽窝移植，或2型、3型种植）。

单颗种植体龈乳头高度取决于邻牙近远中的骨高度，以及其与修复体轮廓和接触点的关系（Kan等，2003）。因此，由既往感染或拔牙创伤造成的邻面骨丧失可导致愈合后出现不受欢迎的“黑三角”（图27a，b）。

众所周知，在存在邻面骨丧失的区域，牙槽嵴再生是不可预期的，难以实现。

3.4.2 软组织状态

无论是在前牙区还是在后牙区，在决定即刻种植的治疗方案时，都应该考虑软组织的状态，以减少膜龈缺损对种植修复的使用年限和美学效果的影响。在进行种植治疗规划时，应该在术前仔细评估牙龈美学参数，以确定和预测拟修复牙唇侧龈缘的理想位置。如果难以取得牙龈和黏膜结构的和谐，可考虑行邻牙牙周整形手术或利用修复体模拟软组织。

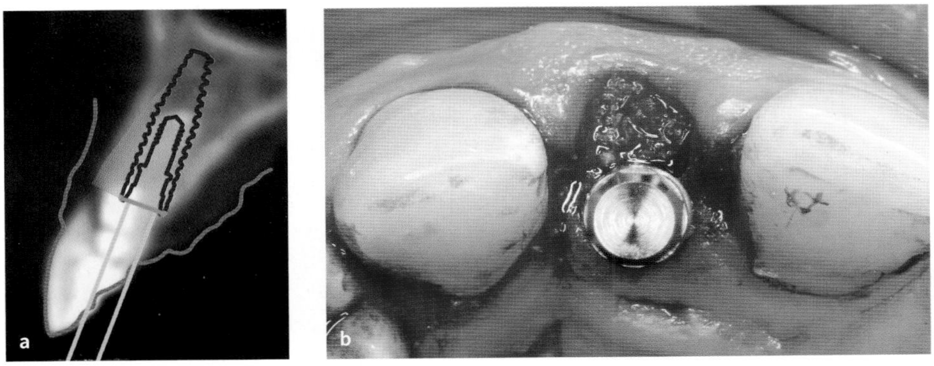

图26a，b （a）数字化种植规划，水平向间隙＞2mm。（b）允许种植手术同期用去蛋白牛骨矿物质（DBBM）行牙槽窝移植

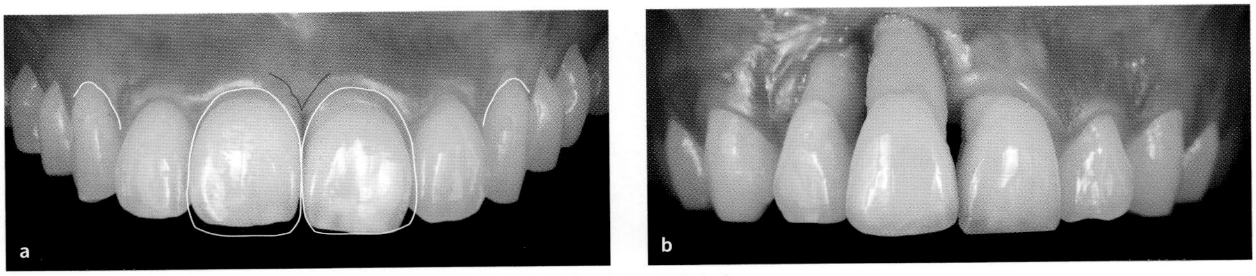

图27a，b 牙槽嵴的情况。（a）龈乳头少量丧失。（b）嵴顶组织严重丧失

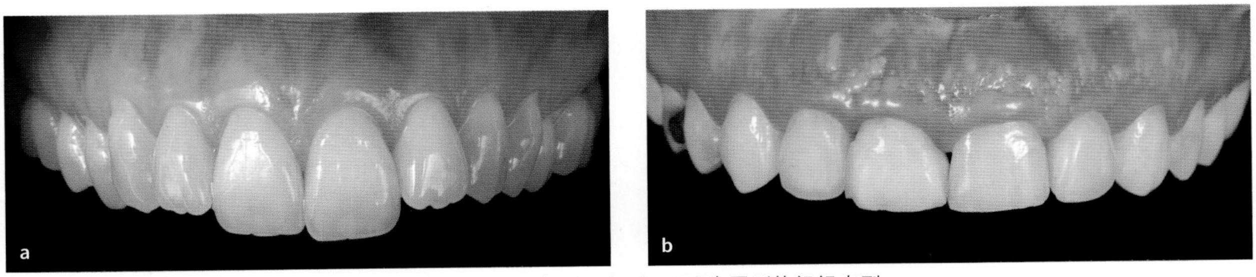

图28a，b 牙龈形态或表型。（a）薄型/弧线形软组织表型。（b）厚型/扁平型软组织表型

牙龈表型。目前将牙龈表型定义为牙龈的三维厚度以及角化组织的宽度，可分为薄型/弧线形，厚型/扁平型和中厚型（De Rouck等，2009）（图28a，b）。薄型牙龈会使牙龈退缩的风险升高，手术或修复治疗后的软组织的反应受损（Romandini等，2021）。

与位点牙龈表型为厚型的相比，牙龈表型为薄型的即刻种植体，与唇侧正中牙龈退缩显著增多相关（Kan等，2003；Kan等，2011a）。通过用牙周探针测量牙龈厚度，将牙周探针插入龈沟后观察其是否能透过龈缘等方式，可以重复性地评估牙龈表型。如果可以看见探针，则牙龈厚度＜1mm，牙龈表型为薄型。如果看不见探针，则牙龈表型为厚型（Jepsen等，2018）（图29a，b）。

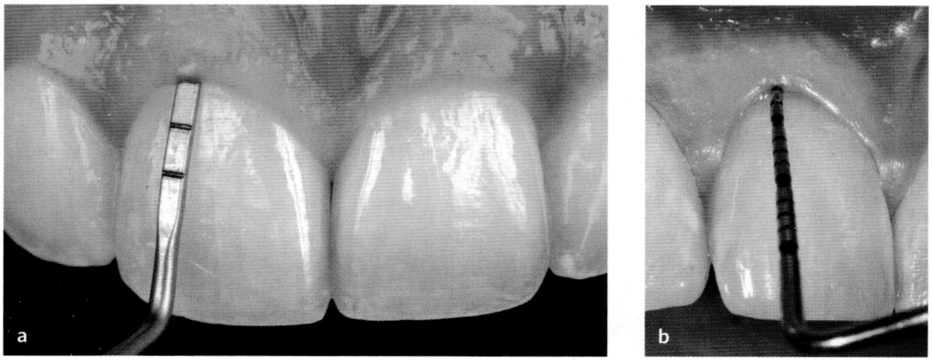

图29a，b （a）可以透过龈缘看见牙周探针，提示牙龈表型为薄型。（b）不能透过龈缘看见牙周探针，提示牙龈表型为厚型

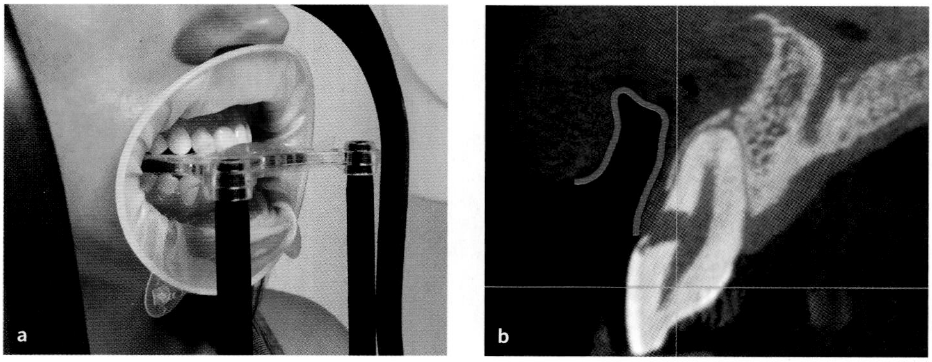

图30a，b 在CBCT扫描时使用唇牵开器，有助于将唇侧软组织厚度和其与唇侧骨壁的关系可视化

在进行即刻种植规划时，CBCT扫描过程中使用不含金属的唇牵开器也有助于使唇侧软组织厚度和其与唇侧骨壁的关系可视化，以判断牙龈表型（Januário等，2008）（图30a，b）。

薄型/弧线形的龈缘应被视作牙龈退缩的风险因素之一，尤其是在具有美学重要性的区域。最近的一篇系统综述总结道，结缔组织移植有利于即刻种植后唇侧软组织的稳定，美学区唇侧牙龈退缩的风险较高时（薄型软组织表型，唇侧骨壁厚度＜0.5mm），应该考虑行结缔组织移植（Seyssens等，2021）（图31a～c）。

因此，尽管证据有限，为薄型软组织表型的患者行即刻种植，应该考虑到其唇侧牙龈退缩的风险，在美学病例中，可考虑行同期软组织移植，以减少风险。

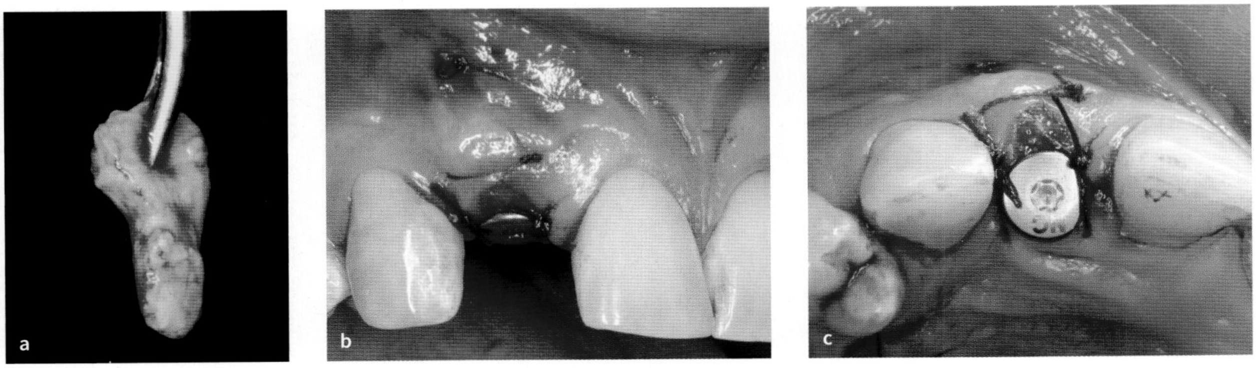

图31a～c　为一位薄型软组织表型的患者行上皮下结缔组织移植，同期即刻种植

软组织缺损。唇侧牙龈退缩是单颗牙即刻种植后的常见并发症（Kan等，2003；Kan等，2011a；Chen和Buser，2014；Yuenyongorarn等，2020）。根据Cosyn等（2012）的研究，有一些因素导致了这些并发症；可通过适当挑选病例（唇侧骨板完整，厚型牙龈表型）减少风险。学者还强调不翻瓣手术以及即刻修复具有潜在益处。

因此，对于拟修复牙的软组织已经退缩或存在缺损的病例，不推荐行即刻种植，更推荐早期种植或牙槽嵴保存，以改善软组织的状态（图32a～c）。

即刻种植时，如果存在轻微退缩（＜1mm）或角化组织量不足的情况，可考虑行软组织移植（图33a～d）。

普遍认为种植体周角化组织有利于种植体周健康（Souza等，2016），因而角化组织增量的策略很常见（Thoma等，2018；Tavelli等，2021）。如果拟修复牙齿周围的角化龈缺如，应该采取措施以改善未来种植体周软组织轮廓；避免即刻种植，建议行早期种植或延期种植。

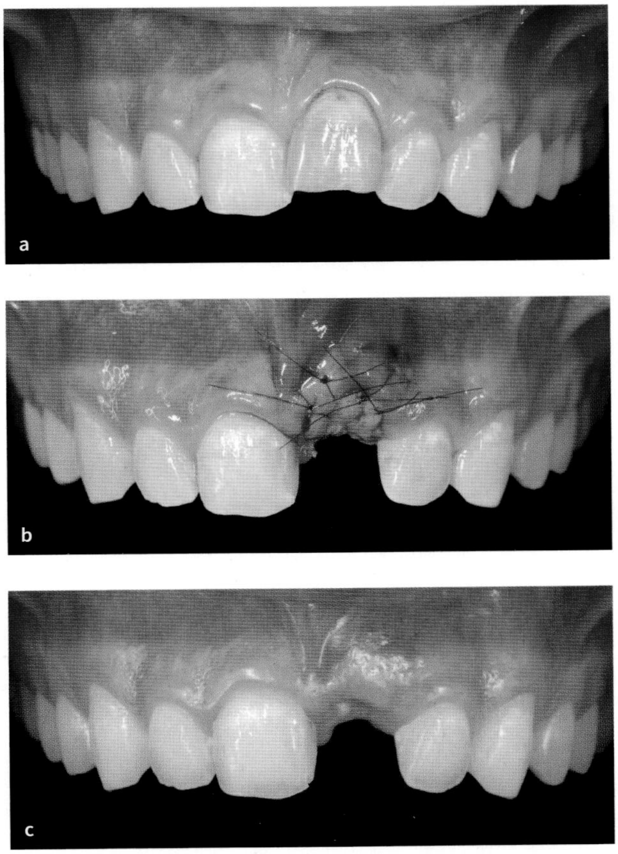

图32a～c　重度牙龈退缩和软组织缺损，禁忌即刻种植。在这种情况下，行延期种植。可考虑行牙槽嵴保存术和结缔组织移植术，以改善软组织的状态

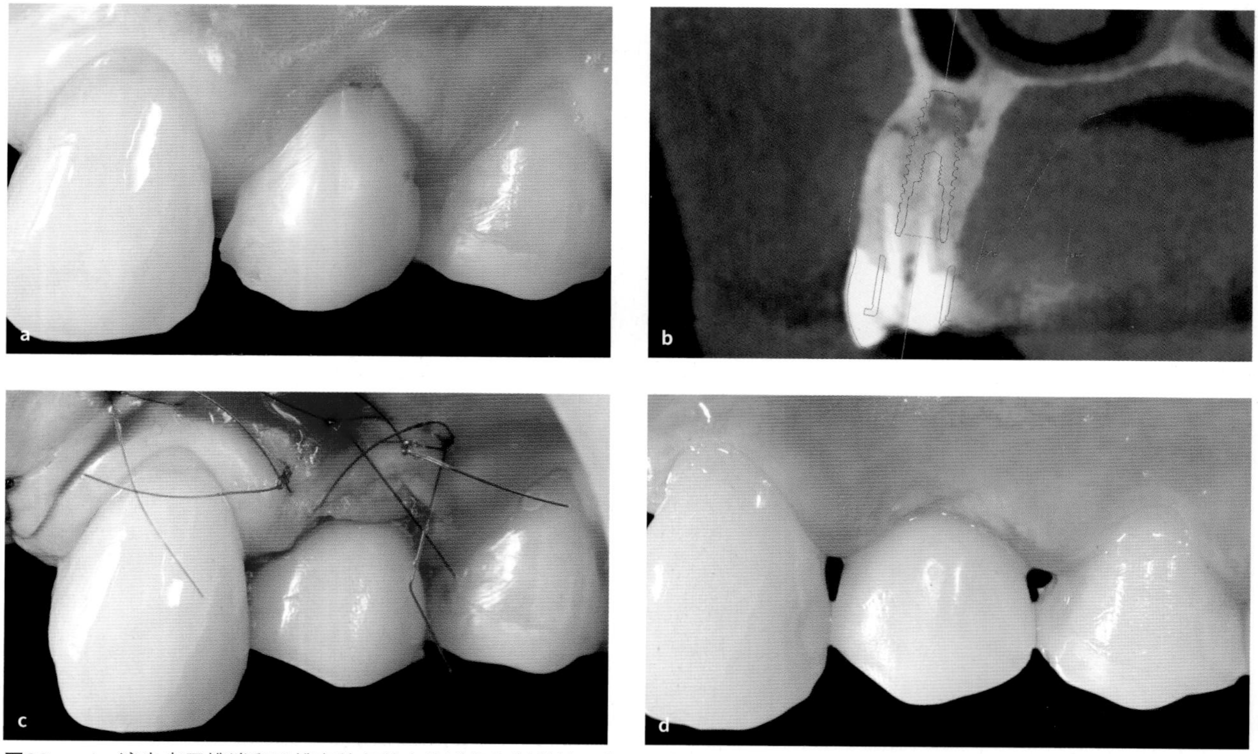

图33a～d 该患者牙槽嵴和牙槽窝的条件允许进行即刻种植；然而，由于轻微牙龈退缩以及角化组织量不足，进行软组织移植

3.4.3 术前的感染

术前临床和影像学检查应该明确是否存在感染或有感染史。牙髓病变、根折、牙周病、根吸收等导致的局部感染会影响种植位点或邻近结构的软硬组织，可能导致不理想的结果。应正确诊断局部感染的类型，是慢性、急性或两者皆有。

牙髓感染。急性牙髓感染会导致组织明显肿胀化脓，再加上高细菌载量，给即刻种植带来了种植体失败和出现美学并发症的风险。牙髓感染也可能导致拔牙窝的唇侧、舌/腭侧或邻面牙槽嵴出现骨缺损，可能导致未来出现种植体周并发症（图34和图35）。从外科、生物学和美学的角度来看，感染导致的唇舌向或近远中向骨状态不理想，可能会进一步导致解剖条件不可能或不适合行即刻种植。在这种情况下，推荐行牙槽窝移植，或2型、3型种植。

在根尖慢性感染且骨弓轮廓不伴有明显的牙槽骨缺损的情况下，如果根尖区有足量的骨提供初始稳定性，则不会增加种植体失败或出现美学并发症的风险。实际上，证据表明，有慢性根尖周病变的位点可以行种植手术（Crespi等，2010；Truninger等，2011；Jung等，2013；Chrcanovic等，2015）。然而，在种植治疗前必须对该位点进行细致的清创，以清除所有的肉芽组织。

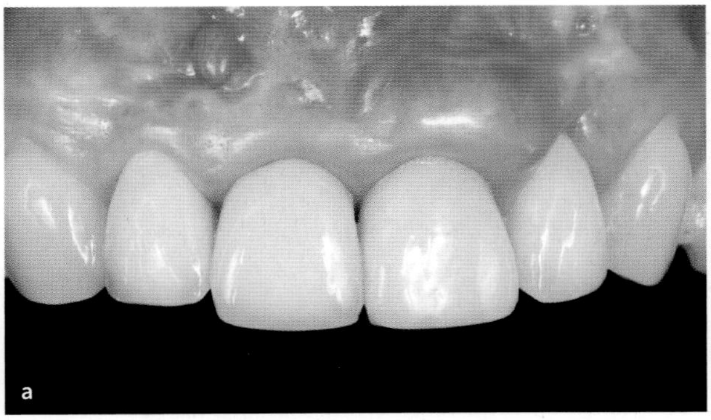

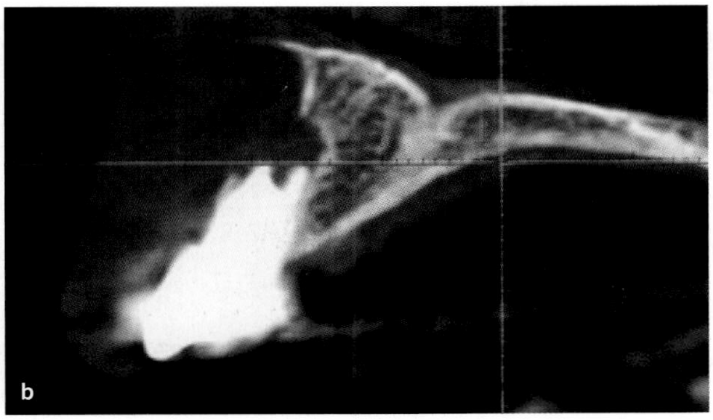

图34a，b 牙髓感染：慢性化脓性瘘管（a）伴有唇侧大面积骨开窗（b）

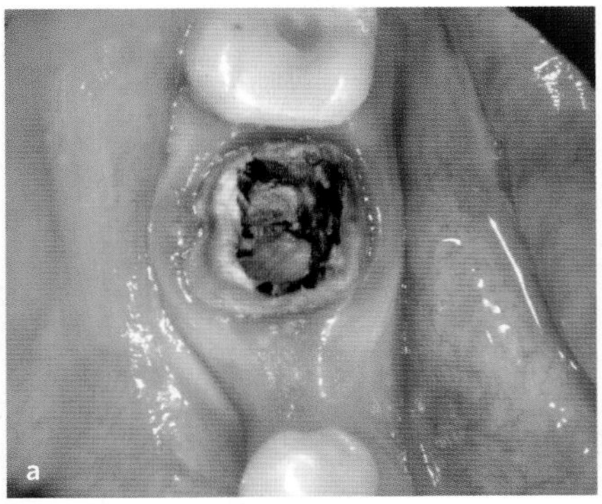

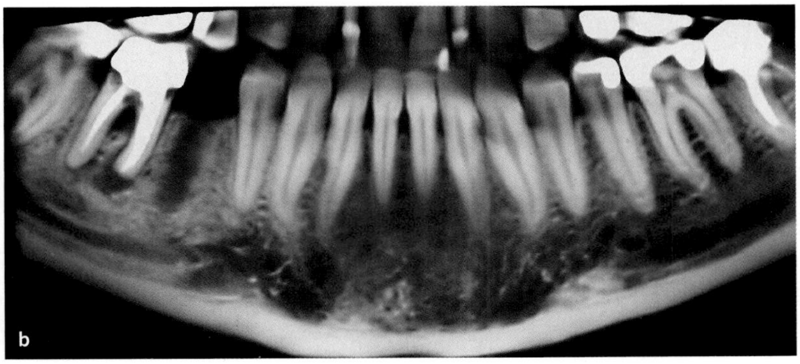

图35a，b 牙髓感染伴有根分叉病变以及软组织炎症

牙周病。对于牙周炎患者来说，在种植前需要解决口内所有的感染（Romanos等，2019）。为了实现种植治疗的长期成功，应该进行严格的菌斑控制以及充分的口腔清洁。如果拟修复的牙齿在牙周方面有问题（例如牙裂、终末期牙周炎等原因），但是有充足的骨用于即刻种植，应当控制牙周炎症。建议在术前几天行局部龈下手工刮治，以获得更健康的软组织。这可能会导致软组织退缩，进行种植和修复设计时应该考虑到这一点。

有牙周病史的患者，由于牙龈退缩和龈乳头丧失，其牙龈美学可能已经受损。由于待拔牙的边缘骨丧失，以及龈乳头或唇侧黏膜更偏冠方，导致拔牙后进一步出现美学并发症的风险升高。在这种情况下，推荐拔牙后行牙槽窝处理，再行早期种植或延期种植，更可预期地将最终美学效果可视化。

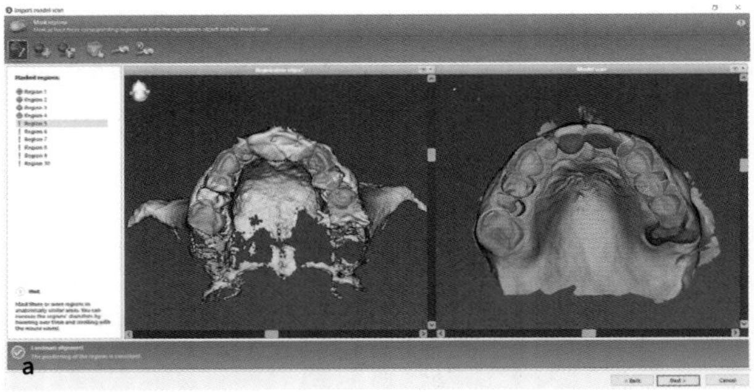

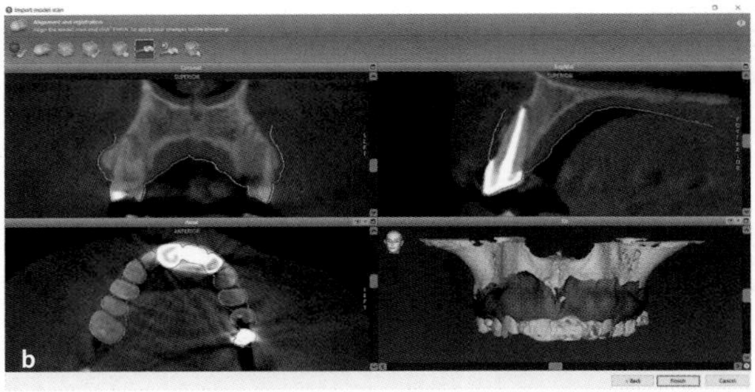

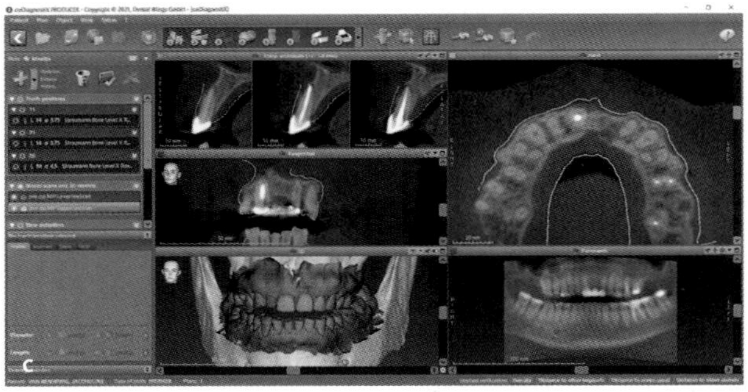

图36a～c （a）利用共同的参考点将CBCT的DICOM数据与口内的STL数据进行配准。（b）校准配准精度。（c）带合并后的数据集的虚拟患者，为以修复为导向的综合性虚拟种植规划提供所需信息

3.4.4 虚拟种植规划以及三维位置

将CBCT（DICOM文件）和数字化排牙（STL文件）叠加，进行虚拟种植规划，有助于可视化以修复为导向的种植体位置与其邻近解剖结构的相对位置关系。此工具结合了所有的解剖学信息（软组织、牙槽骨和牙的位置），可协助种植医生确定最佳的种植体位置（图36a～c）。

除此之外，虚拟规划可以估计初始稳定性是否满足即刻修复或负荷的需要，还使全程导板引导下种植成为可能。在进行虚拟种植规划时，种植体的位置应该以修复为导向，还应该仔细评估舌/腭侧、基骨和邻面的骨接触情况。

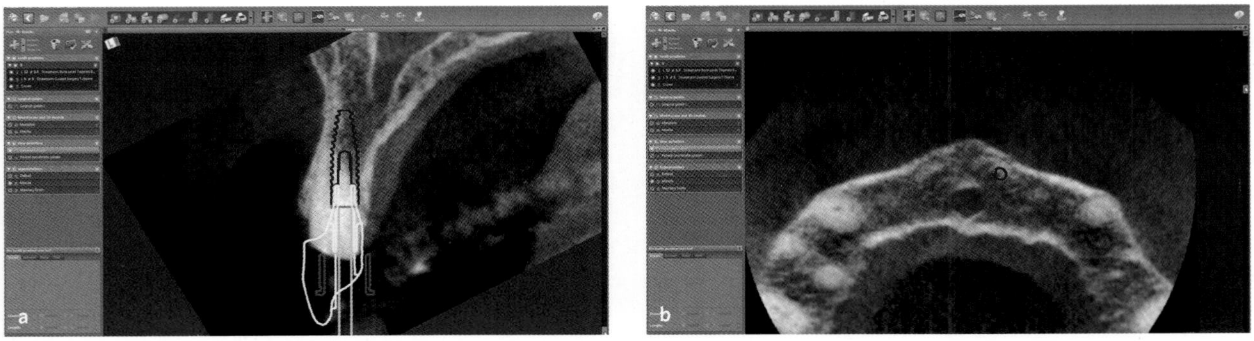

图37a，b 虚拟种植规划的冠状面和水平面二维图像。通过围绕虚拟规划种植体的长轴旋转，以及滑动浏览冠状面影像，可以更好地观察解剖结构的三维评估以及它们与虚拟规划种植体之间的关系，如以下二维码中的视频所示

使用此二维码可观看精彩视频。视频中展示为了辅助评估解剖结构相对种植体的三维位置关系，围绕虚拟规划种植体的长轴进行旋转。

使用此二维码可观看精彩视频。视频中展示为了辅助评估解剖结构相对种植体的三维位置关系，滑动浏览虚拟规划种植体的冠状面影像。

应该在所有方向上观察虚拟规划，因为单个方向的二维截面展示的种植体与邻近解剖结构的位置关系经常有误。为了评估该位点是否适合行即刻种植，建议将水平面观与种植体长轴对齐，旋转观察其他视图（图37a，b）。规划的种植体与周围的骨应该有足够多的接触，以可预期地实现初始稳定性。可以通过调整种植体的直径、长度以及位置，以期增加初始稳定性，进而实现即刻负荷。

即刻种植中，最难的步骤是确保最佳的种植体三维位置。牙槽窝以及周围的解剖结构给实现预期结果带了挑战。

在进行1A型种植方案的虚拟种植规划时，应该遵循ITI口腔种植临床指南第一卷和第十卷中所描述的理想种植体植入位置的指南。这些指南详细地描述了第三次ITI共识研讨会（Buser等，2004）上设定的，种植体唇舌向、近远中向和冠根向位置和种植体角度的安全带和危险带。

应该避免为了获得即刻负荷所需的初始稳定性和植入扭矩，或为了符合即刻种植时要将种植体植入唇侧骨嵴下方的生物学要求，而牺牲理想的种植体位置。在这种情况下，可考虑其他种植方案、种植体形态设计和负荷方案，因为任何一点妥协都可能导致种植体位置不佳，而这正是种植美学并发症的主要原因之一（Chackartchi等，2019）。

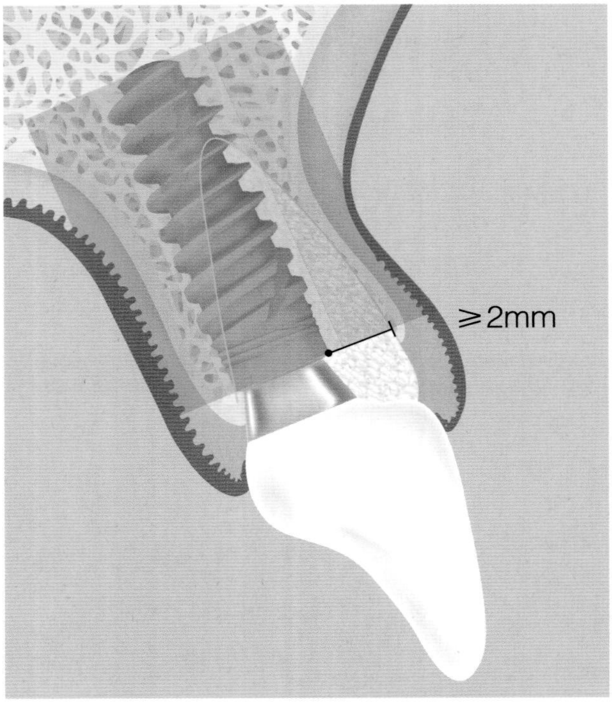

图38 理想的种植体唇舌向位置位于唇侧骨板的舌/腭侧≥2mm，为骨增量提供≥2mm的水平向间隙

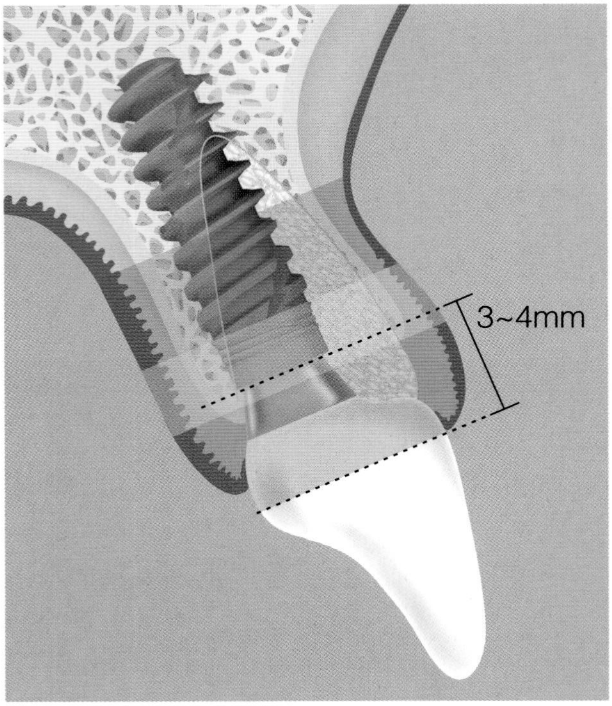

图39 即刻种植体的冠根向位置应该位于龈缘根方3～4mm，但仍需低于唇/腭侧嵴顶

在即刻种植中，种植体的唇舌向位置很关键。为了获得更好的根尖/腭侧骨锚固，会倾向于让即刻种植体向唇侧倾斜或更偏唇侧。然而，位于唇侧的种植体出现种植体周软组织退缩以及生物学并发症的风险更高（Testori等，2018）（图38）。

种植体冠根向位置也应位于安全带内，对于骨水平种植体来说，安全带位于未来修复体龈缘/顶点根方3～4mm（图39）。

这还需符合骨水平种植体平齐或低于唇/腭侧嵴顶高度。如果种植体相对于设计的修复体边缘，位于理想冠根向位置，但唇侧或腭侧嵴顶位于种植体肩台根方，那么此时禁忌即刻种植，推荐行早期种植。

近远中向上，种植体肩台应与邻牙（至少1.5mm）和相邻种植体（至少3mm）之间保持充足的距离。如果种植体过于靠近邻牙，会增加垂直向骨丧失和龈乳头高度降低的风险（图40）。

理想情况下，种植体长轴应穿过未来最终修复体的舌隆突（或中央窝）或切缘的位置（图41）。

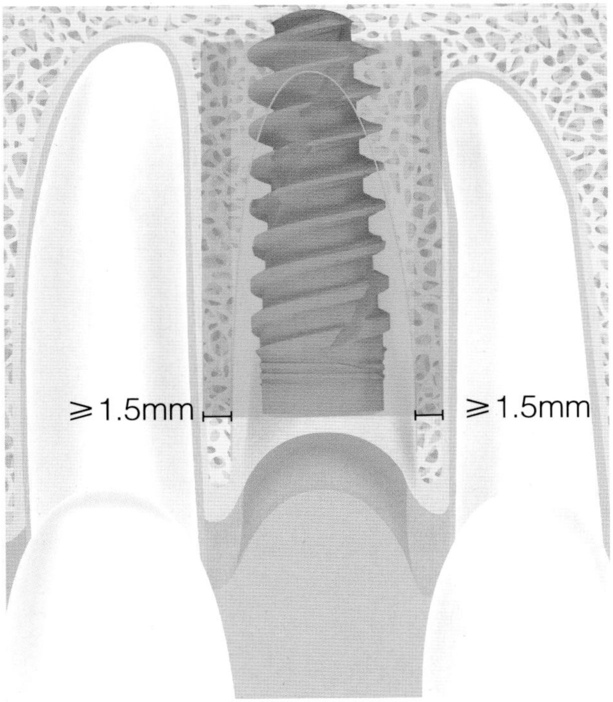

图40 即刻种植体的近远中位置应该考虑到邻牙的骨支持，距离至少1.5mm

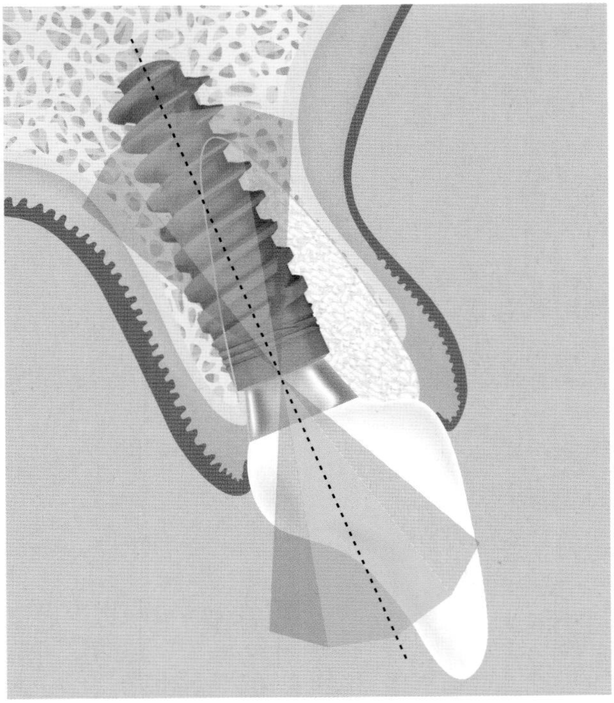

图41 种植体的轴向应该使种植体与根尖区与腭侧的基骨相接触，同时螺钉通道开口位置位于舌隆突或切缘

3.4.5 种植体的选择

对于美学区单颗牙即刻种植来说，普遍推荐骨水平设计的种植体和内锥形连接。这些种植体被证实能够使种植体颈部的骨吸收最小化（Heitz-Mayfield等，2013），而且它们还允许个性化的穿黏膜设计——在美学区有着独特的优势。

这些种植体的表面应该有利于新骨的形成以及种植体与骨接触部分的骨结合（Schwarz等，2007）。除此之外，合适的种植体体部和螺纹设计可以辅助获得即刻负荷所需的初始稳定性。目前在即刻种植方案中，厂商们经常推荐锥形种植体设计——通常伴有切割能力更强的螺纹；然而，文献表明，平行壁的设计也可以获得足够的初始稳定性（Jung等，2018）。

3.5 适应证和禁忌证风险评估表

考虑即刻种植治疗时，需要对患者和位点的风险因素进行评估，以明确整体治疗风险以及临床和患者收益。目前总结出了用于牙列缺损患者的即刻种植与即刻负荷的风险评估工具（表2和表3），可作为清单评估临床上最相关的风险因素。

判断总体风险时，不同风险因素有不同的权重。当所有的临床因素都提示低风险时（绿色栏），提示1A型方案是最理想的治疗方案，可作为常规考虑。个别或组合风险因素提示中风险时，需结合临床和患者获益，仔细评估是否考虑该治疗方案，仅在医生有适当的经验时才提供该治疗。

当个别因素提示红色栏中的高风险时，不推荐1A型方案，而应考虑其他治疗方案，例如Gallucci等（2022）所著的即刻种植与负荷决策树中所示（图42）。该决策树提供了一个以治疗中所见的临床因素为基础的工作流程，共分为4个部分：

- 术前评估。
- 术中评估。
- 种植方案。
- 负荷方案。

此表可作为循证口腔治疗方法的一个部分（科学证据）。

表2 单颗牙即刻种植的风险评估

	低风险	中风险	高风险
术前评估			
患者相关因素			
全身状态	健康，不影响愈合		影响愈合
美学风险	低/中美学风险	高美学风险	预期有严重美学缺陷
位点相关因素			
龈缘位置	无退缩	轻度龈缘退缩	龈缘退缩≥2mm
软组织质量	厚龈表型	薄龈表型或角化龈不足	角化龈缺如
骨质量	骨质量充足，可实现初始稳定		骨质量不足，难以获得初始稳定
唇侧骨壁	唇侧骨壁厚度≥1mm	唇侧骨壁厚度＜1mm，或小的开窗式或裂开式缺损	唇侧骨壁显著的开窗式或裂开式缺损
黏骨膜瓣	牙槽嵴骨量充足，允许采用不翻瓣术式		需要翻黏骨膜瓣进行骨增量
牙槽窝在骨弓轮廓内的位置	牙槽窝位于骨弓轮廓内		牙槽窝和唇侧骨壁突出于骨弓轮廓
牙髓感染	无感染	慢性根尖周感染	急性感染
牙周感染	牙周健康	已控制的牙周病	活动性牙周病
种植体三维位置	三维位置理想，长轴穿过舌隆突或切缘		种植体位置偏唇侧或角度过大或植入过深
唇侧骨板与种植体之间的间隙	≥2mm	1～2mm	＜1mm
术中评估			
拔牙	微创拔牙	周围软组织受损，包括龈乳头被切断/分离	软组织和周围骨组织被严重破坏
种植体初始稳定性	获得初始稳定性		初始稳定性不足
种植体最终位置	三维位置理想		种植体位置偏唇侧或角度过大或植入过深

表3　单颗牙即刻种植与即刻负荷的风险评估

	低风险	中风险	高风险
术前评估			
患者相关因素			
殆型	无直接殆接触	轻微殆接触和/或共同引导殆	前牙引导殆为主
副功能殆	无		有
位点相关因素			
骨质量	骨质量充足，可以抵抗负荷力		骨质量不足，难以抵抗负荷力
牙位	切牙、前磨牙	尖牙	磨牙
术中评估			
种植体初始稳定性	植入扭矩30～45N·cm	植入扭矩20～30N·cm	植入扭矩＜20N·cm

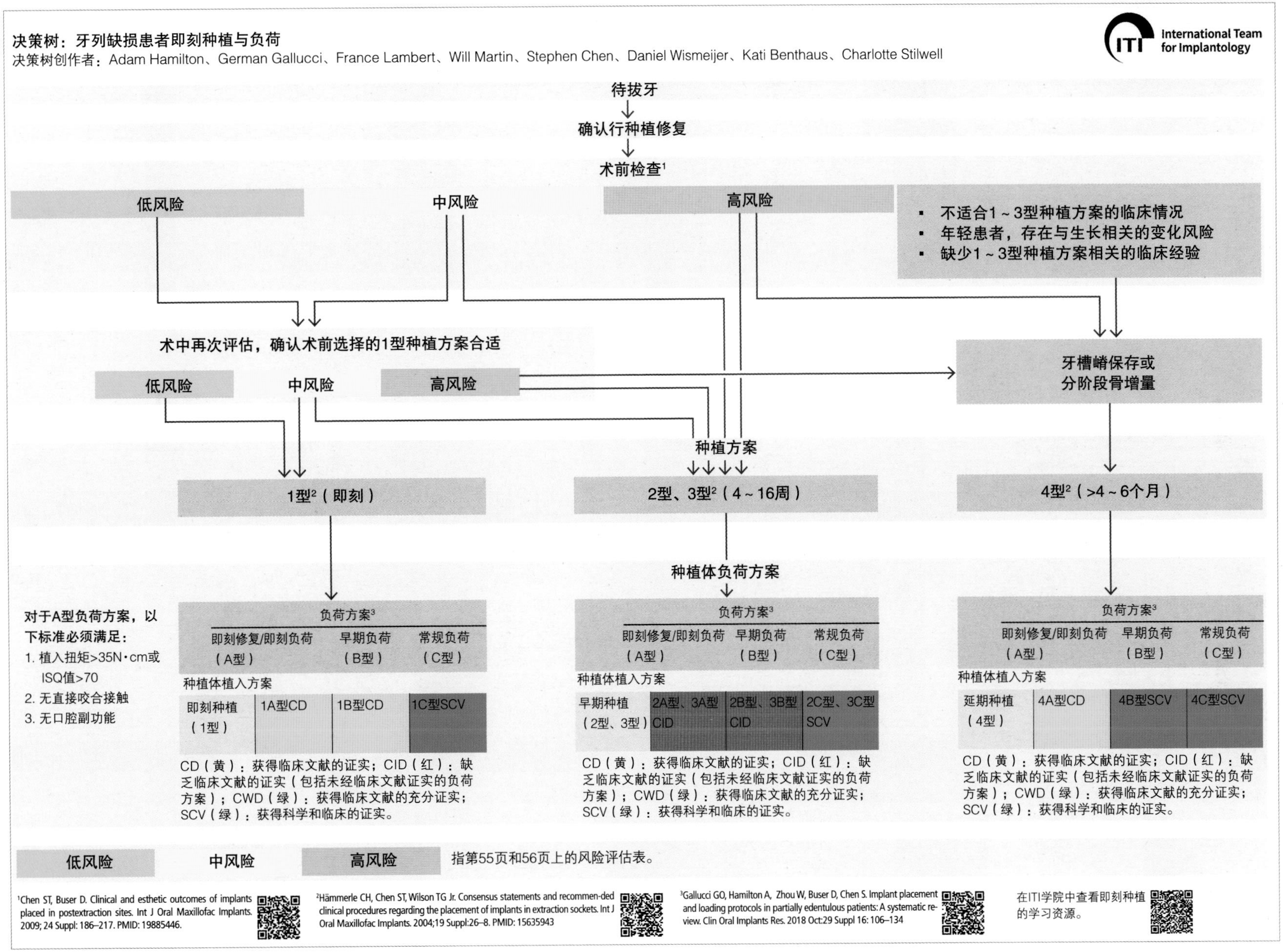

图42　单颗前牙位点即刻种植与负荷的决策树

4

临床程序

F. Lambert, A. Happe, A. Hamilton, O. González-Martín

即刻种植与即刻负荷的成功不仅取决于对患者和种植位点条件的术前评估，还取决于对手术和修复程序与正确的临床决策并参照执行。临床医生在仔细评估患者和缺牙位点是否适合即刻种植与即刻负荷之后，需要制订具体的手术策略及修复流程。本章旨在从患牙拔除到即刻种植与即刻负荷，一步一步探讨1A型治疗方案（即刻种植+即刻修复/即刻负荷，见第2.3章节）。本章将基于参考文献和临床病例，对各种治疗方案进行概述。

4.1 即刻种植

即刻种植手术方案的制订高度依赖于术前的临床及影像学检查。手术计划离不开对缺牙位点的影像学评估，以锥束计算机断层扫描（CBCT）的三维影像最佳（Tahmaseb等，2014）。通过这项技术，临床医生能预判拔牙过程中的潜在困难，评估可用骨量以及唇侧骨板的完整性、厚度和骨壁型，这些对于即刻种植的预后非常重要（Elian等，2007）。

建议在即刻种植之前，进行以修复为导向的数字化手术规划，这样能使理想的种植体位置可视化，并有助于选择合适的种植体，预测潜在的技术困难。仔细评估软组织状况也至关重要，这能帮助种植医生了解牙龈生物型、牙龈/黏膜颈缘位置、龈乳头保留情况以及可能存在的软组织处理需求。在美学区，美学分析对确定预期效果和分析手术难点也很重要。这些方面都是制订即刻种植手术方案应考虑的因素。

4.1.1 微创拔牙

拔牙并保留牙槽窝的骨结构（尤其是唇侧骨壁和牙槽中隔）以及周围的软组织是即刻种植成功的关键因素。因此，当考虑即刻种植时，不管是前牙区还是后牙区，都建议行微创拔牙。

微创拔牙通常不需要去骨或翻瓣。拔牙技术的选择主要取决于根的解剖结构。有笔直单根且剩余冠高度足够的患牙可以直接用牙钳脱位和拔除（图1a～l）；不过，需要特别注意控制拔牙力度和牙齿移动程度，以避免牙槽骨或牙根的折断。特殊器械［例如牙龈分离器、微创牙挺或Benex拔牙器（Zepf Dental, Seitingen-Oberflacht, Germany）］也能减少对周围组织的创伤（图1c）。

如果根的解剖结构比较复杂，或没有足够的冠部条件进行拔除，那么就必须对患牙进行分割。

在前牙区，可以沿近远中向或唇舌向分根，一次取出一块，最大限度地减少牙槽骨损伤的风险（图1d）。接着可以用微创牙挺或牙龈分离器脱位（图1e～j）。

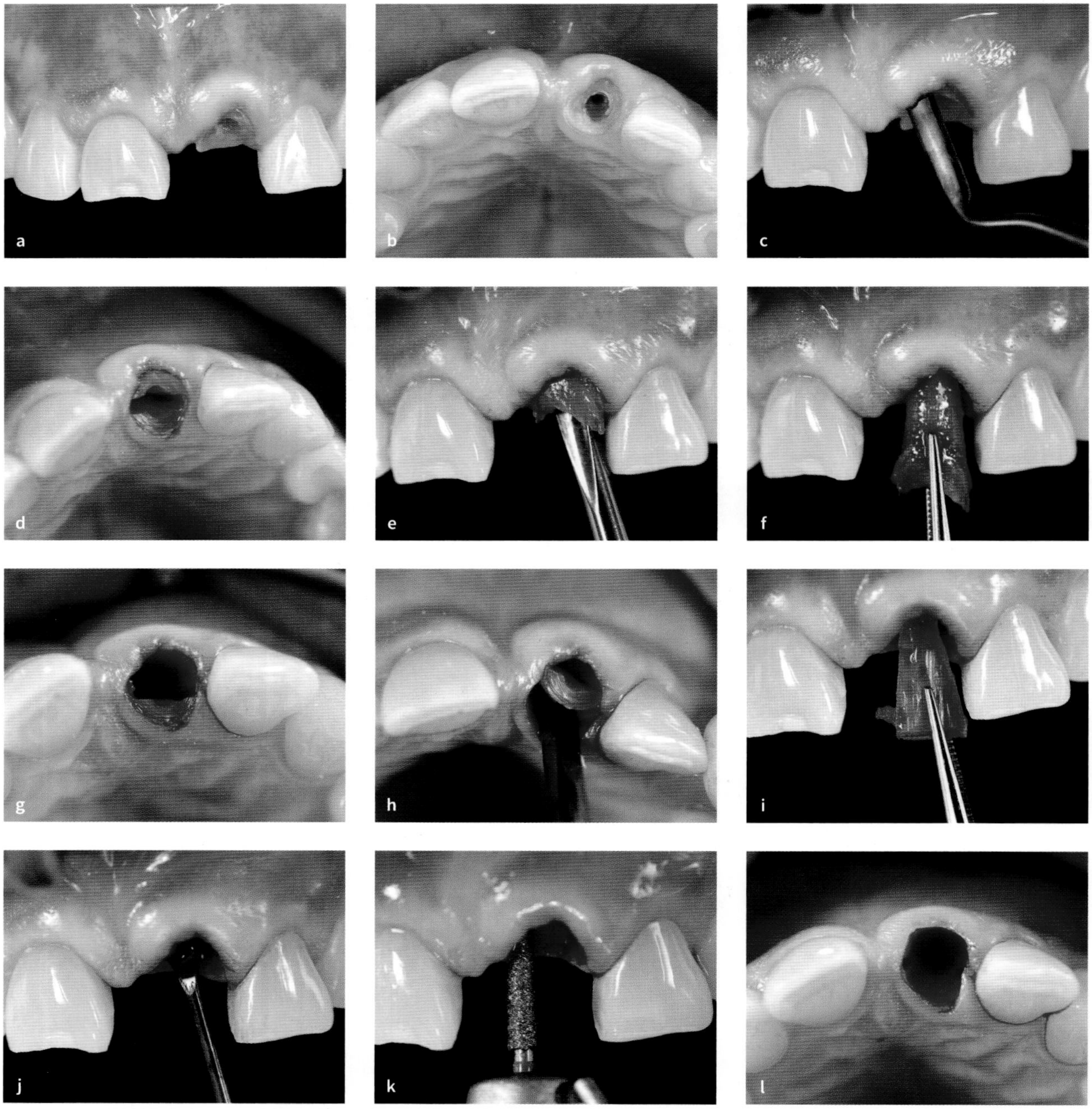

图1a～l 上颌前部单根牙微创拔除的分步顺序。（a，b）残根的唇面和殆面观。（c）使用牙周膜剥离刀分离牙周韧带。（d）近远中向分根。（e，f）取出牙根唇侧部分。（g）牙根唇侧部分拔除后牙槽窝的殆面观。（h，i）取出牙根腭侧部分。（j）用Lucas刮匙去除肉芽组织。（k）金刚砂车针去除龈沟上皮和结合上皮。（l）牙槽窝清创后的殆面观

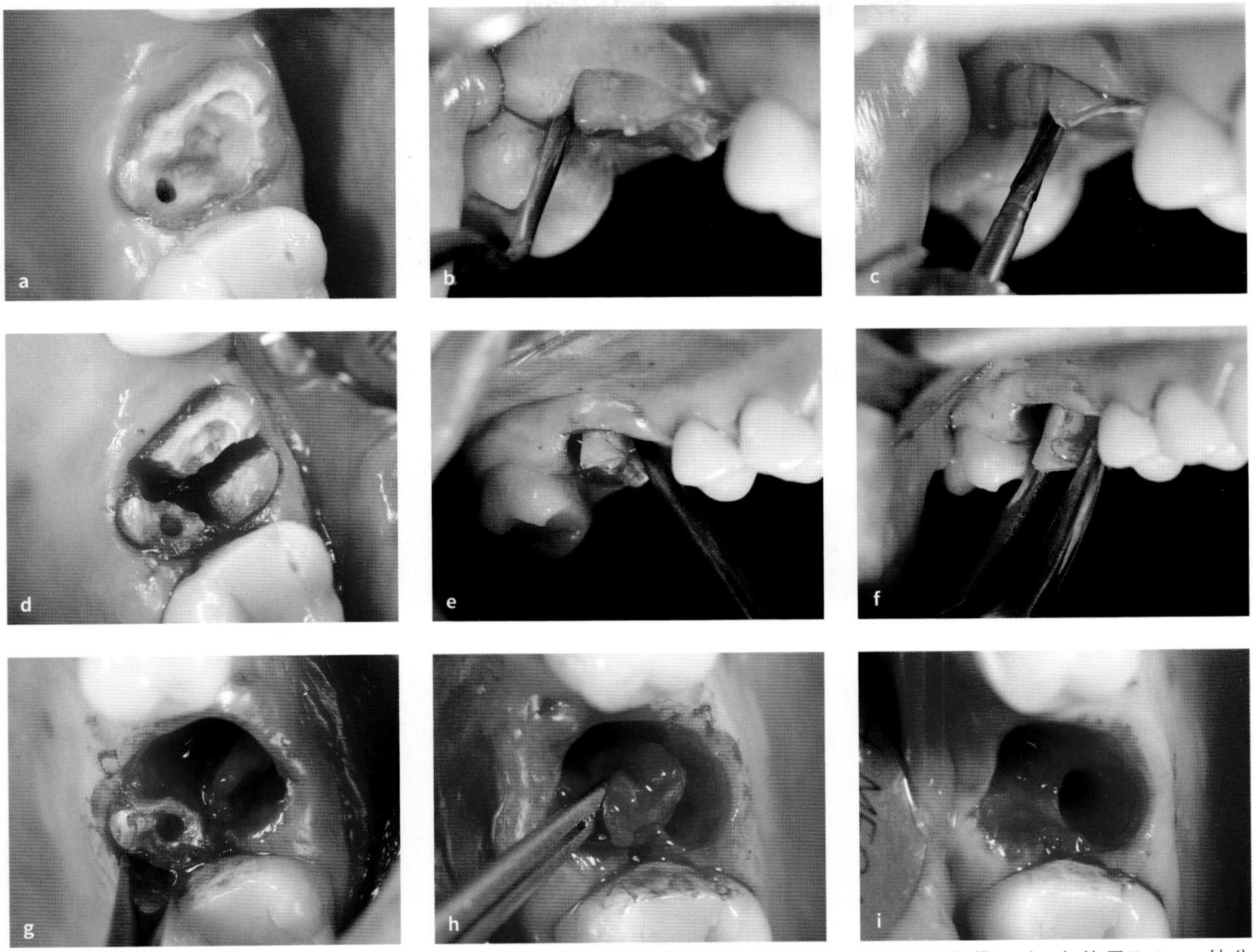

图2a～i　（a）分根法微创拔除上颌磨牙残根的殆面观。（b）使用牙周膜剥离刀分离牙周韧带。（c）使用Zekrya钻分根。（d）分根情况殆面观。（e～g）挺松并拔除碎根。（h）去除肉芽组织。（i）拔牙窝殆面观显示，软硬组织得到保留（Surgery: Dr. Bertrand Debaty.）

在后牙区，多根牙常使用锥形裂钻（Zekrya; Dentsply-Maillefer, Ballaigues, Switzerland）分根（图2a～i）。轻柔脱位后，根据牙根弯曲情况，使用根钳沿正确方向拔除每个牙根。

对于根尖折断，可以使用细的车针（Ariane-Z; Dentsply-Maillefer）磨一个窄沟；然后用一个薄的器械（例如微创牙挺）拔除根尖。

一些学者建议在即刻种植中使用超声骨刀来微创拔牙。尽管在牙拔除方面超声骨刀的优越性没有在这些研究中得到证明，但在手术过程中器械滑动的风险比传统车针更低（Blus和Szmukler-Moncler，2010）。使用超声骨刀时必须充分冲洗冷却，避免长时间干燥使用，否则会使骨组织过热，甚至导致坏死（Cardoni等，2006；Schütz等，2012；Rashad等，2015；Lajolo等，2018）。

4.1.2 牙槽窝评估和清创

牙拔除后，检查唇侧骨板的完整性和搜刮牙槽窝非常重要。牙拔除后至少保留1mm厚度的完整唇侧骨壁，这通常被认为是即刻种植的先决条件（Chen和Buser，2009；Esposito等，2010；Buser等，2017）。然而，90%的上颌前牙区唇侧骨壁厚度＜1mm（Braut等，2011）。虽然唇侧骨壁薄不是即刻种植的绝对禁忌证，但在手术方案规划时应考虑针对性的措施；结缔组织移植也许是一种选择。

肉芽组织必须用刮匙仔细去除。尽管有动物研究（Novaes等，1998）和临床研究（Crespi等，2010；Bell等，2011；Truninger等，2011）表明，在慢性根尖周病累及的牙槽窝中植入种植体尚是一种安全、可行的治疗方法。然而，彻底清创牙槽窝，并用手术刮匙或旋转式器械清除所有肉芽组织仍十分重要。

在牙槽窝颈缘区域，可使用较大的金刚砂车针，这不仅可以去除肉芽组织，还可以去除龈沟上皮和结合上皮。尤其是进行结缔组织移植后，保留这些内部上皮组织可能会形成软组织瘢痕。

4.1.3 不翻瓣vs翻瓣手术

几十年来，传统的种植手术采用梯形全瓣设计以暴露牙槽骨，获得手术入路和清晰术野。然而，传统的黏骨膜瓣与减张切口需将骨膜从骨上剥离，这存在不少缺点。不做减张切口有利于维持血供，而血供对良好的愈合至关重要（Kleinheinz等，2005）。此外，骨膜剥离导致的骨组织暴露可能会引起骨吸收。动物研究表明，翻全厚瓣、半厚瓣会导致骨丧失和破骨细胞活性升高（Fickl等，2011）。临床研究中也观察到了这种现象（Merheb等，2017）。不做减张切口还可减少瘢痕和软组织退缩的风险。

由于这些生物学效应，在即刻种植中常考虑使用不翻瓣手术，其能取得优于传统翻瓣手术的美学效果（Boardman等，2016）。因此，目前的观念是，采用几乎或完全不翻瓣的方案。部分学者推荐完全不翻瓣的方案，不翻开种植体周软组织，而采用临时修复体，或解剖式愈合基台联合穿龈区结缔组织移植封闭牙槽窝（Tarnow等，2014；Cosyn等，2016）。而其他学者则推荐采用微创的手术方法，在唇侧形成全厚或中厚袋，进而通过引导骨再生（GBR）增加唇侧骨组织厚度，或通过自体结缔组织移植（CTG）（Mankoo，2007；Grunder，2011；Tsuda等，2011）或替代生物材料植入（Happe，2021）来增厚软组织。

4.1.4 种植窝预备

种植体植入的位置

在规划种植体植入的三维位置时，对牙槽窝周围剩余骨的解剖结构进行评估非常重要，这有助于种植医生预估种植体植入后的初始稳定性（Kan等，2011a；Tahmaseb等，2014）。同时，种植医生须仔细规划植入的位置。在美学区，可根据牙槽骨解剖结构将种植体偏腭侧或根方植入以获得稳定性。而对于后牙区的即刻种植，可将种植体植入牙根间隔中来获得即刻植入初始稳定性。然而，不能因过分追求更多骨锚固和初始稳定性而牺牲正确的种植体三维轴向，这是成功的关键（Chen等，2007；Tomasi等，2010）。

即刻种植中，理想的种植体位置如下：唇舌向上，使种植体紧靠牙槽窝腭侧壁植入，并与唇侧骨板之间形成2～4mm跳跃间隙，继而使用骨代用品充填剩余的牙槽窝空间。垂直向上，种植体的植入水平距离软组织边缘要足够深，以建立生物学宽度和穿龈轮廓，可使种植体颈部在垂直向上位于唇侧理想龈缘以下3～4mm。此外，关于种植体的唇（颊）舌向倾斜，在前牙区种植体轴线应从舌隆突或切缘穿出，在后牙区则应从殆面穿出。最佳种植体三维定位已在第3章详细描述。

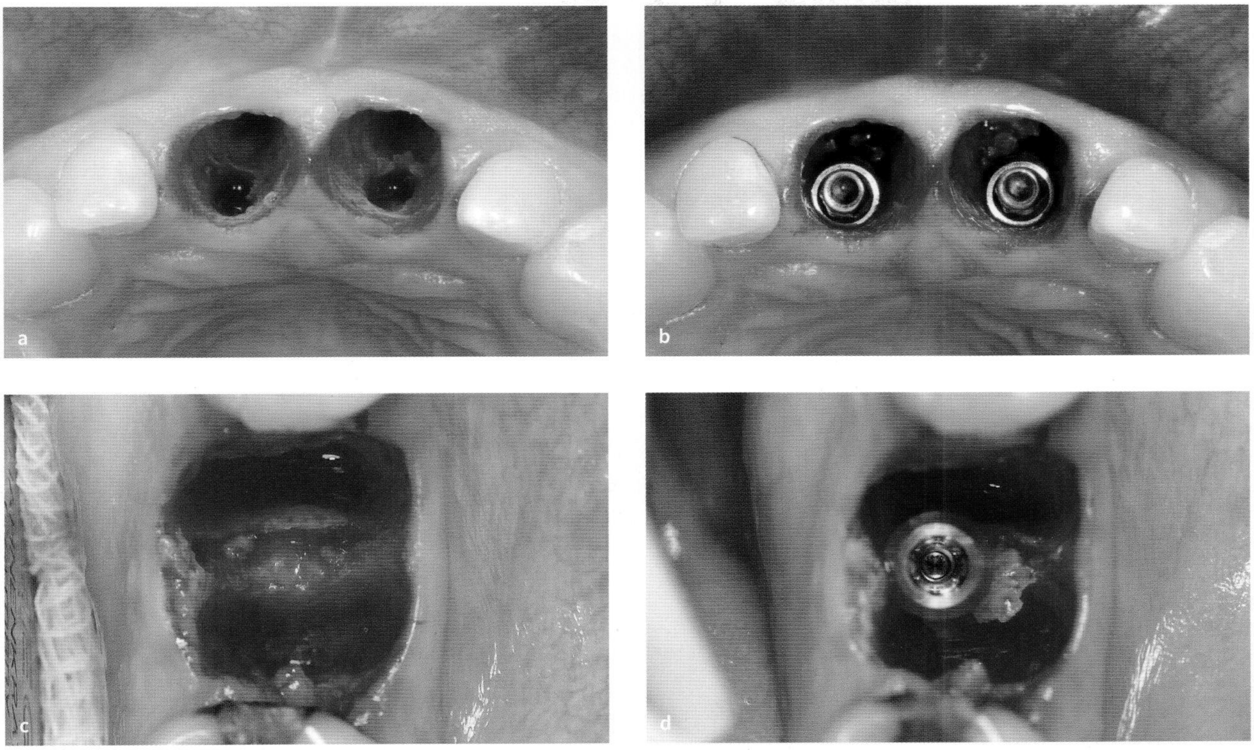

图3a～d （a，b）上颌两颗中切牙牙槽窝腭侧壁进行种植窝预备。（c，d）下颌右侧第一磨牙于牙根间隔备洞并植入种植体

级差备洞与种植体选择

如果考虑即刻修复，种植体的推荐初始稳定性应达到＞25N·cm的植入扭矩。外科医生可适当调整备洞程序，并根据骨质进行不同程度的级差备洞，以达到足够的初始稳定性。

尽管种植体的尺寸通常在术前规划时就会选择好，但在术中才会做出最终决定。外科医生始终可以根据术中解剖条件来重新选择适当的种植体的长度、直径以及外形类型。种植体外形类型上，通常建议在即刻种植中使用锥形种植体（部分具有改良的螺纹设计）。体外和临床研究显示，使用锥形种植体可获得更好的初始稳定性（Romanos等，2014；Yamaguchi等，2015）。

自由手vs导板vs导航种植外科

要将种植体植入到理想位置，初始定位钻至关重要。在美学区，先锋钻常从腭侧壁的根尖1/3下钻，而不从牙槽窝底开始。在后牙区，钻孔则通常从牙根间隔开始（图3a～d）。但在这些区域钻孔常充满挑战，因为车针以倾斜角度接触侧壁，很容易滑落。因此，通过自由手进行备洞非常困难，甚至会出现严重的位置偏差（Buser等，2017）。

基于术前的手术和修复规划制作外科导板（静态计算机辅助种植手术，s-CAIS），在导板下进行种植体植入已成为当代种植手术的标准，这项技术有助于将种植体植入到正确的位置（Happe等，2018）。

在各种种植导板下可有不同的临床工作流程：

- 导板引导下预备导向孔，自由手完成终末钻备洞和种植体植入。
- 导板引导下完成种植窝预备，自由手完成种植体植入。
- 全程导板引导下进行种植窝预备和种植体植入。

通过各种导板的辅助以及相应工作流程，种植体植入的精准性得到了提高（Behneke等，2012）。然而，s-CAIS的植入位置误差在种植体颈部可达1.2mm，在根尖部可达1.8mm（Schneider等，2009；Tahmaseb等，2014；Schnutenhaus等，2018）。考虑到单颗牙缺失间隙牙槽骨的解剖宽度有限，以及种植体和天然牙之间1.5mm的最小安全距离要求（Grunder等，2005；Chappuis，2017），s-CAIS的这些误差不能被忽视，所以术中应当再次对种植体的位置进行检查确认。

最近，计算机动态导航外科也被用于引导种植体植入（Pellegrino等，2021）。但是，仍然存在很高的腭侧壁上钻针打滑的风险。

4.1.5 剩余牙槽窝的处理

研究表明，即刻种植并不能防止拔牙后牙槽骨的水平向和垂直向吸收（Araújo等，2005；Araújo等，2006；Araújo等，2006）。为了干预这种生理性骨重建，一些研究提出并证实了牙槽嵴位点保存的有效性。根据最近的共识（Tonetti等，2019），对于即刻种植，建议用骨移植生物材料充填剩余的牙槽窝，从而在种植体唇侧形成一种屏障，使唇侧骨板重建后仍能维持足够的种植体唇侧骨宽度（Chen和Buser，2009；Esposito等，2010）（图4和图5）。

最近的一篇系统综述表明，即刻种植联合牙槽窝骨代用品移植，可减轻水平骨吸收和唇侧软组织退缩（Seyssens等，2022）。不过，如果要即刻种植同期植骨，推荐保留至少2mm的跳跃间隙。要实现这个目标，当前的理念是将种植体靠腭侧骨板植入，以及选择直径比牙槽窝窄的种植体。但应注意，牙槽窝剩余间隙植骨后，应封闭牙槽窝冠方以保护生物材料免受感染。

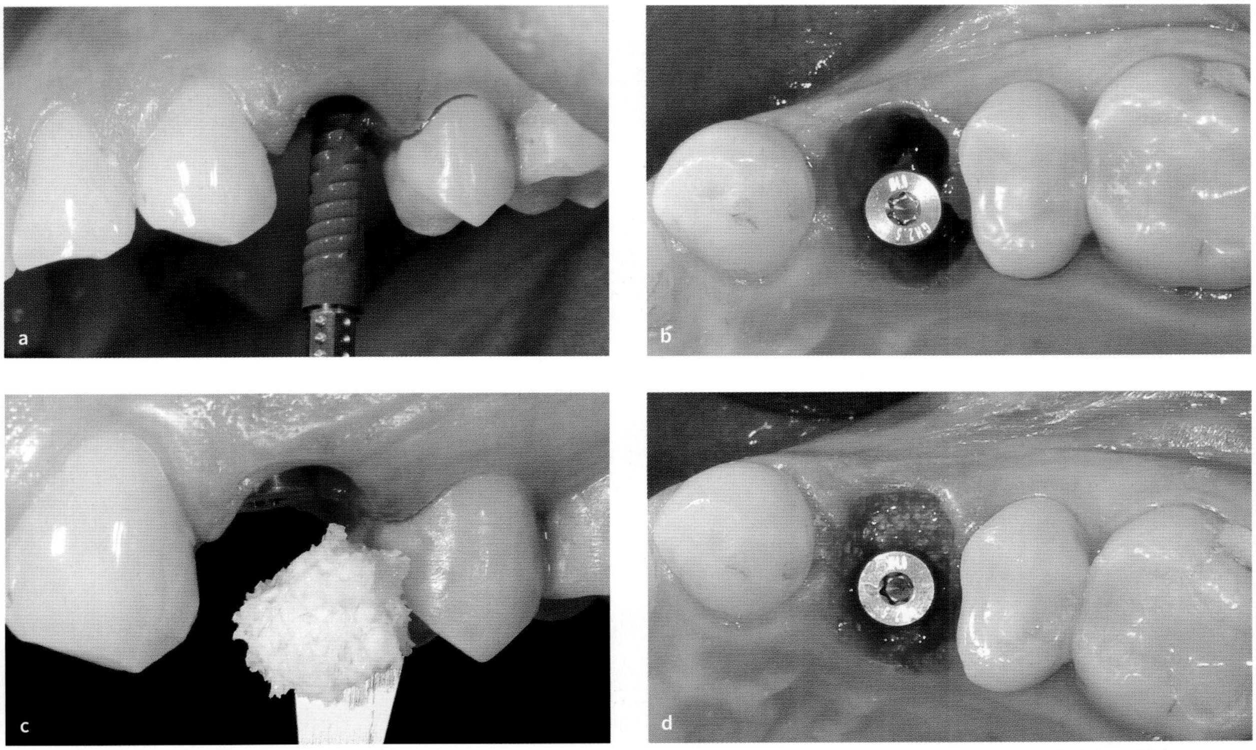

图4a ~ d　上颌前磨牙区即刻种植。种植体植入时在颊侧留出足够的空间，并去蛋白牛骨矿物质（DBBM）充填剩余牙槽窝

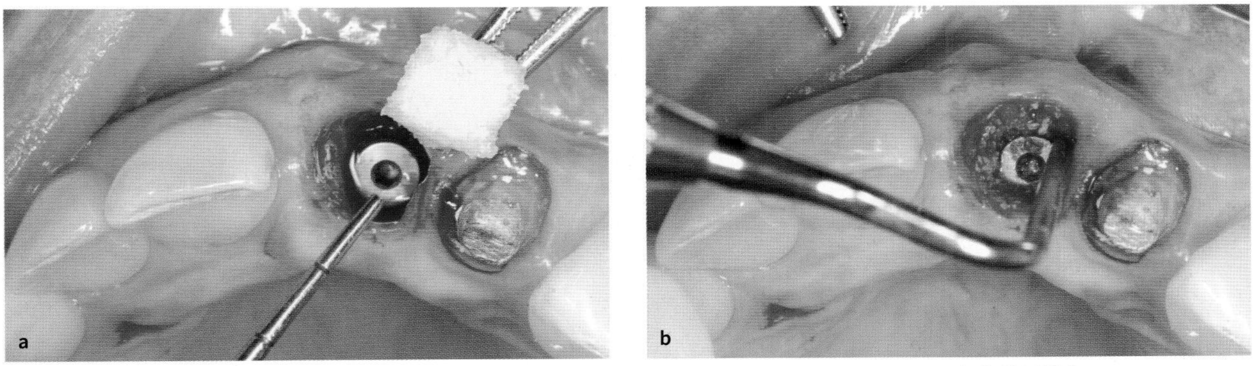

图5a，b　联合应用DBBM和胶原生物材料（Bio-Oss Collagen, Geistlich, Wolhusen, Switzerland）充填牙槽窝

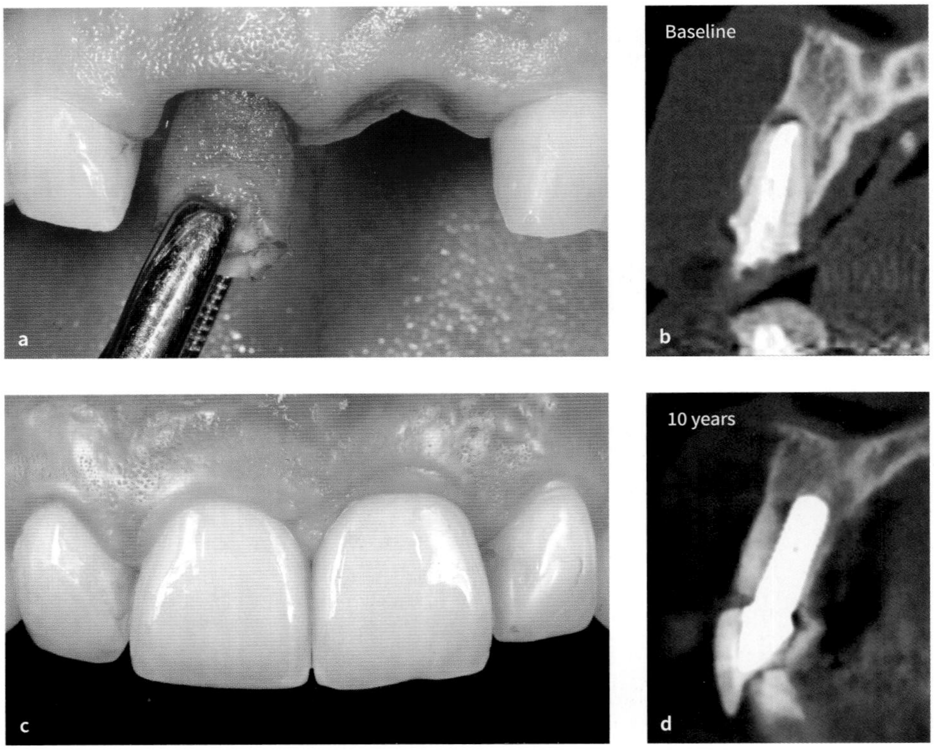

图6a～d 上颌右侧中切牙位点即刻种植并使用DBBM进行牙槽窝植骨。10年随访CBCT显示，牙槽骨尺寸得到很好维持

4.1.6 生物材料的选择

动物研究（Araújo等，2011）和临床试验（Chen等，2009；Tsuda等，2011；Tarnow等，2014）表明，用去蛋白牛骨矿物质（DBBM）充填跳跃间隙，可以使唇侧骨板更加稳定，并减少唇侧软组织退缩。尽管目前尚无有关生物材料选择的共识，但据一些学者报道，使用低替代率的材料能更稳定地维持三维骨量（Tonetti等，2019）（图6a～d）。

当选择骨替代生物材料时，重要的是要评估它们的骨传导和骨结合性能。该性质常被称作骨-材料结合（bone-material contact），受生物材料的表面性能和制造过程的影响（Lambert等，2017；De Carvalho等，2019）（图7a～l）。

因此，在选择间隙的充填材料时，不仅要考虑材料本身的化学成分和来源，还要考虑到文献中报道的生物学性能，这非常重要。一些羟基磷灰石基生物材料（例如DBBM），除了生物相容性和骨传导性能佳外，还具有缓慢的吸收速度，故在美学区和后牙区的即刻种植中，常同期使用这类材料以维持牙槽骨骨量（Seyssens等，2022）。

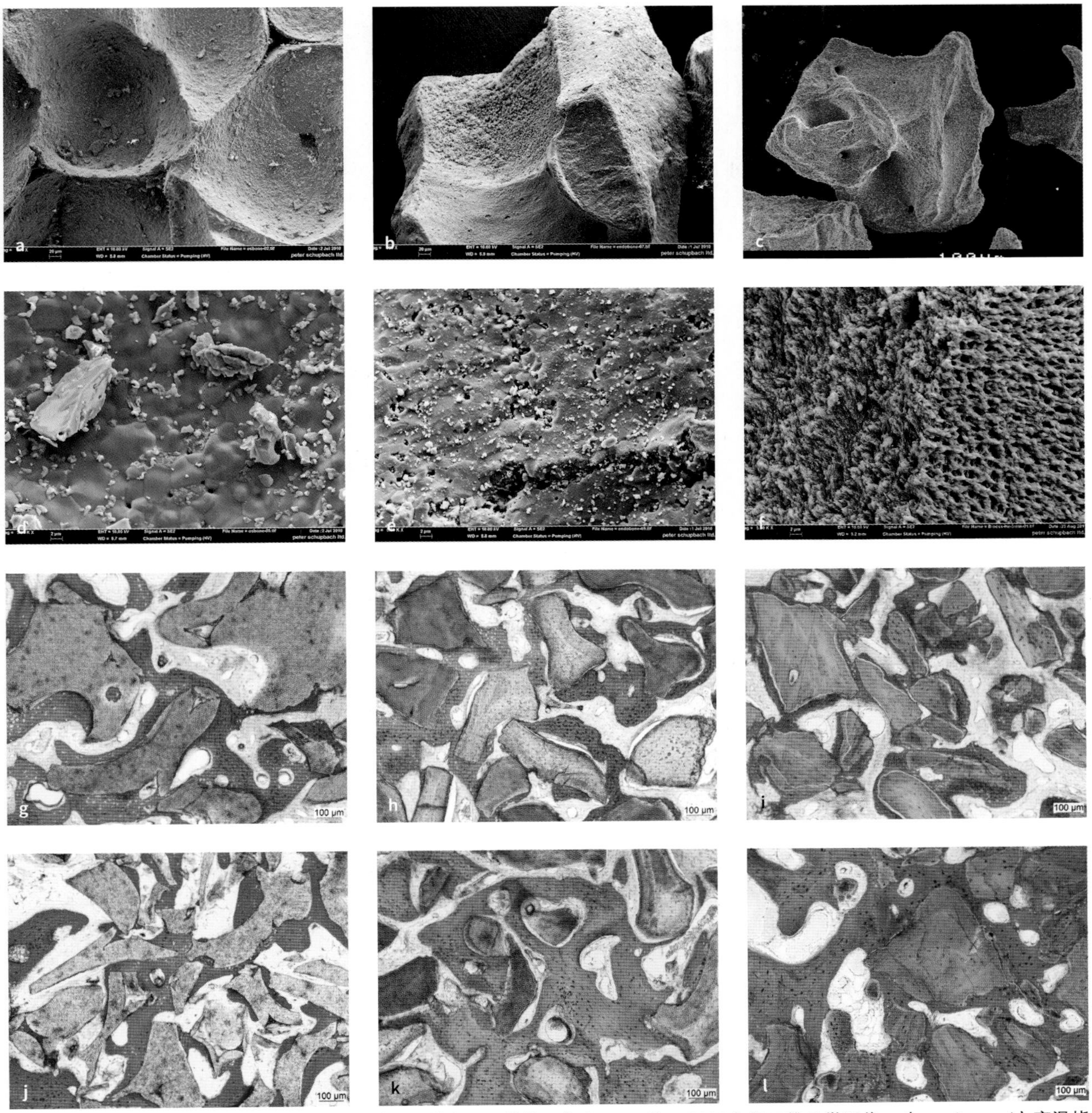

图7a～l 3种羟基磷灰石基（HA-）生物材料的扫描电子显微镜图像（×500和×5000）和二维显微图像。（a，d，g，j）高温烧结的合成HA（Osbone; Curasan, Kleinostheim, Germany）。（b，e，h，k）高温去蛋白牛异种移植物（Endobon; Biomet 3I, Warsaw, IN, USA）。（c，f，i，l）低温化学去蛋白牛异种移植物（Bio-Oss; Geistlich）。由于HA的表面形貌得到较好保持（吸收更缓慢）。在HA上骨-材料的结合率（反映材料的骨传导性）更高

4.1.7 结缔组织移植物及其替代物

长期研究表明，即刻种植与延期种植的种植体留存率和种植体周骨水平基本相同（Sanz等，2015；Cosyn等，2016）。然而，即刻种植的常见并发症往往与软组织相关，例如在即刻种植之后常出现唇侧轮廓的塌陷、软组织退缩以及基台透色等（Buser等，2017）。采用结缔组织移植以增厚软组织似乎可以预防唇侧软组织退缩并提高美学效果（Sanz-Martín等，2022）。

早在2004年，Bianchi和Sanfilippo（2004）就报道了即刻种植后在种植体唇侧进行结缔组织移植可以提高软组织质量和美学效果，这一结果同样在最近的一篇系统综述中得到证实（Seyssens等，2021）。结缔组织移植需要从唇侧切开沟内切口直达骨面，并使用显微外科刀片或微创剥离子穿通唇侧软组织以制备全厚或半厚瓣，形成可以容纳软组织移植物的袋状受床（图8和图9）。

软组织增厚主要适用于薄龈生物型或出现牙龈退缩的病例，可以预防拔牙后的骨吸收（Braut等，2011），尤其是在前牙美学区。然而，在薄龈生物型的病例中，唇侧切开半厚瓣可能会导致软组织穿孔从而影响血供，因此最好制备没有任何减张切口的全厚瓣。有临床研究已经表明，该技术效果良好（Grunder，2011；Tsuda等，2011）。一项对比即刻种植进行上皮下结缔组织移植（试验组）和未行移植（对照组）的动物研究的结果表明，种植体周骨重建的结果相似，然而试验组种植体周黏膜明显更厚，龈缘更偏冠方（Caneva等，2013）。

此外，结缔组织移植物不仅可以固定于上述袋状受床内，还可以固定于穿龈区的血管化受床内（Mankoo，2007）。该技术可以在关键区增厚软组织（Chen和Buser，2009）；然而，实现移植物整合的关键点在于充分去除结合上皮和龈沟上皮并适当固定移植物（图10a～f）。这项技术可以采用较小的CTG（例如上颌结节来源的CTG）。即刻种植的关键是种植体周软组织处理，尤其在前牙美学区。CTG可以在不同的部位，通过不同的方式获取（图11a～e）。

现在有许多结缔组织移植物的替代物，包括异种胶原衍生物和脱细胞胶原基质（ADM）等生物材料，也可以增厚口腔黏膜（Thoma等，2016；Cairo等，2017；Thoma等，2017；Fischer等，2019）。有研究表明，这些生物材料的增厚效果与结缔组织移植物没有明显差异（Lissek等，2020）。

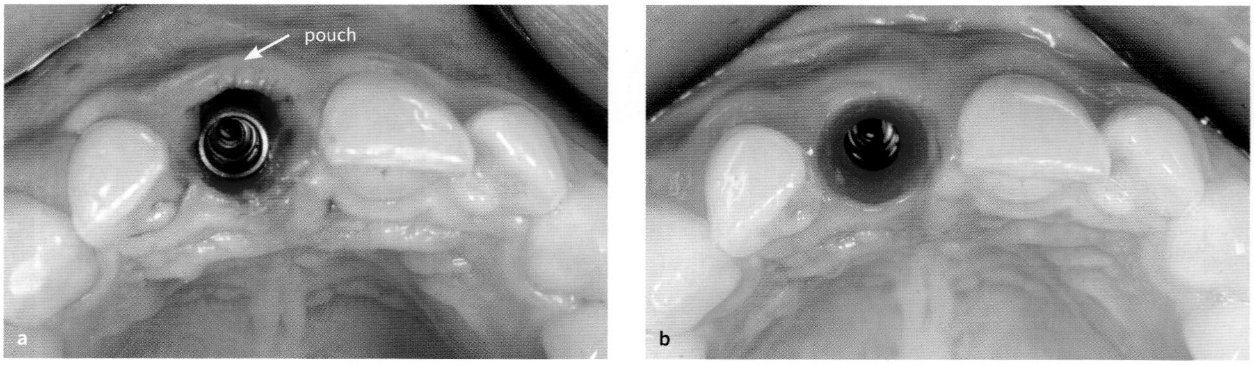

图8a，b 牙周组织向种植体周组织转移。即刻种植结合CTG。袋状半厚瓣（a）可以容纳从腭侧取下的移植物

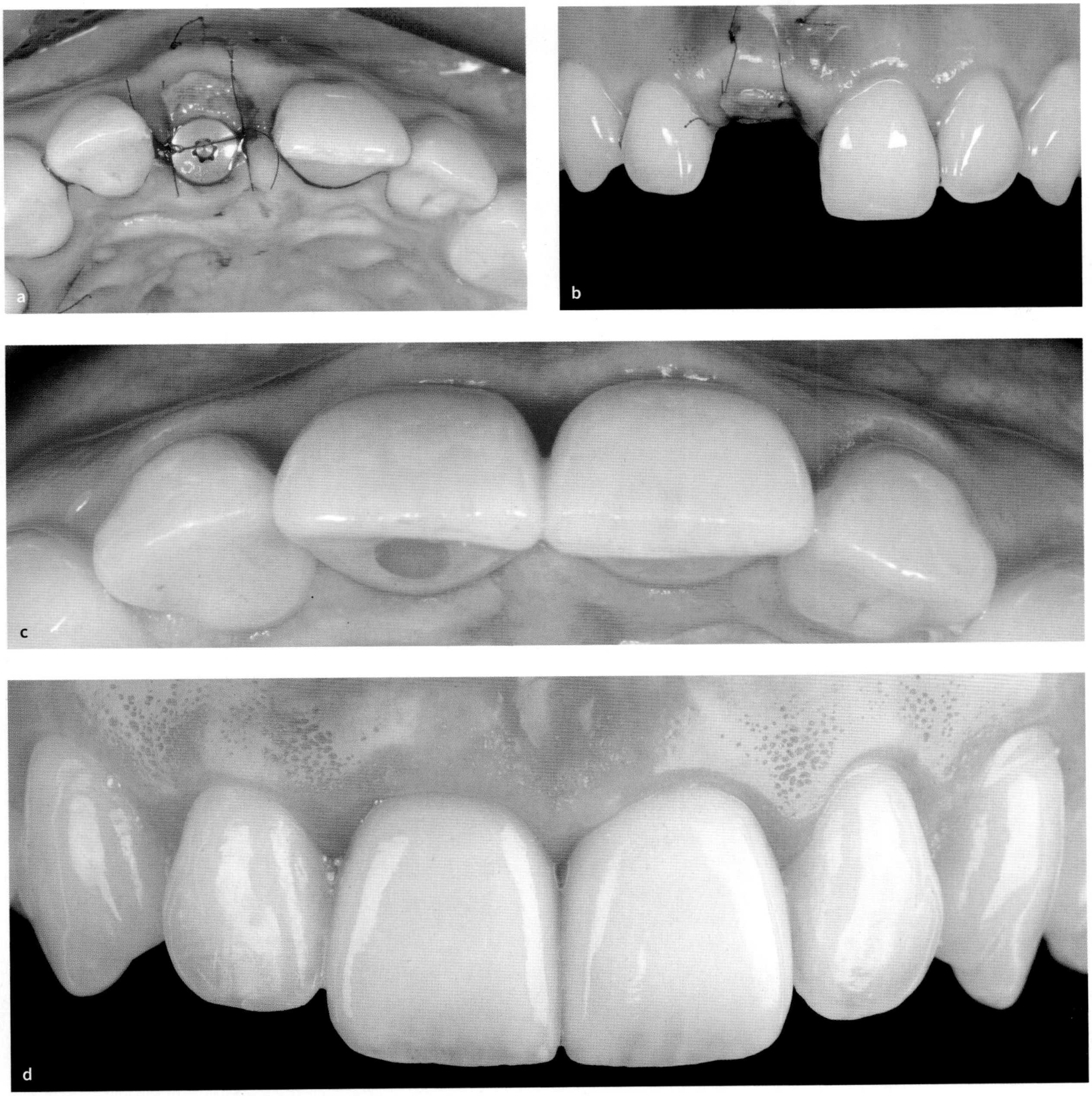

图9a ~ d　另一例牙周组织向种植体周组织转移。即刻种植结合CTG

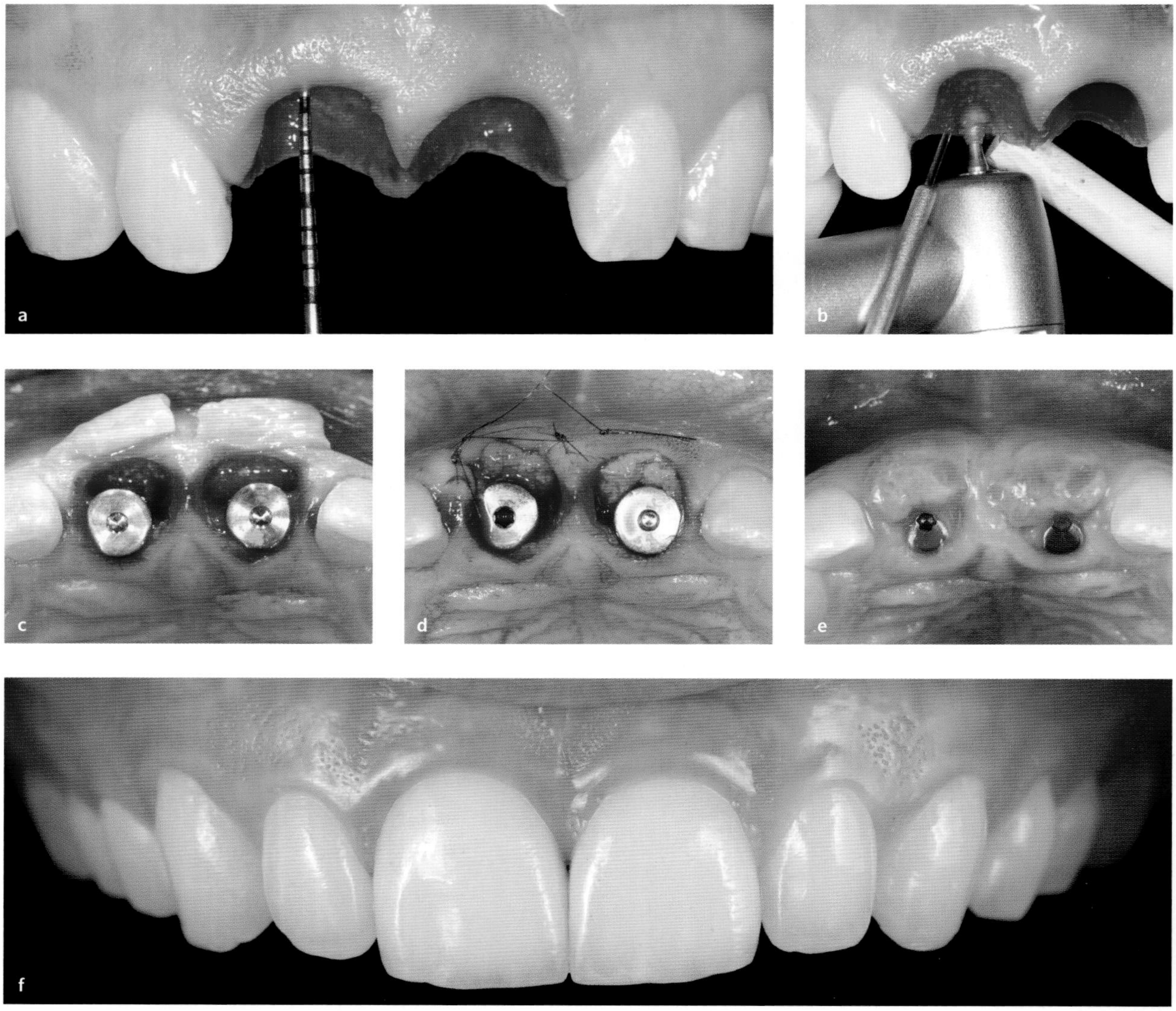

图10a～f 即刻种植与腭侧无袋状受区的CTG相结合，穿过黏膜固定于愈合基台和唇侧黏膜之间。龈沟上皮和结合上皮的深层上皮化促进了移植物的血管化

最近对比CTG和ADM的研究表明，两者1年随访期间的临床和美学效果相似（Happe等，2022a；Happe等，2022b），然而，ADM的术后发病率明显较低（Happe等，2022a）。这些生物材料的主要优点是不需要开辟第二术区，从而减少了术后并发症（图12a～h）。

不过，最近的一篇系统综述表明，软组织增量术对软组织增厚有一定效果，尤其相较于不进行移植或移植软组织替代物，CTG更能增加软组织的厚度（Valles等，2022）。因此，专家共识会议提出，结缔组织移植仍是增加黏膜厚度的标准疗法（Jung等，2022）。

最后，一些学者建议用异种牙槽窝移植材料（Chu等，2012）封闭牙槽窝的穿龈区域。虽然科学证据非常有限，但在软组织表型良好或后牙区的病例中也可能是一种替代方法（图13和图14）。

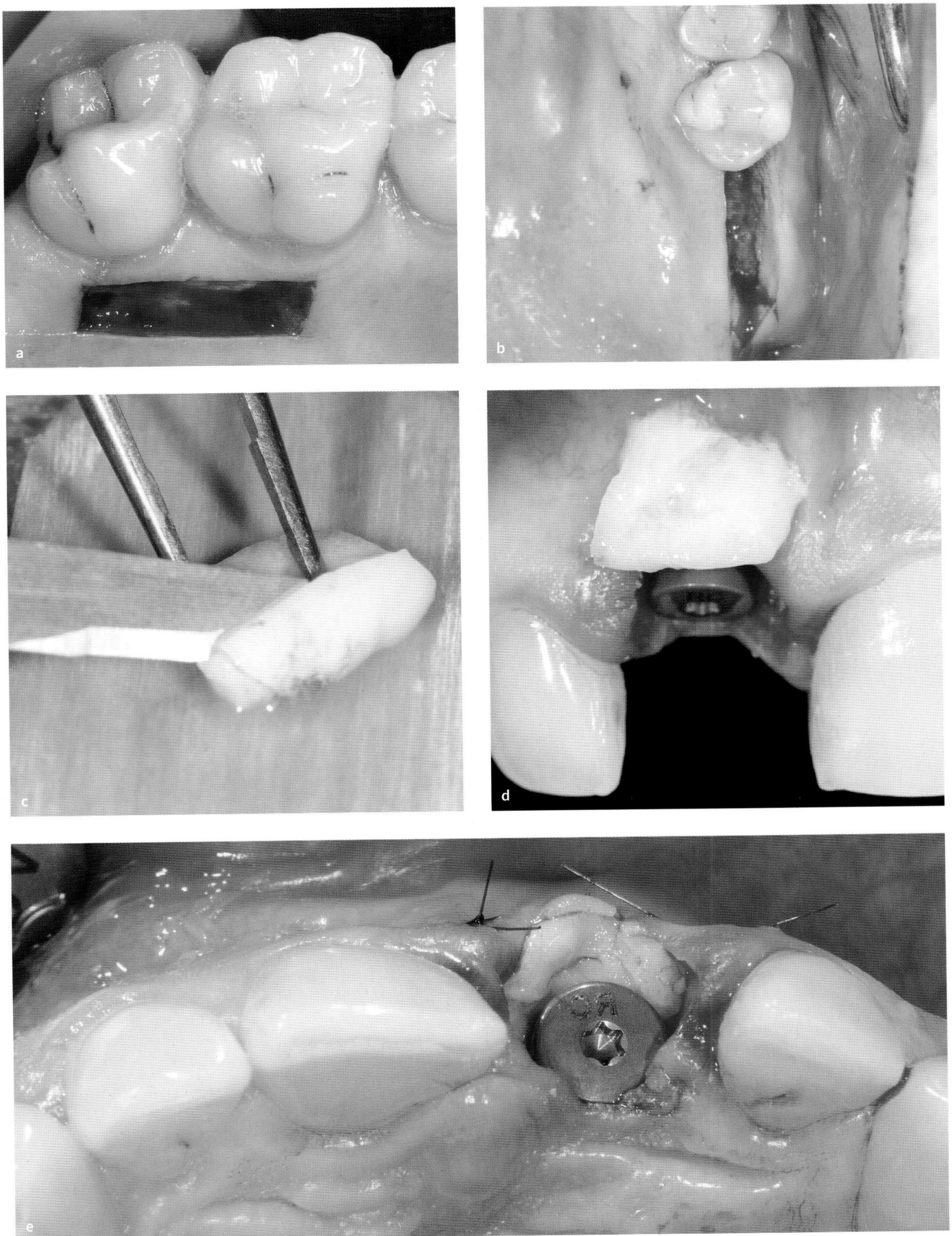

图11a ~ e （a，b）从腭侧和上颌结节获取CTG。（c）去除上皮。（d，e）植入CTG之前和之后口内观

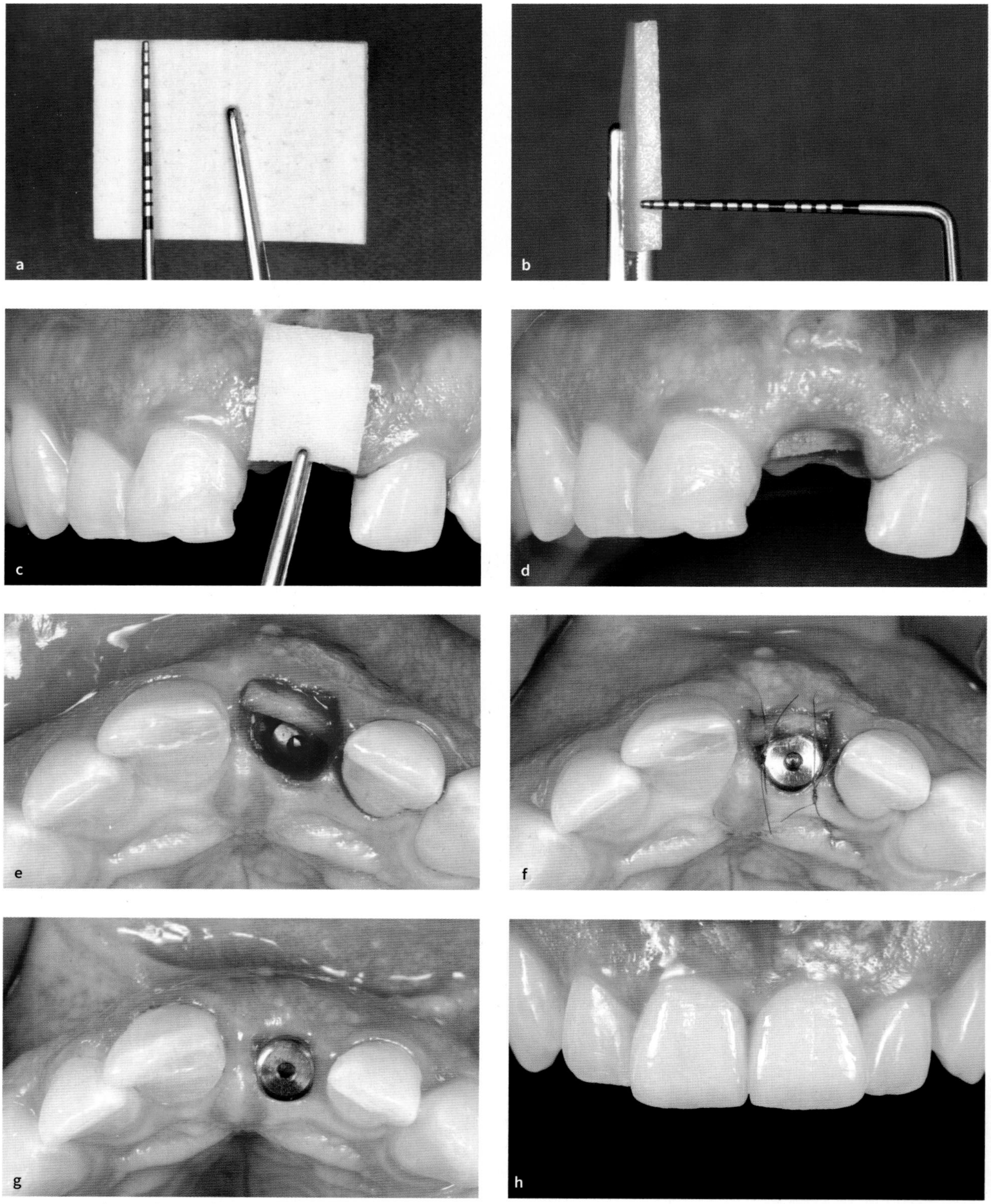

图12a～h （a，b）脱细胞真皮基质（Botiss，Berlin，Germany）。（c～e）种植体就位，窝内充填DBBM并插入真皮基质。（f）缝合。（g）3个月后愈合。（h）1年后的最终效果

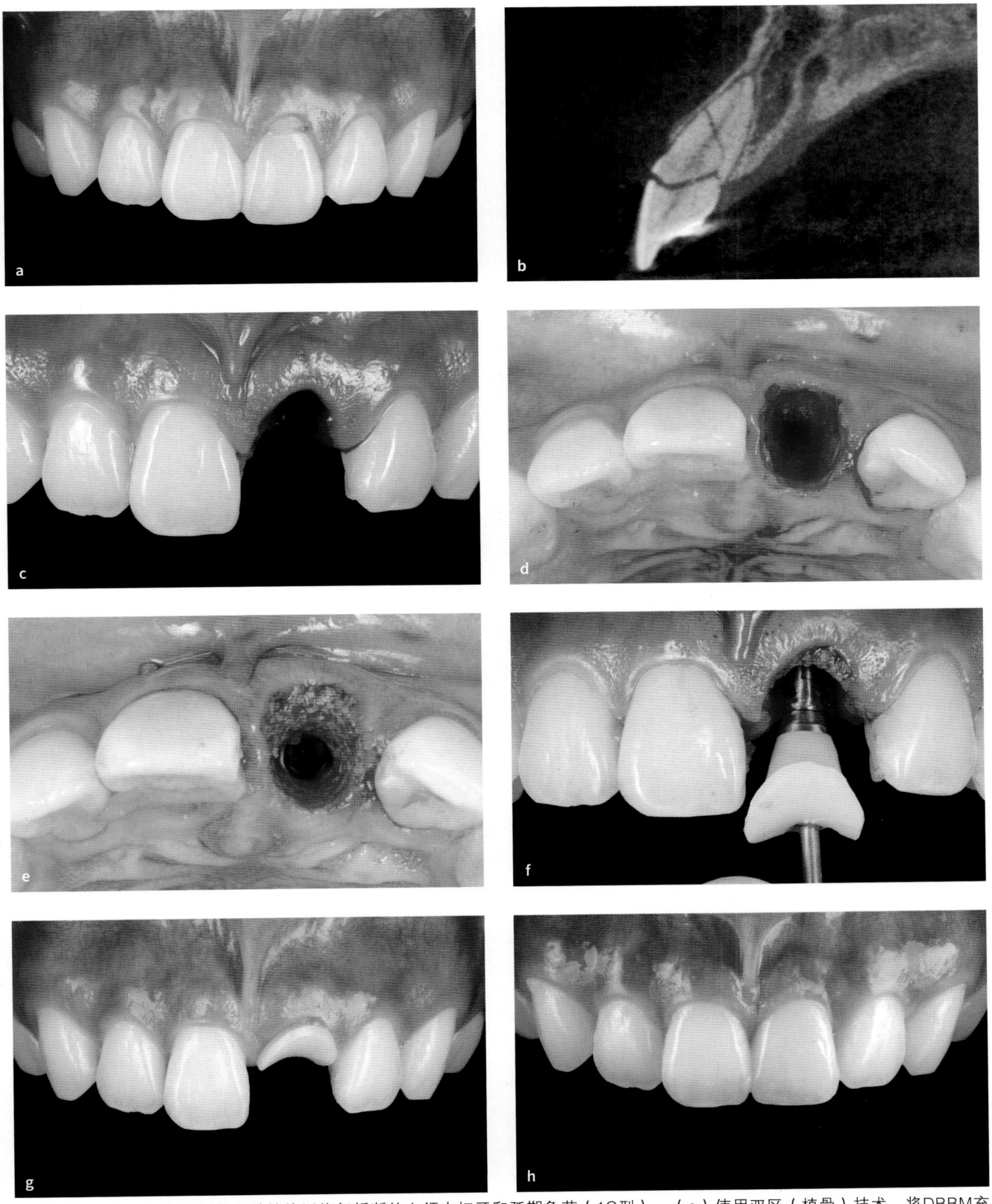

图13a～h　（a～d）即刻植入种植体以修复折断的上颌中切牙和延期负荷（1C型）。（e）使用双区（植骨）技术，将DBBM充填唇侧间隙，充填范围一直到黏膜边缘。（f）个性化愈合基台封闭创口，以防止材料溢出并为黏膜提供支撑。（g）3个月时取下个性化愈合基台。由饰面氧化锆制成最终修复体。（h）2年后的临床效果（Images courtesy of Dr. Simon Doliveux.）

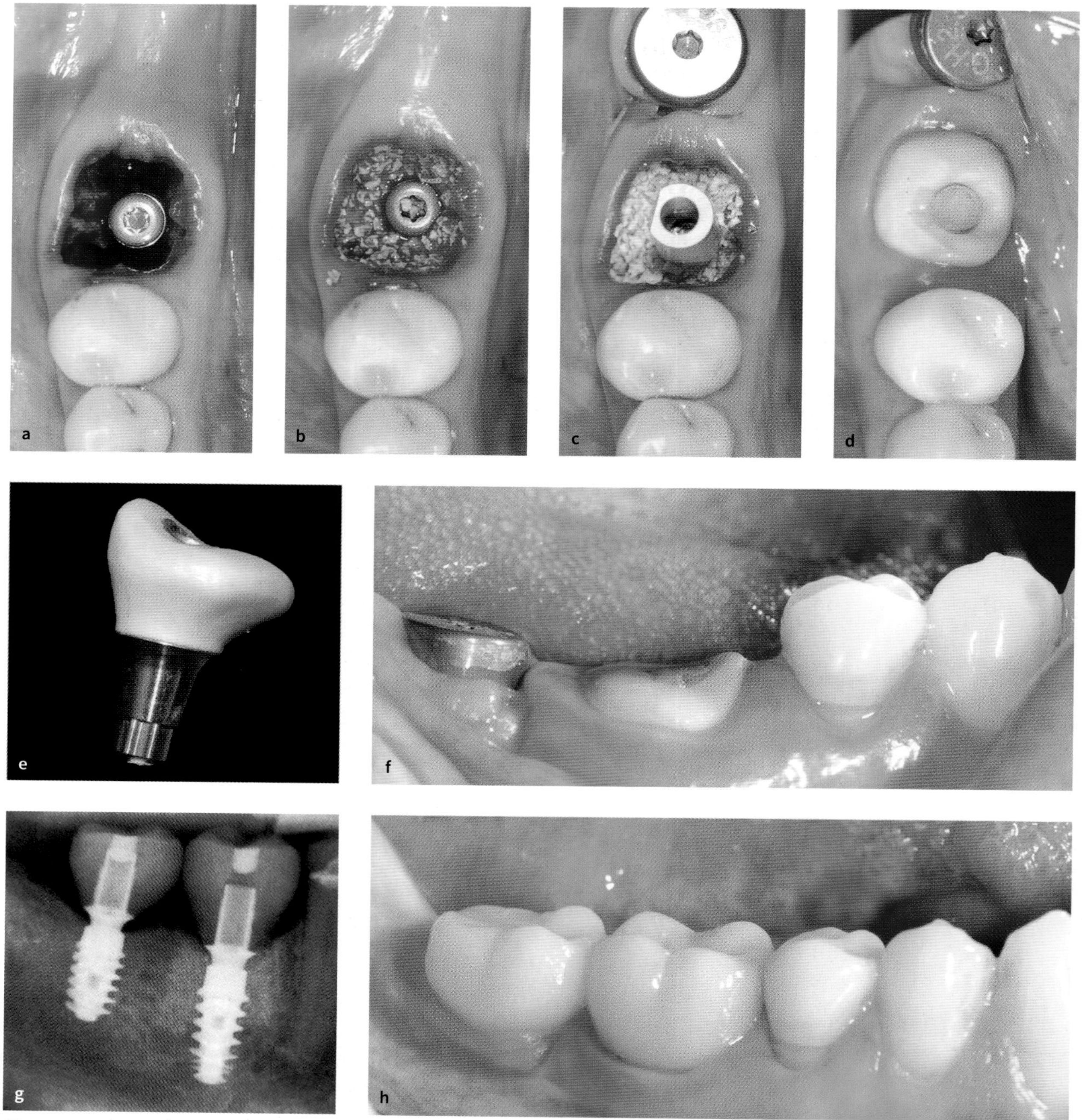

图14a～h （a～d）即刻种植（1C型）替换第一磨牙，延迟种植（4C型）替换第二磨牙。（e，f）双区植骨技术并使用个性化愈合基台进行窝洞封闭。使用CAD/CAM系统制作PEEK解剖基台，并在同一天内戴入。3个月后戴入由二硅酸锂制成的最终修复体。（g，h）1年后的临床和影像学结果

4.1.8 牙槽窝处理的替代方案：根盾技术

牙槽窝内植骨通常是为了减少束状骨的吸收，常与结缔组织移植相结合，以补偿拔牙后的骨重建。Hürzeler等（2010）最早提出了根盾技术，并建议将其作为另一种即刻种植的治疗方案，以保留唇侧骨板、牙槽嵴轮廓，达到更好的美学效果（Bäumer等，2017）。

从生物学的角度来看，根盾技术依赖于部分牙拔除术：在拔牙窝边缘保留唇侧的牙片，以维持牙周复合体和束状骨。临床前模型和人体模型都证实了根盾技术同样可以获得种植体骨结合（Hürzeler等，2010；Schwimer等，2018）。近期的前瞻性和回顾性临床研究强调了该技术在维持牙槽嵴轮廓方面的潜在优势，并与牙槽窝植骨和软组织移植的常规即刻种植方案对比，发现该技术具有更好的美学效果（Bäumer等，2017；Bramanti等，2018）。

一些学者认为此技术在美学区种植非常有前景。然而，相关研究也提到了此技术存在着缺乏长期证据、存在术后并发症以及适应证范围有限等问题（Blaschke和Schwass，2020；Ogawa等，2022）。并且，只有在没有出现牙周病或唇侧牙根折断等病变的情况下才能使用根盾技术，这大大缩窄了该技术的适应证范围。

Gluckman等（2018）发表的一项回顾性临床研究中强调了此项技术4年内的并发症发生率不到20%，且与初期愈合阶段或最终修复后出现根片暴露有关。据该技术的提出者称。此类并发症可能与上颌前部持续的唇侧生长有关。他们建议可以将根片固定在种植体最根方偏近中的位置来解决牙本质根片前后向移动的问题，从而阻止与唇侧持续改建有关的任何移动（Staehler等，2020）。

虽然根盾技术这种生物学概念在保留牙槽窝周围硬组织方面似乎很有效，但该手术具有一定的复杂性，而且技术敏感性较高。因此，外科医生应具有丰富的操作经验并接受过相关培训。此外，此项技术仍然缺乏远期观察，因此在常规临床实践或一般治疗中给出建议之前，需要设计并进行良好长期随访的临床研究（图15a～h）。

在考虑即刻植入种植体时，尤其是结合牙槽窝植骨时，应封闭牙槽窝表面以保护生物材料免受感染。

种植体周软组织设计冠向复位瓣也是一种选择，但它涉及膜龈联合线的移位，因此可能会影响美学效果。大多数情况下是通过使用结缔组织移植物、临时修复体或个性化愈合基台来封闭种植窝的（Kan等，2009；Tarnow等，2014；Finelle等，2019）。临床研究表明，种植体的穿黏膜愈合（常见于种植窝洞需要进行管理的美学区即刻种植），其显示出与埋入式愈合相似的效果（Sanz等，2015）。临时修复体或个性化愈合基台也可用于封闭种植窝和支撑周围组织。

4.1.9 术后用药和医嘱

与所有种植手术一样，患者在术前和术后几天也会服用止痛药和消炎药（NSAID）（Moore和Hersh，2013）。在没有相反证据的情况下，尤其是考虑到对抗菌药物的管理越来越严格，应用抗生素与否有待商榷，甚至可能没有必要使用抗生素。不过，如果术前出现局部感染，可根据临床需要预防性使用抗生素。使用了骨或软组织替代物或考虑到患者的全身情况也可能使用抗生素。

拆线前，患者还需避免在手术部位刷牙，并每天使用3次消毒漱口水。

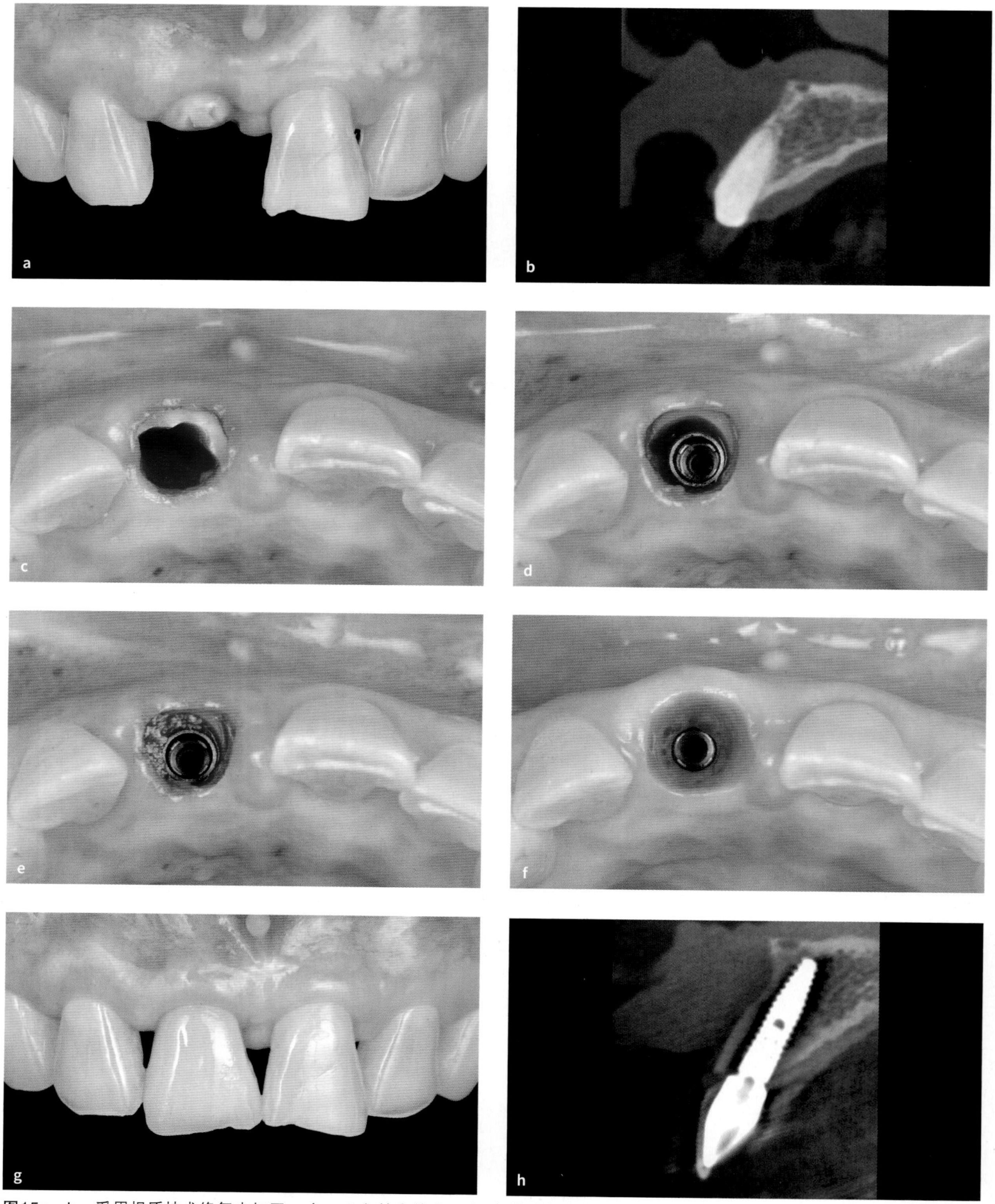

图15a～h 采用根盾技术修复中切牙。（a，b）基本情况。（c）拔除部分牙。（d）植入种植体。（e）用DBBM充填剩余的牙槽窝。（f）6个月后的殆面观。（g，h）1年后的临床结果和CBCT结果（Images courtesy of Dr. Prannai Nakapaksin.）

4.2 即刻修复

不翻瓣即刻种植想要达到理想的美学效果，关键在于使用结构合理、设计精良的即刻临时修复体来支撑软组织。即刻临时修复体的类型包括可摘义齿、传统固定或粘接桥和种植体支持式义齿。

尽管可摘式临时修复体通常是最经济、最简单的治疗方案，但是由于其在美观、发音和舒适度方面的劣势，往往最不受患者欢迎。文献里具有在即刻种植后利用可摘局部义齿来支撑软组织的病例报道（Kan等，2001）。然而，黏膜支持可控性差，且会过度压迫周围软组织，因此从生物学的角度考虑，黏膜支持式义齿也是最不理想的选择。

牙支持式固定修复体的卵圆形桥体可以伸入牙槽窝，以稳定支撑软组织，从而可靠地维持软组织结构（Bakshi等，2018）。即刻修复时，如果邻牙计划进行固定修复，或邻牙咬合情况良好且有足够的牙釉质可以进行临时粘接固定修复时，可以考虑该治疗方案（图16～图22）。

种植体支持式固定临时修复体是最理想的选择之一；但是，术中应注意即刻种植体要满足即刻负荷的术中标准，以最大限度地降低种植失败的风险。多项研究表明，使用标准圆柱形愈合基台时，1A型方案比1C型的美学效果更佳（Block等，2009；De Rouck等，2009）。

虽然有1A型方案优越性的文献报道，但回顾性研究表明，1A型种植方案比常规负荷方案的结果差异更大（Gallucci等，2018）。因此，应严格把握1A型方案的纳入和排除标准（Morton等，2014）。1A型即刻种植与即刻负荷方案术前的病例选择标准已在第3章做了详细介绍。接下来的章节将概述即刻种植是否适合即刻负荷的术中标准，以及相关的临床技术。

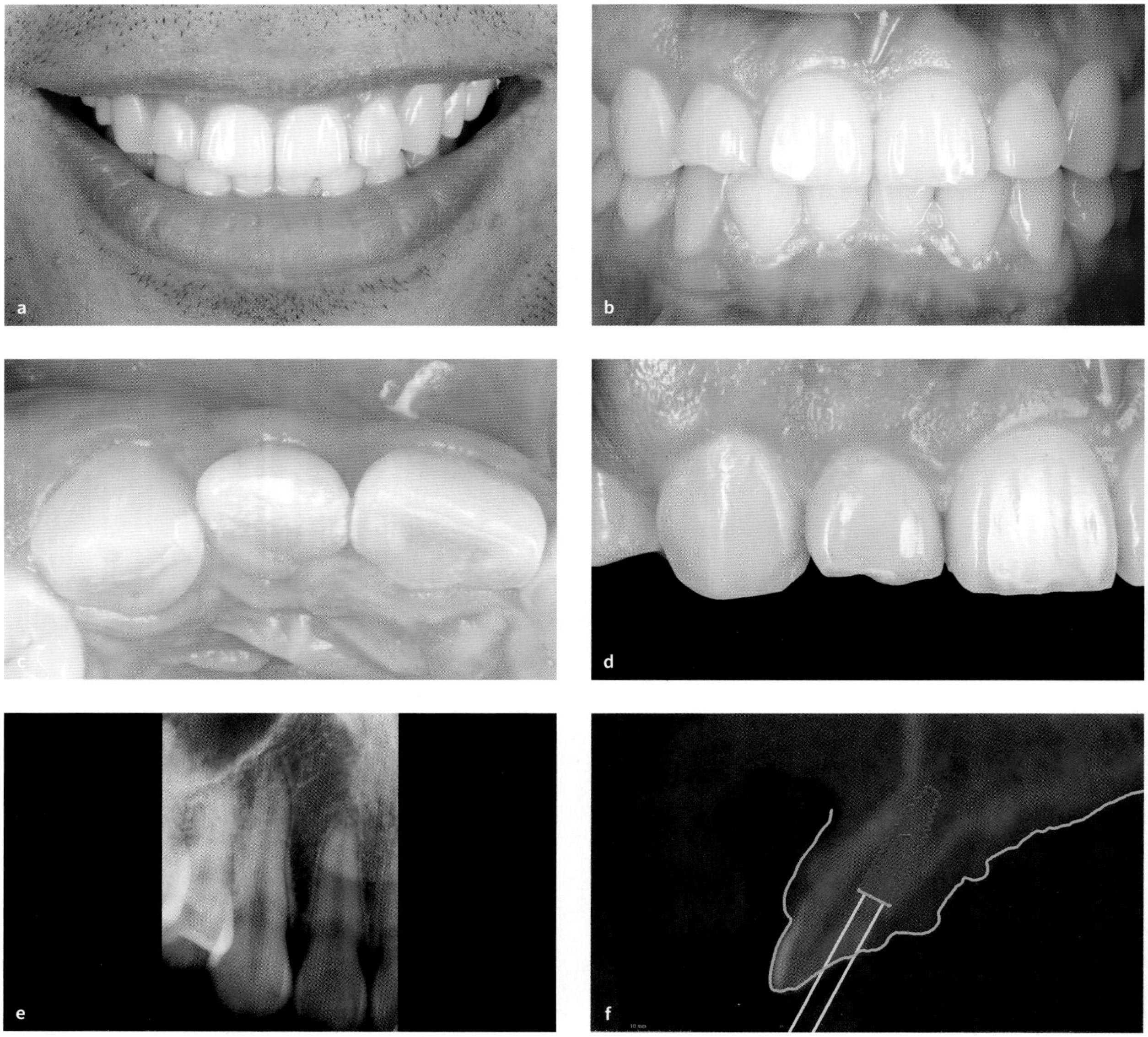

图16a ~ f　一颗上颌右侧侧切牙因外伤导致水平向冠根折，计划进行即刻种植和粘接固定临时修复

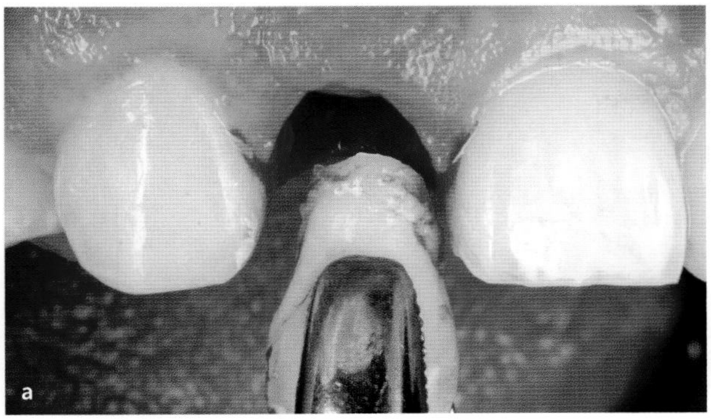
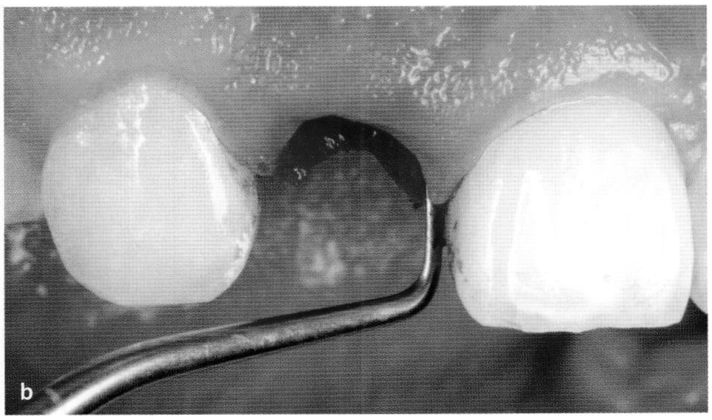
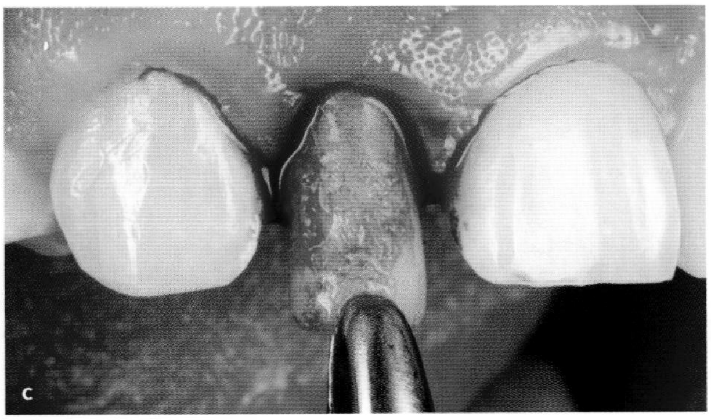
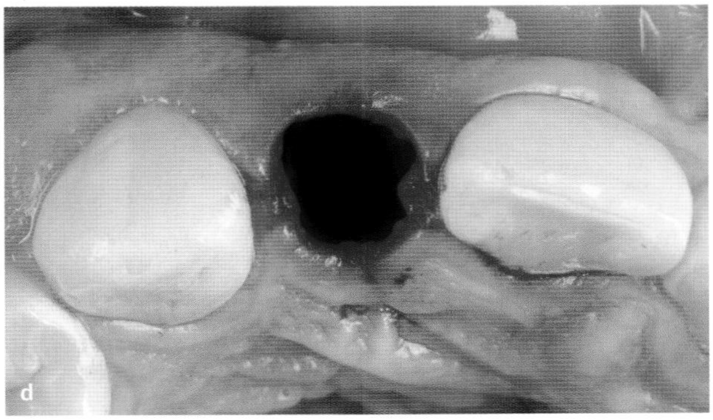
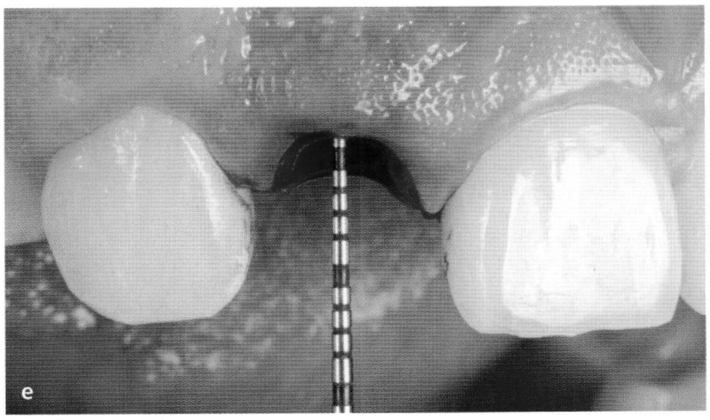

图17a～e （a）拔除冠方牙齿碎片。（b，c）小心地分离并取出根方牙齿碎片。（d，e）检查牙槽窝唇侧骨壁的连续性和完整性以及唇侧牙槽嵴顶到黏膜边缘的距离

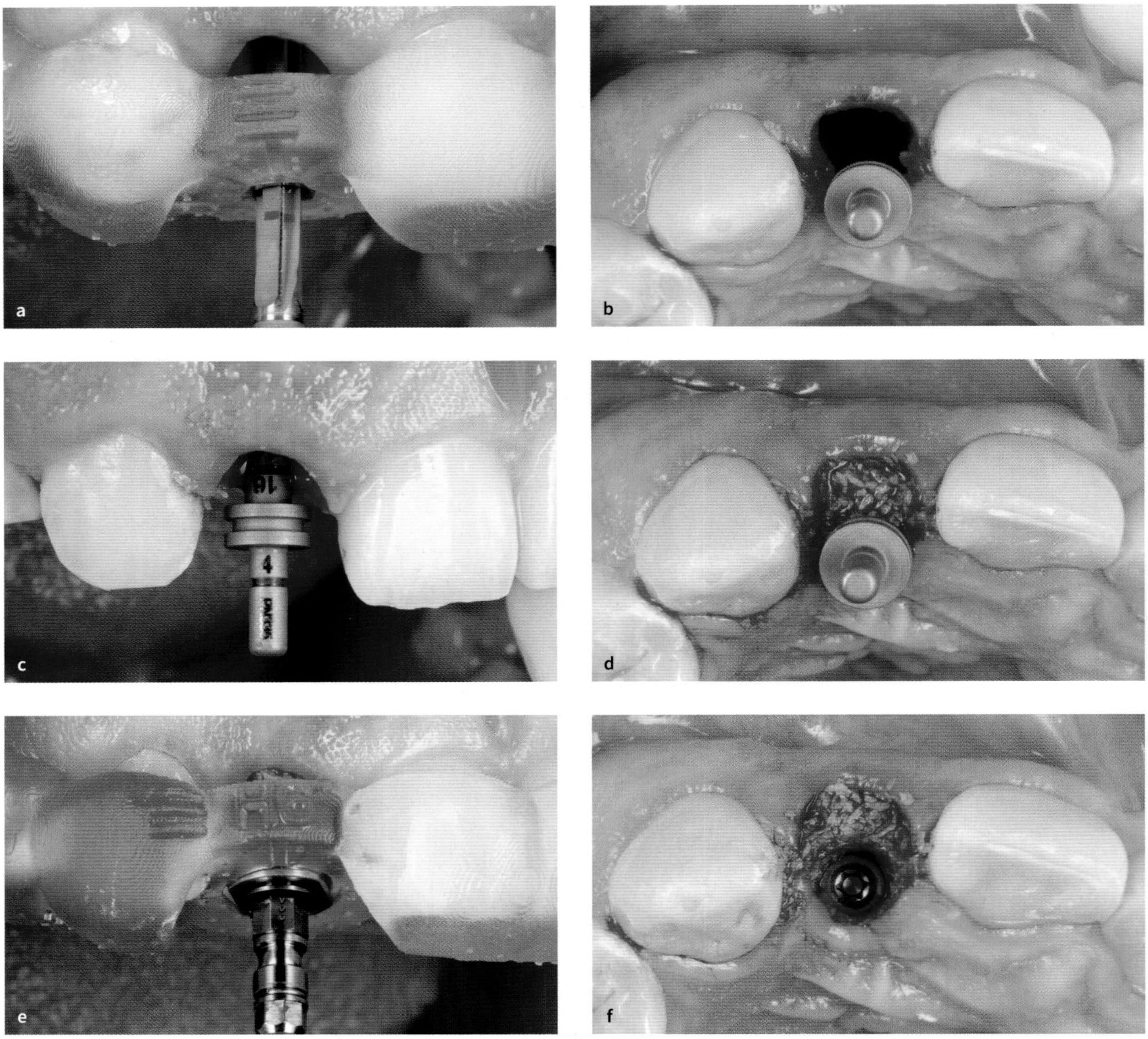

图18a~f （a~c）用s-CAIS进行种植窝预备，检查种植窝的位置。（d）然后植入骨生物材料。（e，f）在拔牙窝中进行即刻种植

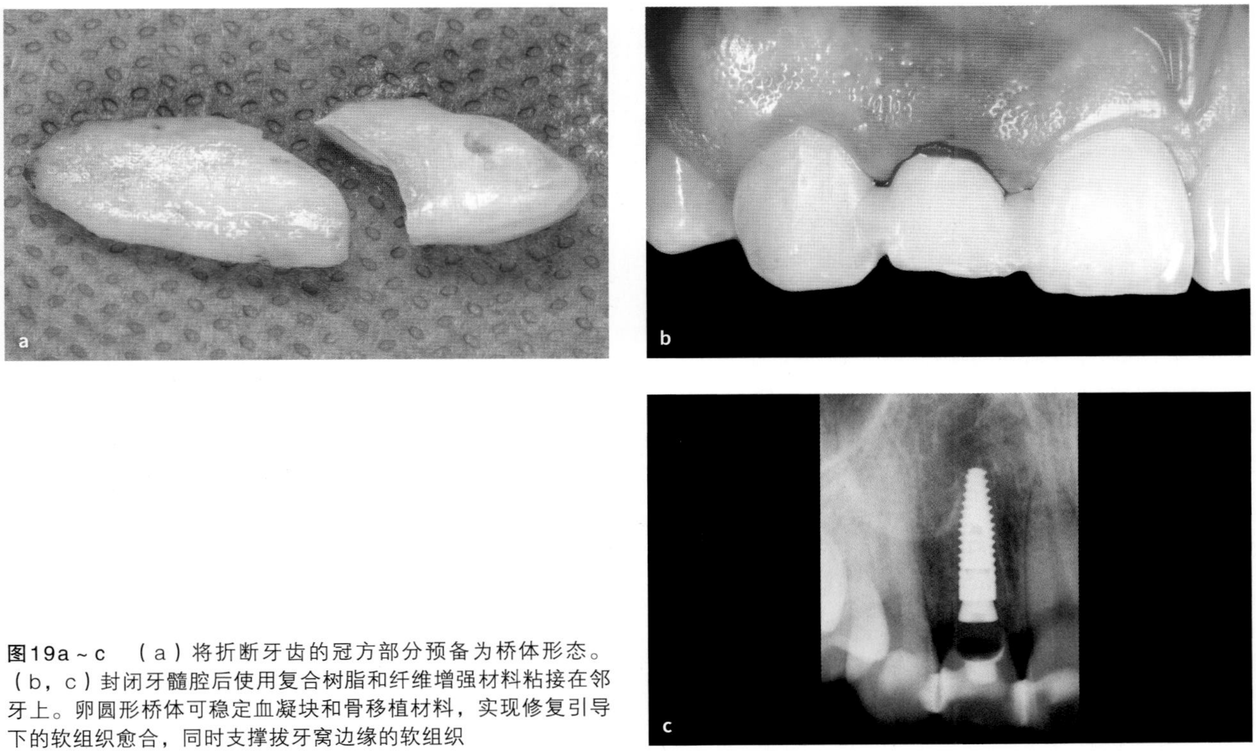

图19a～c　（a）将折断牙齿的冠方部分预备为桥体形态。（b，c）封闭牙髓腔后使用复合树脂和纤维增强材料粘接在邻牙上。卵圆形桥体可稳定血凝块和骨移植材料，实现修复引导下的软组织愈合，同时支撑拔牙窝边缘的软组织

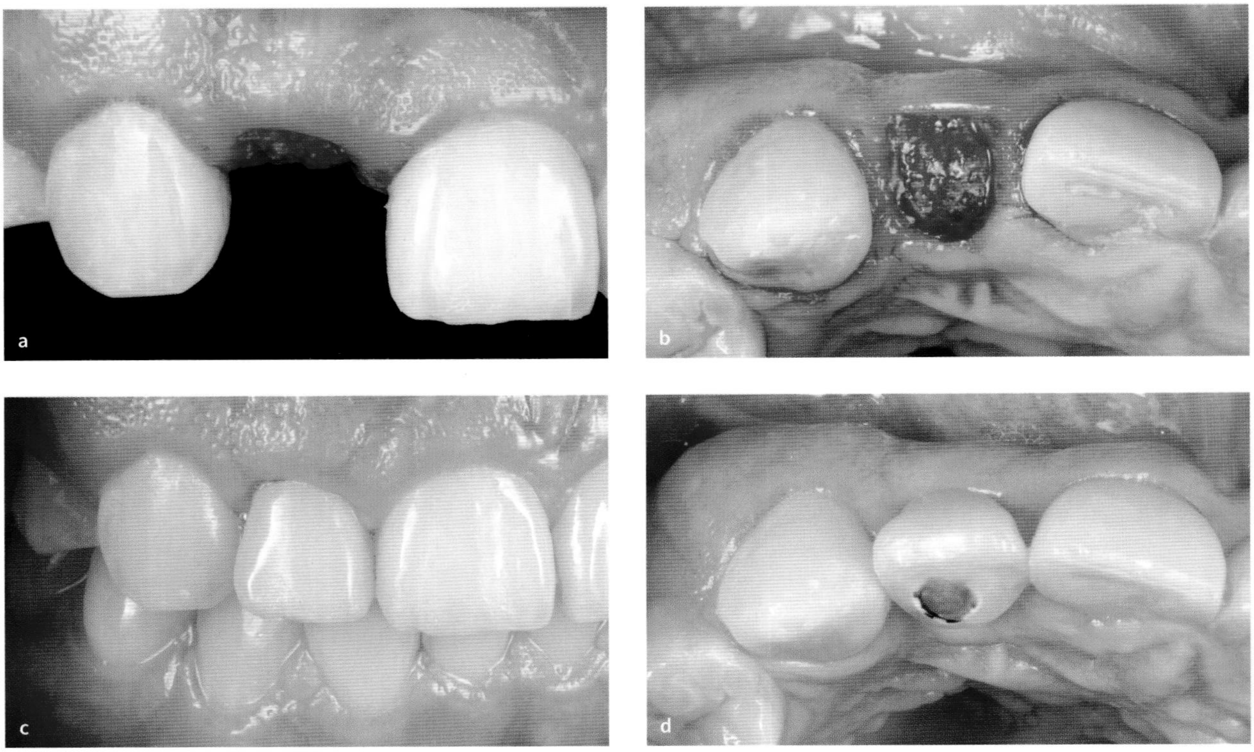

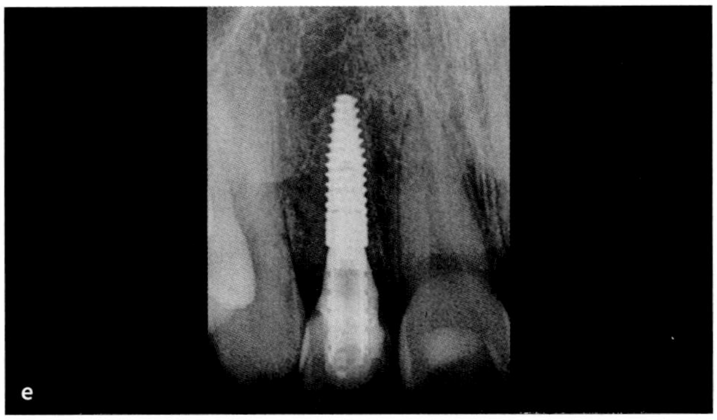

图20a～e （a，b）术后3个月取出粘接的临时修复体；软组织轮廓维持完好。（c～e）将粘接临时修复体替换为种植体支持式固定临时修复体

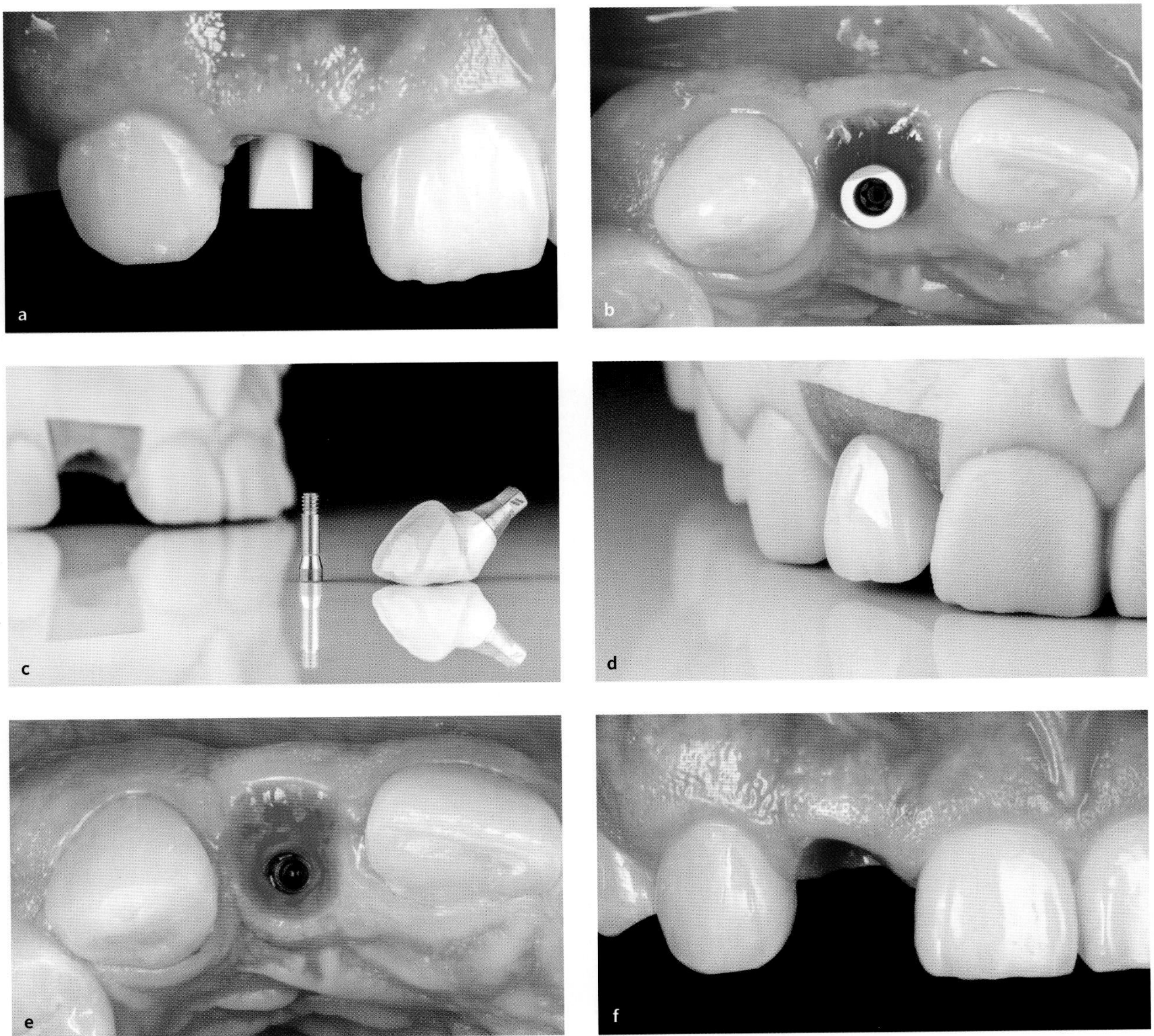

图21a～f （a，b）数字化口内种植体印模。（c，d）用于在钛基基台上制作分层氧化锆最终修复体。（e，f）最终修复体戴入前的软组织形态和组织量显示，粘接临时修复体与种植体支持式固定临时修复体形成了极佳的轮廓、健康状况和量

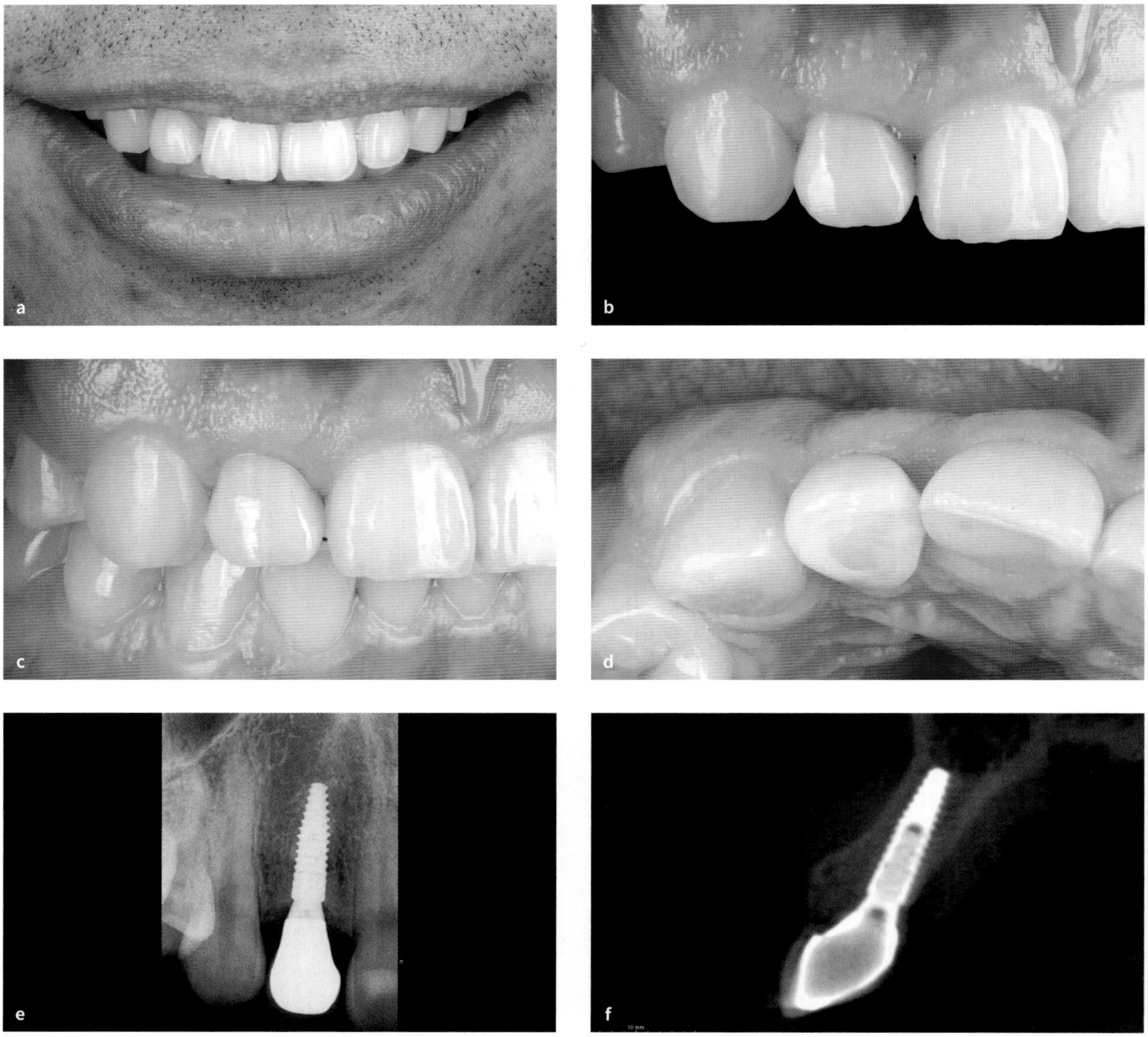

图22a～f 18个月后的随访结果显示，种植体周软硬组织健康、轮廓丰满

4.2.1 即刻负荷和即刻修复的临床标准

如果根据患者的意愿和术前规划，选择1A型方案（即刻种植+即刻修复/即刻负荷），治疗目标则包括提供种植体支持式固定临时修复体。不过，为了获得预期的结果，成功完成最终的治疗，术中需要单独对每个治疗步骤的效果进行评估，以确保满足术中临床条件。如果一旦发现术中并发症，需采取相应措施以达到所需的临床条件；另外，也可按需调整治疗计划，采用其他种植体植入与负荷方案。

如要根据术中所见更换更适宜的治疗方案，则应当在术前就与患者讨论这种可能性，以获得患者同意，并避免因治疗失败而受到指控。术中对术前规划的种植治疗方案做出的此类调整，构成了临床试验中“意向性治疗原则”概念的基础（Newell，1992；Heritier等，2003；Gallucci等，2018）。对与可能存在的术中条件不适合术前规划的1A型方案的情况，“意向性治疗原则”为患者和临床医生提供了指导。

术中在确认种植体的植入位置正确后，应先评估是否满足第3章表2列出的术中必要条件，再进行即刻修复。成功骨结合的关键是种植体在愈合阶段抵抗微动的能力（Chang等，2010）。这取决于修复体在愈合期间的预期受力及其方向，以及种植体在植入即刻和整个愈合期间与牙槽骨的直接机械接触。在愈合过程中，种植体与骨界面的微动可能会导致骨吸收和纤维包裹；较大的力量甚至会导致种植窝周围骨的骨折，从而使种植体脱落（Lioubavina-Hack等，2006；Javed和Romanos，2010；Monje等，2019）。

关于即刻种植体抵抗咬合负荷或咀嚼力的能力，目前尚无经科学验证的测量方法来准确测定（Norton，2011）。历史上，种植体植入扭矩一直是最常被用于确定种植体是否适合即刻负荷的标准（Monje等，2019）。植入扭矩测量的是种植体抵抗旋转力的能力，它取决于种植体与种植窝之间的旋转摩擦力。但是，它不能直接测量种植体的稳定性（Norton，2013）。

在某些情况下，虽然可以取得很高的植入扭矩和抗旋转摩擦力，但种植体抵抗侧倾力的能力可能会受到影响。在即刻种植过程中，应评估植入扭矩。根据已有临床研究报告的标准，以及不同的种植体设计，种植体应能承受25～45N·cm的旋转扭矩，才能考虑即刻负荷（Wöhrle，1998；Lee等，2009；Falco等，2018；Gallucci等，2018）。如果在骨愈合期间对种植体进行即刻负荷，低植入扭矩可能提示种植体难以抵抗咀嚼力和咬合负荷（Ottoni等，2005）。

植入扭矩、旋转摩擦力的峰值与种植体植入时和骨壁之间的压力有一定关系（Wilson等，2016；Ikar等，2020）。植入扭矩不建议过大，因为过度挤压骨也会导致骨坏死和吸收（Stavropoulos等，2016；Monje等，2019）。植入扭矩还应考虑种植体的设计和大小。与宽直径种植体相比，要达到35N·cm的植入扭矩，窄直径种植体可能需要对骨有更多的侧向压力（Norton，2013）。同样，种植体表面是否有螺纹及其设计也会影响植入扭矩。然而，目前尚不清楚这如何共同影响骨组织所受的压力以及种植体抵抗侧向负荷的能力（González-Martín等，2012）。

共振频率分析也可作为一种辅助或替代工具，用于决定是否进行即刻负荷（Meredith等，1996）。该检测可反映周围骨质硬度以及骨-种植体接触情况。关于共振频率分析的临床研究显示，种植体稳定系数（ISQ）值＞70可被认为适宜进行即刻负荷（Chen等，2019）。

鉴于上述临床上现有的植入扭矩和共振频率分析，这两种指标的结果与即刻种植体承受负荷的能力之间缺乏直接的相关性。因此，任何数值都应基于临床条件来进行解释，例如种植体长度、直径、设计、骨密度以及种植体-骨接触率。由于即刻种植体被植入拔牙窝内需要保留2mm唇侧间隙，与周围骨有效接触的种植体长度可能受限，如果拔牙窝根方没有足够骨量，可以选择更长的种植体。按照现代种植体设计和种植窝预备的技术水平，只要种植体根方有1～2mm骨接触，就有可能达到35N·cm的植入扭矩。在这种情况下，尽管符合

35N·cm的植入扭矩和旋转阻力标准，即刻负荷仍应谨慎对待。

4.2.2 修复引导下的软组织愈合

现代即刻种植的目标之一是为修复引导下的软组织愈合提供有利条件（Schubert等，2019）。这个目标可通过不翻瓣入路进行微创拔牙，为黏膜边缘提供充分支撑，并封闭新鲜拔牙窝来实现。封闭拔牙窝并为软组织提供支撑的方法包括个性化愈合基台、即刻临时修复以及卵圆形桥体。此举旨在在治疗过程中维持拔牙前的软组织轮廓，而不像早期或延期种植要在种植体植入后重建龈乳头及软组织轮廓（Al-Harbi和Edgin，2007）。

以修复体封闭拔牙窝，还可以为血凝块及各类生物材料提供容纳空间。同时，可在愈合早期最大限度地减少其直接暴露于唾液等口腔液体中（Alexopoulou等，2021；Finelle等，2021）。有临床研究探究了修复体对软组织封闭的影响，并证实仅用单个卵圆形桥体封闭新鲜拔牙窝，而不进行其他任何创口处理，在保护血凝块，减少牙槽骨吸收方面的效果与在拔牙窝中植骨类似（Bakshi等，2018；Song等，2022）。

个性化愈合基台与临时修复体的穿龈轮廓都应该设计为：在龈缘轮廓以下的次关键区应适当内凹，最大限度地为骨、生物材料、软组织移植物提供空间，而关键区应向周围扩展，并与牙龈边缘和龈乳头接触。

临时修复体必须为嵴顶牙龈提供机械支撑，并为移植物提供机械屏障，防止其发生位移（Harvey，2007）。临时修复体的材料及修复设计还需遵循生物学原则，以促进创口愈合，维持软组织稳定。

临时修复体表面也可以在愈合阶段早期，为软组织边缘提供附着。有文献记载，软组织可附着于具有生物相容性的修复材料（例如钛、金、陶瓷、丙烯酸树脂、复合树脂及其他牙科材料）的清洁、光滑表面（Abrahamsson等，1998；Linkevicius和Apse，2008；Welander等，2008；Linkevicius和Vaitelis，2015；Saito等，2016）。软组织附着或可建立一种生物屏障，在愈合期间保护其根方组织。

将拔除牙齿的牙冠部分作为临时修复体被证实同样可以为愈合提供有利的生物条件。其形状与拔牙窝高度匹配，并能促进牙槽嵴顶上方结缔组织纤维重新附着于牙本质/牙骨质根面（Margeas，2006；Steigmann等，2007；Trimpou等，2010）。

基于以上潜在有利因素，充分了解穿龈轮廓的形态并进行合理的设计，对优化愈合过程并提供足够的软组织支撑至关重要。

4.2.3 穿龈轮廓

即刻临时修复体的穿龈轮廓是提升“修复引导愈合”美学及生物学潜力的关键因素。根据种植体周黏膜对基台和临时修复体轮廓改变的反应，穿龈的区域分为两个区（Su等，2010）：关键区和次关键区（图23）。关键区位于最表层，该区影响黏膜边缘与龈缘顶点。次关键区位于更深层，该区影响种植体周支持性软组织，从而影响牙龈色泽。两区彼此联系，关键区过于靠近冠方或根方都会影响次关键区的冠根向长度。

除了保证患者在愈合期的舒适及美观效果外，即刻种植中临时修复的主要目标如下（González-Martín等，2020）：

- **维持现有软组织形态**。为周围软组织边缘及龈乳头提供支撑。其原理是基于临时修复体可以支撑软组织轮廓，从而避免唇侧和邻间组织塌陷。在现有轮廓丰满或仅有少量缺损的情况下，通常可行即刻种植和即刻修复。如果无保留价值牙齿周围骨量严重不足，仍可以考虑结合再生技术行即刻植入。但这种情况再行种植体支持式即刻修复存在一定风险，且操作更困难，最终造成治疗效果不理想。
- **避免压迫软硬组织**。在规划种植体位置时，要遵循避免侵占唇侧和邻间植骨区域的手术原则。同样，修复体也不应压迫软组织。

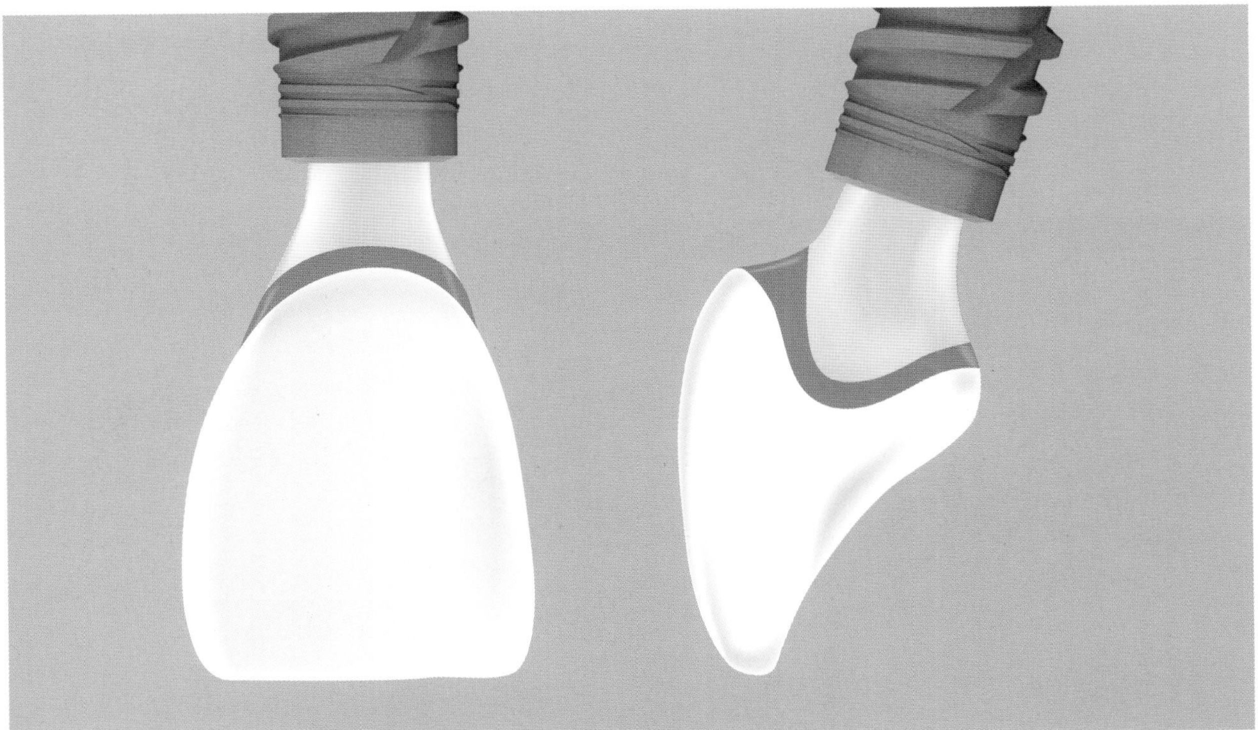

图23 穿龈轮廓分为2个区：次关键区以橙色标记，该区应窄而凹，以最大限度地增加容纳生物材料及组织的空间；关键区以蓝色标记，该区应凸，为种植体周软组织提供支撑

- **为软硬组织再生提供空间**。修复体表面与嵴顶软组织间的接触区应对拔牙窝形成良好的封闭，以尽可能隔绝唾液污染，保护血凝块，防止移植材料渗漏。良好的封闭可以促进根方形成稳定血凝块。在有软组织或骨代用品移植时，还能稳定移植材料。未能形成稳定的血凝块和维持再生空间可导致软组织塌陷、组织轮廓不足。

为了获得结构稳定、形态理想的软组织，即刻临时修复体的穿龈区域应当遵循以下指南进行软组织塑形（González-Martín等，2020）：

- 关键区支撑现有龈缘和龈乳头高度。有两种方法是可行的：①修复体唇侧、邻间、腭侧颈缘都维持天然牙轮廓。②邻间及腭侧维持天然牙轮廓，而唇侧减少0.5～1mm使龈缘在愈合后轻微向冠方延伸。这种方式尤其适用于术前已有轻微牙龈退缩的患牙位点。
- 次关键区应该尽可能凹陷，为血凝块及移植材料提供稳定的空间，从而进行骨重建。修复体轮廓过凸会导致血运受损，软组织变薄，最终导致龈缘向根方退缩。相反，修复体轮廓过凹则失去对软组织边缘的支撑，最终因胶原纤维收缩导致软组织向拔牙窝塌陷。
- 光滑、高度抛光、具备生物相容性的表面有助于形成柔和的穿龈区域，并在愈合过程中减少污染及炎症。

修复体必须能够完全被动就位，确保在整个愈合过程中维持足够大的预负荷。这有助于最大限度地减少因种植体微动和螺钉松动造成临时修复体松动的风险。临时修复体松动会引起穿龈区与周围组织的炎症反应，并可能损害种植体颈部周围嵴顶骨的再生潜力。这种骨再生潜力对种植体周组织的远期健康和美学效果至关重要。据报道，产生修复体微动的原因之一是种植体被植入到嵴顶以下，种植体颈部比周围骨要低，导致临时基台的边缘经常与骨接触，阻碍了修复体完全被动就位（Schoenbaum等，2012）。应通过临床与影像学检查仔细评估，并调改基台以确保其不直接与骨面接触。

4.2.4 咬合考量

任何放置在即刻种植体上的临时修复体都应被视作即刻负荷，因为即使完全避开了咬合接触，在功能运动状态下修复体还是不可避免地承担了咬合负荷。

对于单颗牙的即刻修复，在最大牙尖交错位及任何下颌侧方运动中，所有的咬合接触都应被仔细去除。对于前牙的即刻修复，为了去除前伸及侧方咬合干扰，修复体切缘可能会被缩短，这会牺牲一定的美学效果。然而，这种做法有助于保护修复体在功能及副功能运动中免受咬合负荷的影响。关于饮食的医嘱应包括建议患者进食软食，避免直接用临时修复体咀嚼，以尽可能减少咬合力传导至修复体。

4.2.5 制作技术

即刻临时修复体的制作技术可以分为直接法和间接法。在选用最佳的制作技术时，应该考虑到是否得到技工室的支持、临床医生的操作水平以及工作流程效率。每种制作技术都应遵守以下原则：

- 应始终保护手术部位，以降低种植体表面、拔牙窝或骨代用品被污染的风险。在记录种植体和临时修复体的位置时，需要少用、慎用修复材料。此外，为防止修复材料进入拔牙窝，可以在临时基台周围放置一小块无菌橡皮障或聚四氟乙烯胶带作为屏障。临时修复体的制作和调整应该在椅旁或牙科技工室进行。
- 临时基台或临时修复体不应与牙槽窝骨壁的任何部分接触，因为这会妨碍修复体的就位并导致早期螺钉松动。由于在上颌前牙腭侧骨嵴顶通常位于唇侧骨嵴顶偏冠方位置，如果将种植体植入到略低于唇侧骨嵴顶，那么修复体尤其容易压迫腭侧骨板。
- 为了实现修复体引导的软组织愈合，应当把临时修复体的穿龈轮廓设计成能够在为黏膜边缘和龈乳头提供足够支撑的同时，还能最大限度地增加软组织厚度。

- 修复体应该在黏膜边缘水平封闭整个拔牙窝，以阻止骨代用品或结缔组织移植物的移位或丢失。
- 修复表面应高度抛光，无孔隙，以减少菌斑积聚和细菌黏附，同时促进软组织愈合和成纤维细胞附着。材料的选择是制作临时修复体的关键。
- 修复体应完全无咬合接触。尤其需要注意的是，必须消除下颌侧方运动中的接触。
- 邻牙接触应极轻，以减少邻牙运动造成的力的传导。
- 不管入路孔的位置在哪里，都推荐使用直接螺钉固位进行临时修复。

间接法：术中种植体记录的代型方法

植入种植体后，可在术中记录其位置并转移到术前诊断模型，从而在牙科技工室制作临时修复体。该技术具有降低修复过程中手术位点的感染风险并减少椅旁时间，从而提高临床医生的时间效率等优点。

制作上颌第二前磨牙临时修复体的临床和技工室操作步骤如图24～图29所示。首先，通过获取即刻植入的种植体相对于邻牙的位置进行术中种植体记录。为此，可使用开窗式印模托盘，并在邻牙𬌗面覆盖少量刚性硅橡胶印模材料或修复材料。在术前石膏模型的拔牙位点上制作一个孔洞，但应注意保留牙龈边缘的轮廓。这使技师能在拔牙位点将天然牙颈部水平的轮廓（关键区）完全复制到修复体上，进而为软组织提供理想的支撑，然后使用术中记录将替代体转移到修整后的术前石膏模型上将种植体位置转移到修整的工作模型上之后，就可以使用传统技术完成临时修复体的制作了。

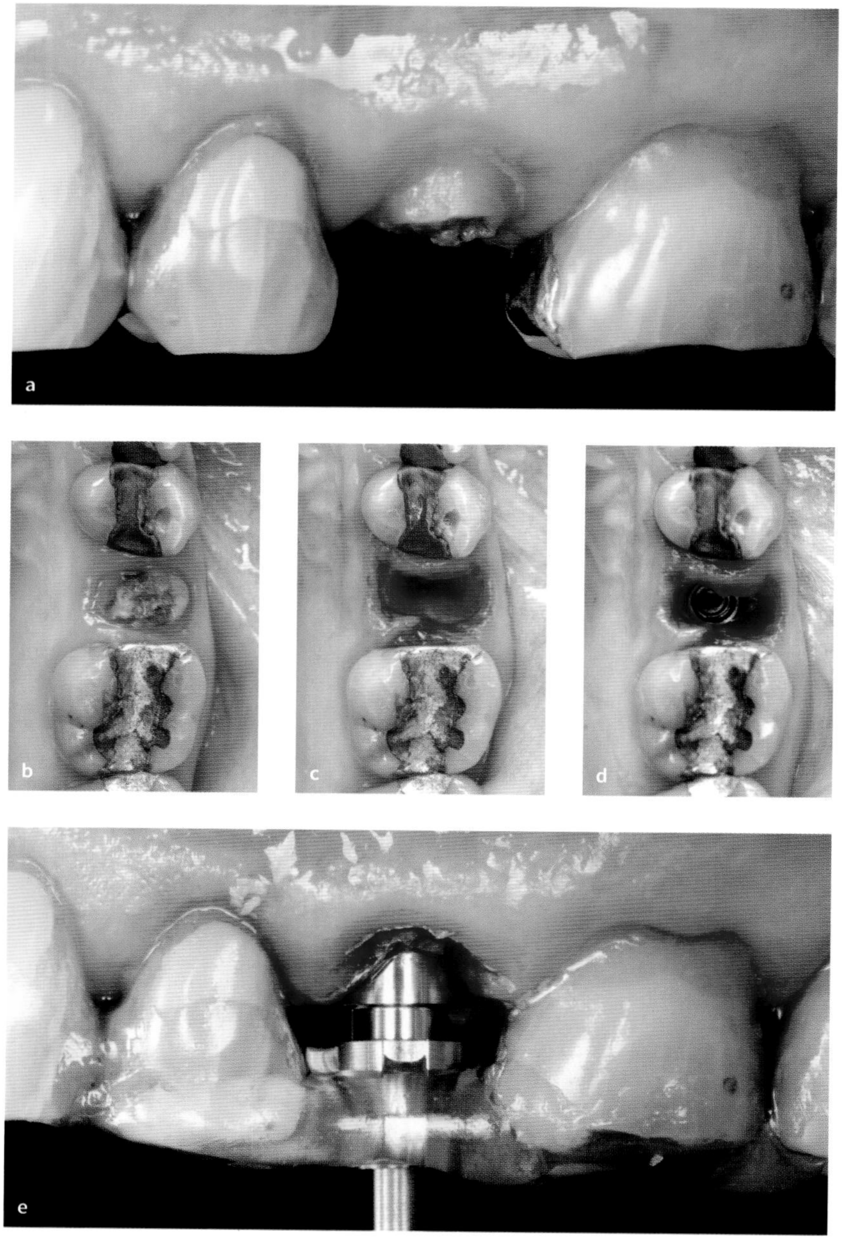

图24a～e 拔除折断的上颌第二前磨牙（a～d），并即刻种植（e）。通过用光固化树脂固定在邻牙殆面的开窗式印模获得种植体位置（Triad Gel, Dentsply Sirona, York, PA, USA）

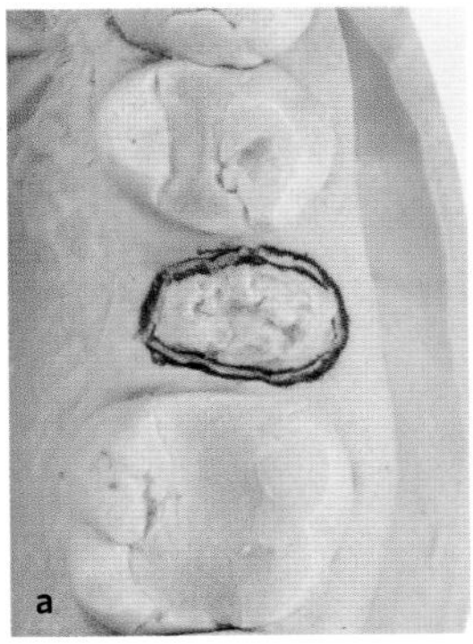

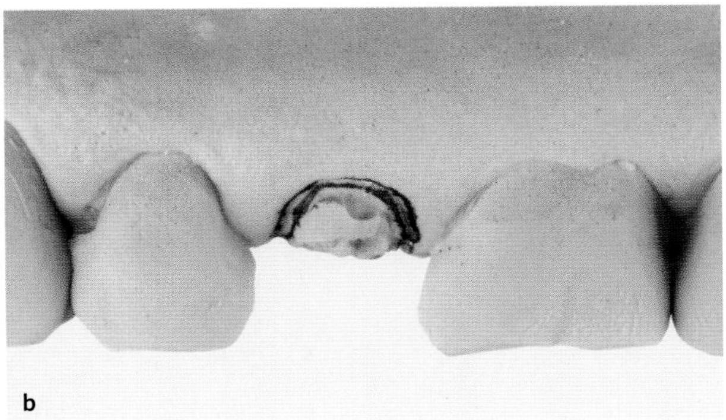

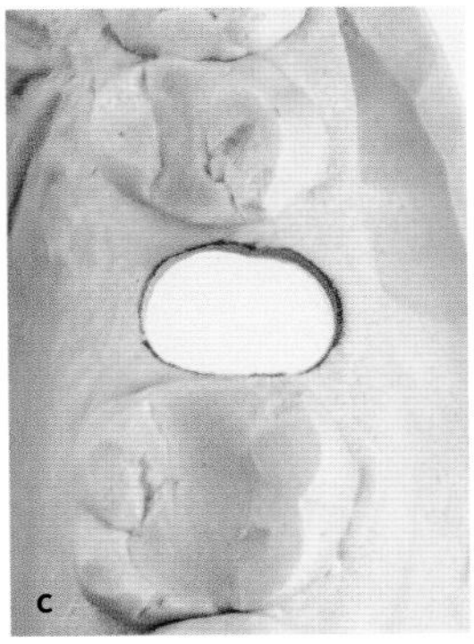

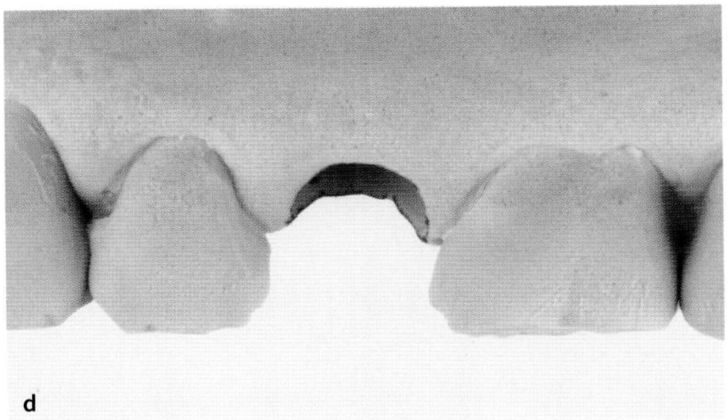

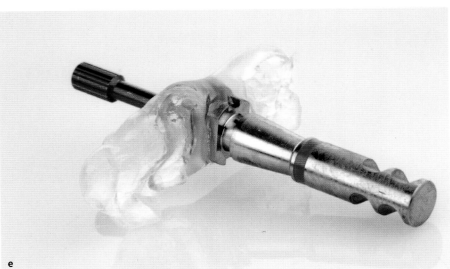

图25a～j （a～d）拔牙，在术前石膏模型上勾勒出轮廓并小心去除，在模型底部制作一个孔洞，使其保留拔牙位点的牙龈边缘位置。（e，f）种植体替代体与术中种植记录连接并安放在模型上。（g）替代体于孔洞内实现被动就位。（h～j）在替代体周围灌注牙科用硬质石膏，将其固定在术前模型上

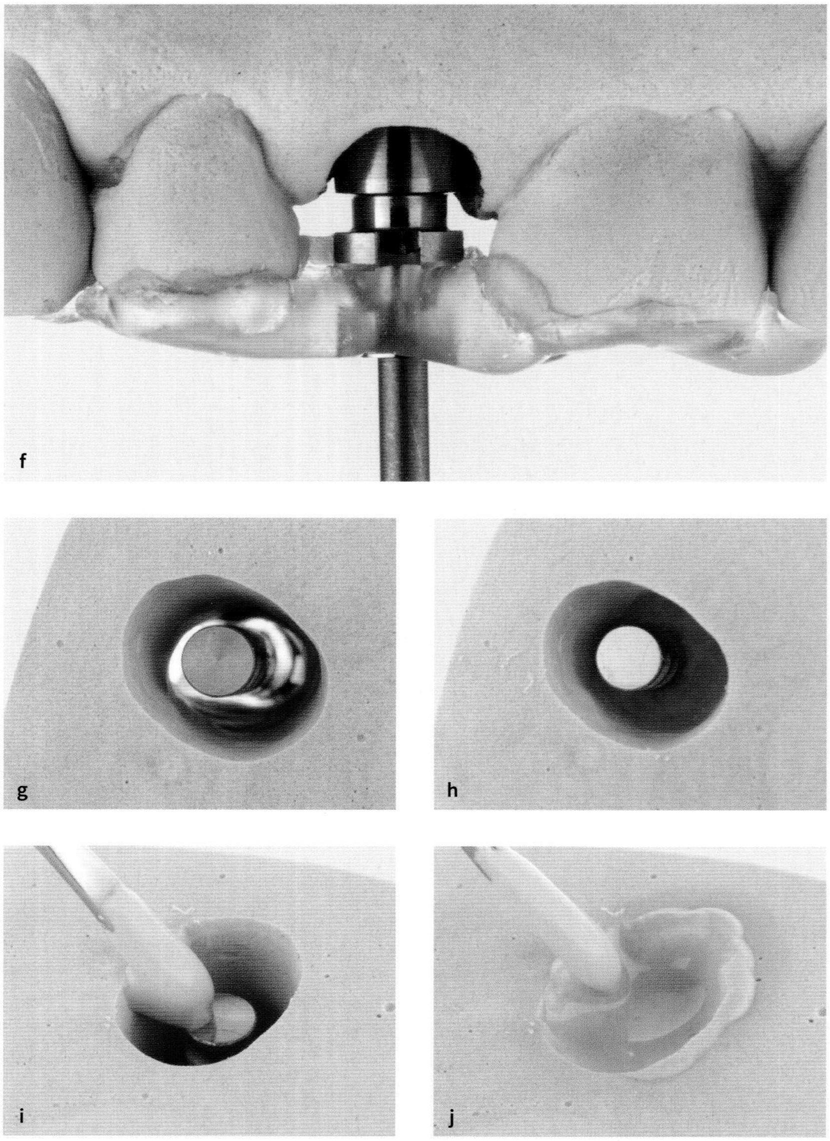

图25a～j（续）

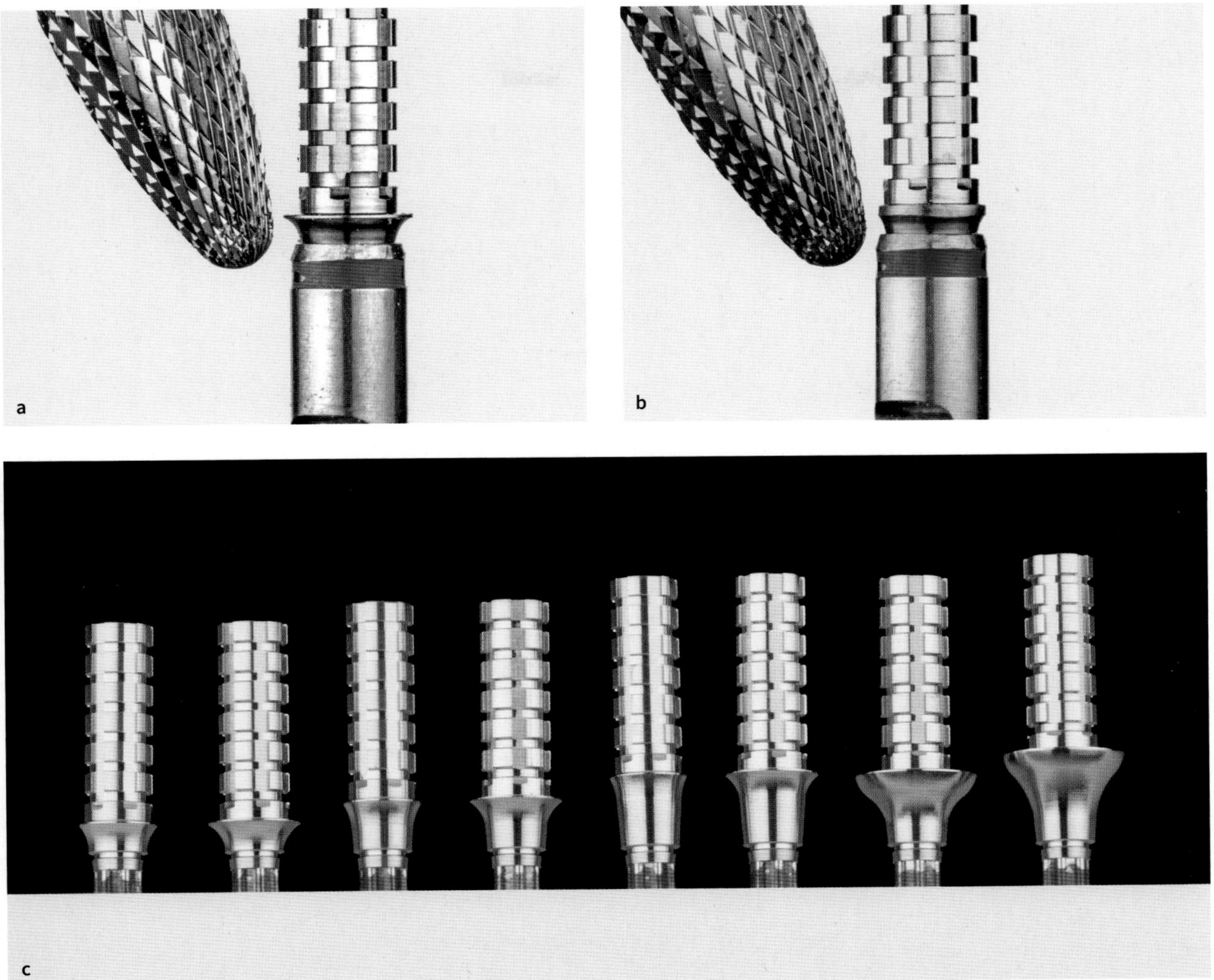

图26a～c （a，b）修整临时钛基台，以去除穿龈轮廓边缘1～2mm的扩展部分，防止其与骨接触和妨碍修复体的就位。将基台旋入替代体中，放置在替代体支架上，防止损伤种植体–基台连接并保护操作者的手免受伤害。（c）钛临时基台设计具有多种龈颈部高度和直径，选择恰当时，不需对已有的穿龈轮廓进行修整，就能获得理想的生物学、机械和美学效果

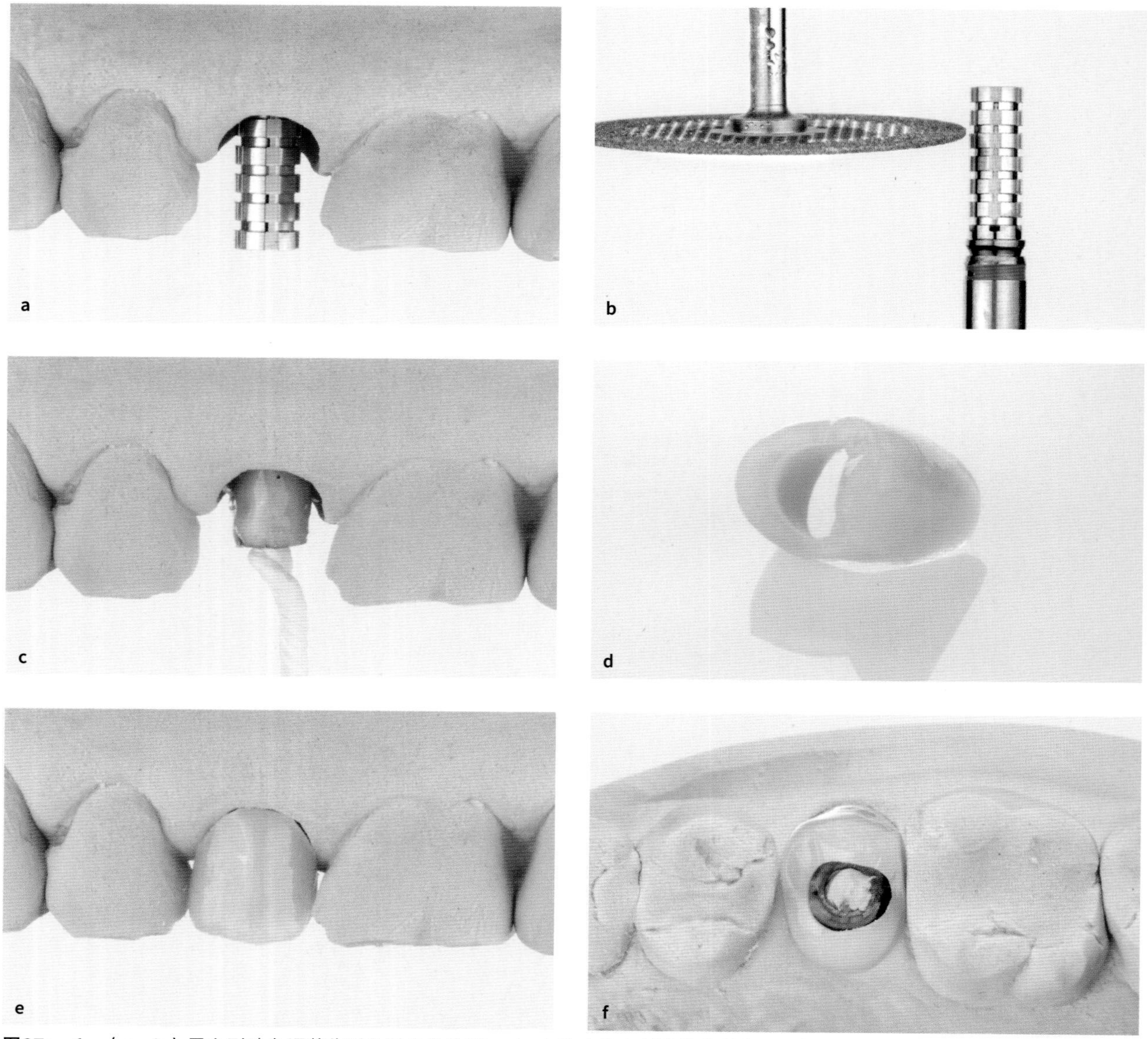

图27a～f （a，b）用金刚砂盘调整临时钛基台的高度。（c）涂布遮色剂遮盖钛的灰色；螺钉通道内放入聚四氟乙烯胶带，以在制作过程中保护螺钉。（d～f）调整中空牙冠使其与临时基台和拔牙位点牙龈边缘相匹配。在基台和牙冠之间注入流动树脂或丙烯酸树脂，将牙冠和临时基台粘接固定

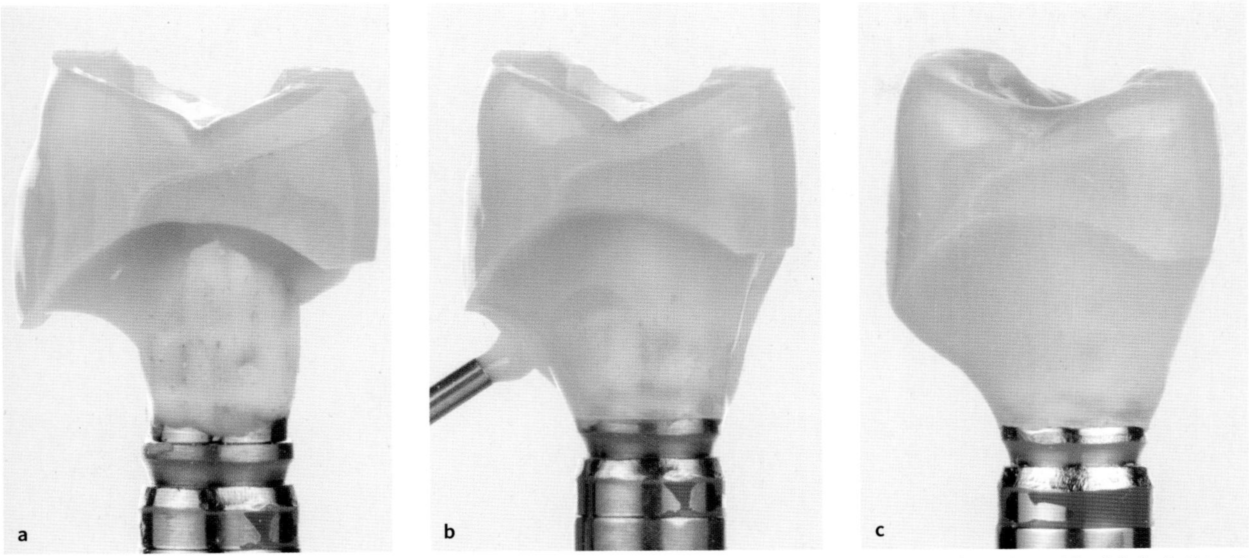

图28a～c　从模型上取下后，继续添加材料来重建理想穿龈轮廓，并填满义齿和基台之间的所有间隙。对临时修复体的边缘1～2mm轮廓进行修整，以避免与骨接触并最大限度地增加软组织体积

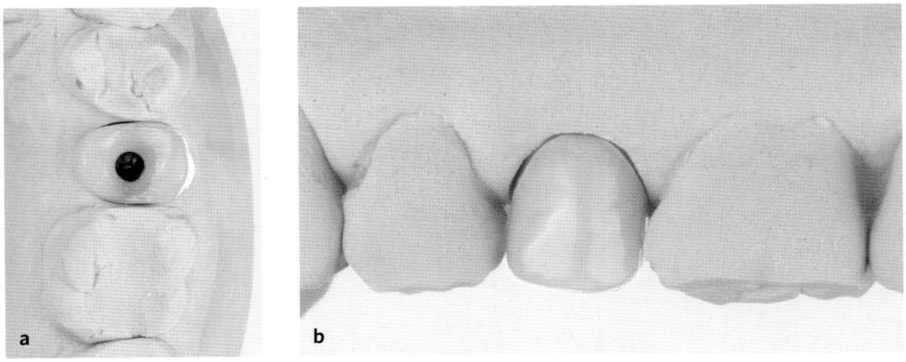

图29a，b　临时修复体在模型上就位后，拔牙位点的牙龈边缘与修复体外形贴合紧密。这将提供一个机械屏障，防止移植材料的流失，并维持拔牙前软组织形态

间接法：术中种植体数字化印模的方法

数字化印模和数字化工作流程作为传统技术的替代方案，可以用来制作CAD/CAM临时修复体。该流程如图30～图32所示。可将术前口内扫描与术中种植体位置扫描相结合，用于设计穿龈轮廓与拔牙位点牙龈边缘匹配的修复体。在即刻负荷方面，数字化工作流程展现出突出的优势，因为它不需要在术区使用印模材料和修复材料，并且操作简单、高效。

应避免使用粉末或液体涂层优化组织反射率的数字化口内扫描仪（IOS），因为这会对手术部位造成污染。目前市场上有许多高精度的无粉扫描仪可供选择。

按照术中种植体数字化印模法的工作流程，首先，对上下颌牙列以及咬合时的唇侧面进行扫描。

然后，可以在数字化印模中去除待拔牙，为术中扫描做准备。理想情况下，扫描应获取到待拔牙龈缘处近拔牙窝侧的一小部分，以指导技师制作穿龈轮廓和确定关键区位置。在扫描之后，应进行跳跃间隙植骨和所需的软组织增量（如果在数字化印模前没有完成的话）。在修复体制作过程中，应使用窄直径愈合基台保护手术位点，并用纱布压紧。

将扫描数据导入CAD软件中，在该软件中设计牙冠外形和穿龈轮廓，并完成临时修复体的最终设计。在此基础上，通过3D切削或3D打印聚甲基丙烯酸甲酯（PMMA）制作临时修复体，并制作钛基基台。先在口内使用树脂粘接剂将临时修复体粘接到钛基台上，最后口内戴入。

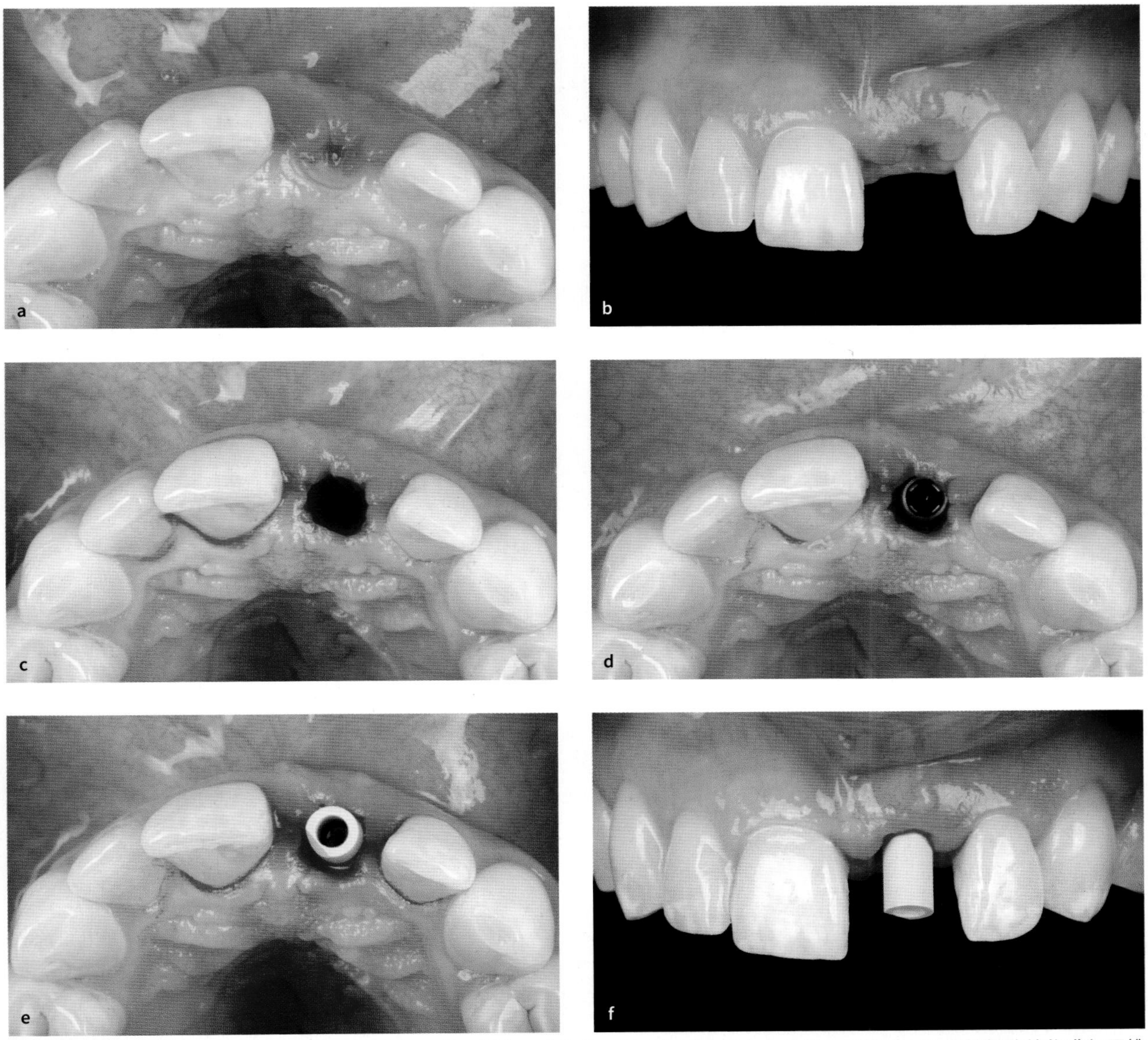

图30a～f （a～d）拔除折断的上颌左侧中切牙并即刻植入种植体，同时使用去蛋白牛骨矿物质和皮下结缔组织移植物进行牙槽窝植骨。（e，f）将扫描杆安放在即刻种植体上，术中进行数字化口内扫描，以获得种植体相对于邻牙和软组织的位置信息

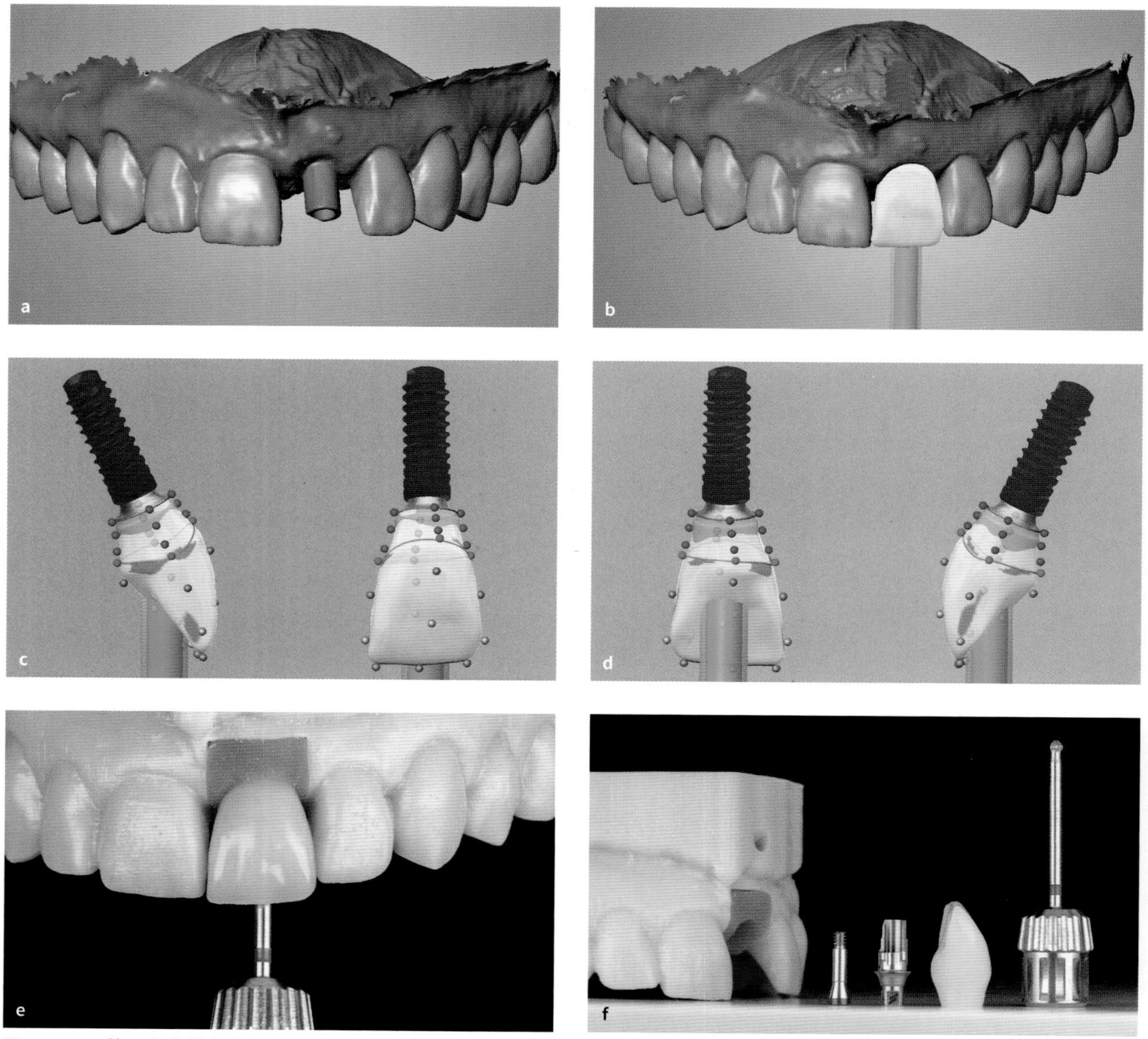

图31a ~ f 基于术中数字化扫描，在CAD软件中设计即刻临时修复体的牙冠，将其安放在带角度螺钉通道的钛基台上。穿龈轮廓与拔牙前的牙龈轮廓相匹配

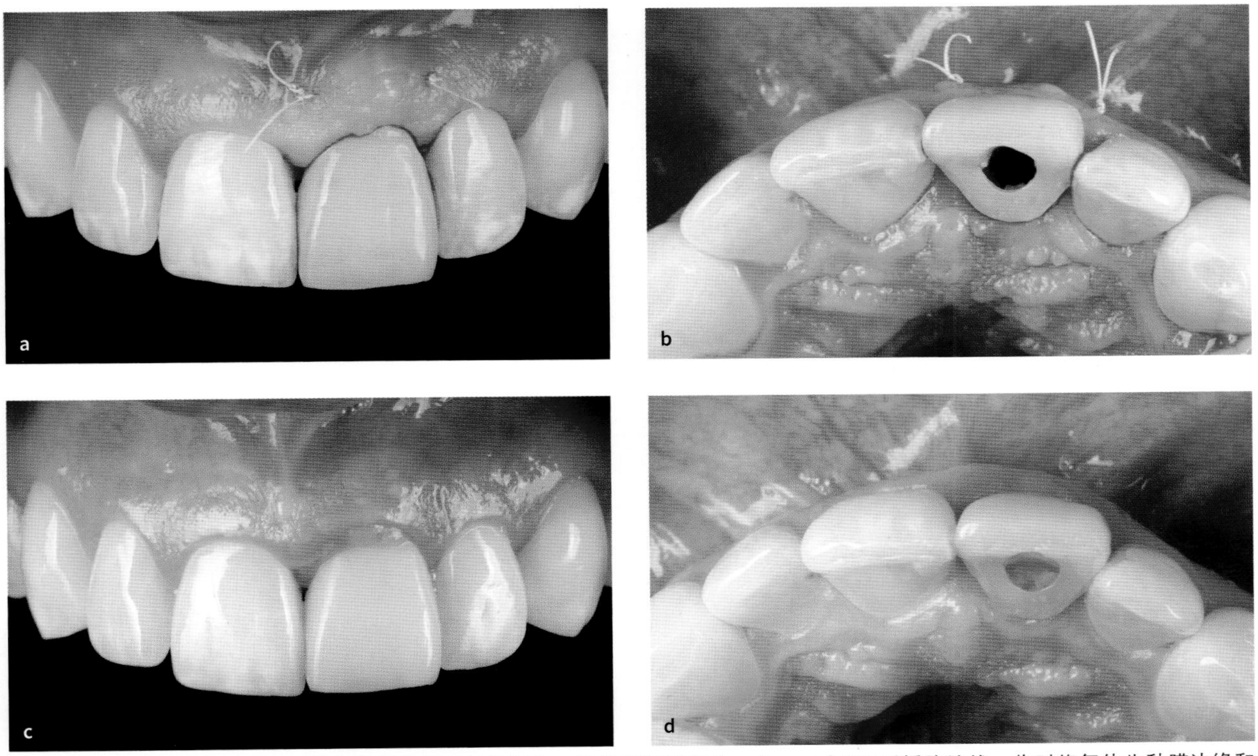

图32a ~ d （a，b）当天交付数字化制作的即刻修复体，将其调至轻咬合。（c，d）3周后拆除缝线，临时修复体为黏膜边缘和龈乳头提供了足够的支撑（Images courtesy of Dr. Armand Putra.）

直接法

直接椅旁制作的种植体支持式临时修复体也可用于患者拔牙后的即刻修复。不过，这种方法技术敏感性较高，并会增加诊室就诊时间。

由于修复材料（例如游离单体和树脂材料）会直接用于新鲜创口，所以为了确保这些材料不会直接接触种植体或骨移植材料，必须对创口进行保护，否则可能会对愈合反应产生不利影响。为此，可以使用两种不同的椅旁修复方案：

椅旁方案一：直接法，与临时基台连接的预成修复体，制作个性化的龈下区域（图33～图37）。第一步是选择合适的临时基台进行即刻修复。推荐使用钛临时基台，因为其耐用性强，技术敏感性低，对牙槽窝愈合产生不利影响的风险小。尽可能选择具有合适穿龈高度和窄穿龈轮廓的基台，必要时，应对预成临时基台进行调整，例如适当减少宽度和降低高度。尤其是在基台的最根方，因为种植体平台通常略低于牙槽嵴顶，基台和骨嵴的接触会妨碍其充分就位（Schoenbaum等，2012）。为防止临时修复体颜色发灰，可以在基台上涂抹遮色剂，这对美学需求高的牙位来说尤其关键。

在调改和置入基台后，用手指拧紧内固定螺钉，并用聚四氟乙烯（PTFE）胶带等材料封闭基台的孔道。此外，应在暴露的拔牙窝和骨移植材料上覆盖一层保护屏障（例如一小片无菌橡皮障或聚四氟乙烯胶带）。

牙冠可以通过个性化人工牙冠、中空天然牙或拔除的天然牙牙冠制作成型，然后进行调整来匹配临时基台。个性化人工牙冠可以通过术前数字化印模或代型法间接制作。还可以以邻牙切缘为参照制作定位导板，从而在口内Pick-up时精准定位和戴入。

然后，使用少量的丙烯酸树脂或复合流动树脂将牙冠粘接到基台的冠部。从口内取出临时修复体后，将临时修复体置于技工室代型支架上，充填冠与基台之间的剩余间隙，并对牙冠的穿龈轮廓进行修整和抛光。修复体的龈下部分必须进行高度的抛光。

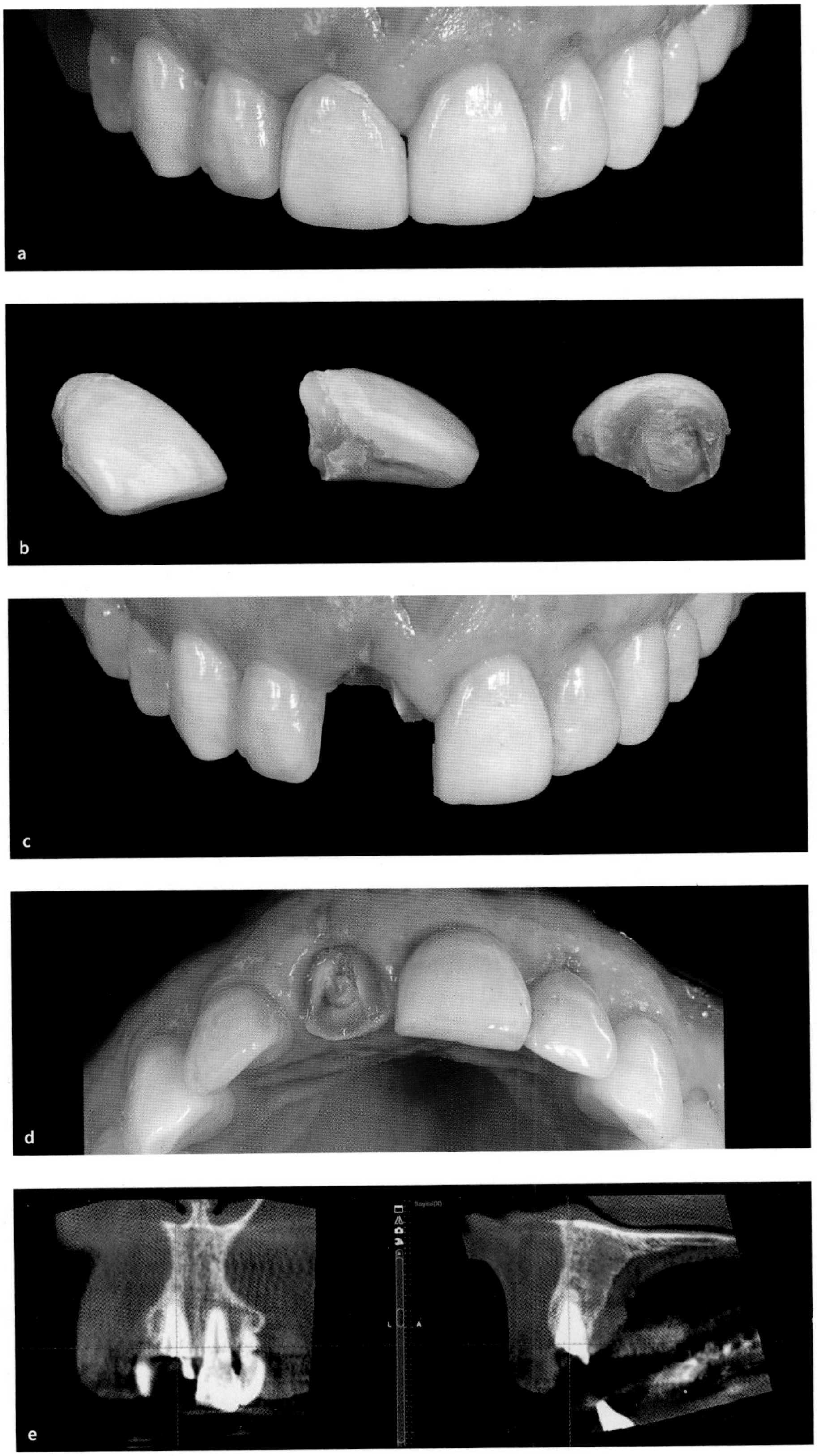

图33a～e　（a～d）上颌右侧中切牙发生水平向折断，评估为无法修复。（e）CBCT显示，中切牙唇侧、根尖和腭侧骨板完整。计划使用1A型方案（即刻种植+即刻修复/即刻负荷）

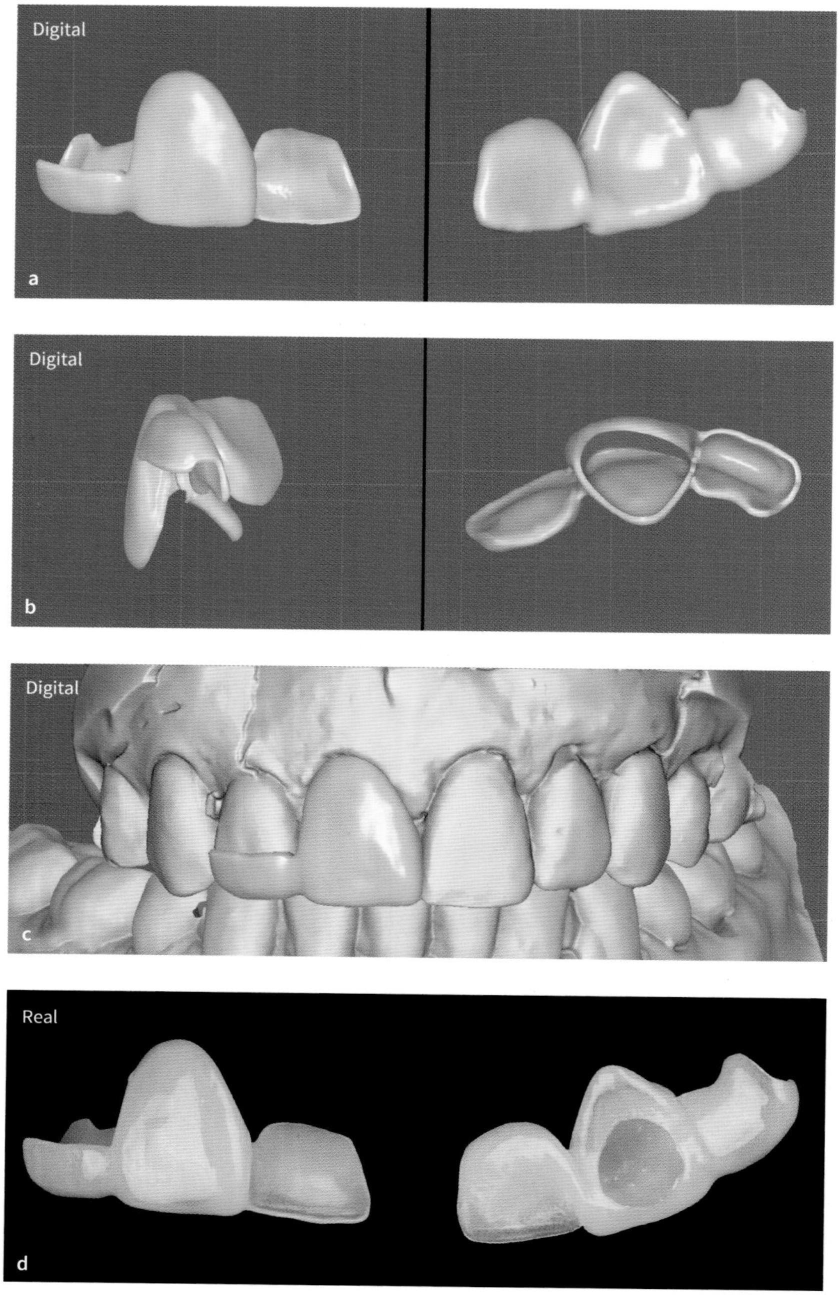

图34a~d （a，b）为上颌右侧中切牙设计一个带上颌两颗中切牙定位导板的数字化个性化临时修复体，以辅助在口内Pick-up过程中定位临时修复体。（c）临时修复体紧贴龈缘，以提供足够的黏膜支撑。（d）术前将切削或3D打印的临时修复体进行手动抛光

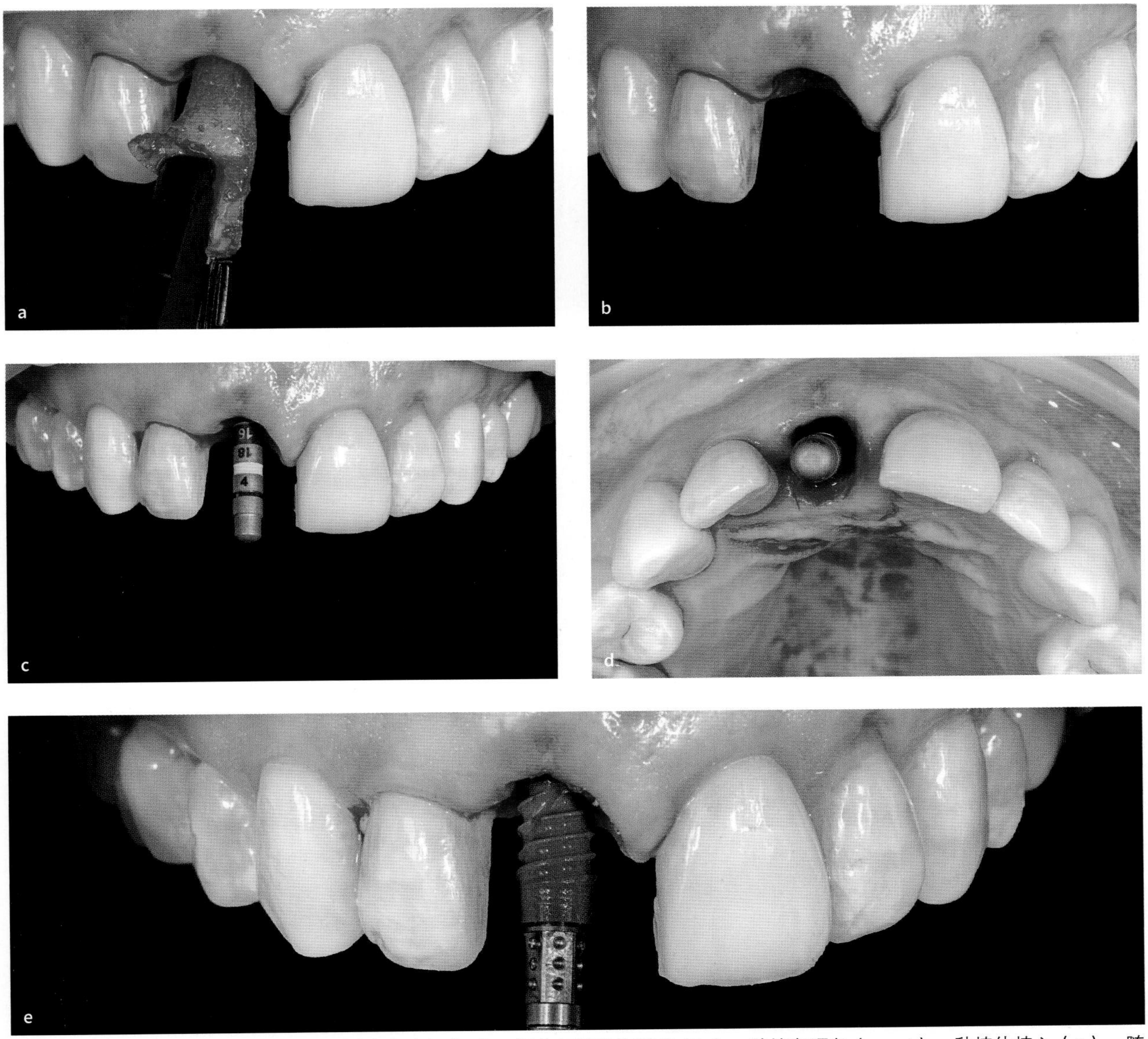

图35a～e　1A型方案的手术程序，包括拔除残根（a）、评估牙槽窝和清创（b）、种植窝预备（c，d）、种植体植入（e），随后去蛋白牛骨矿物质填塞植骨间隙

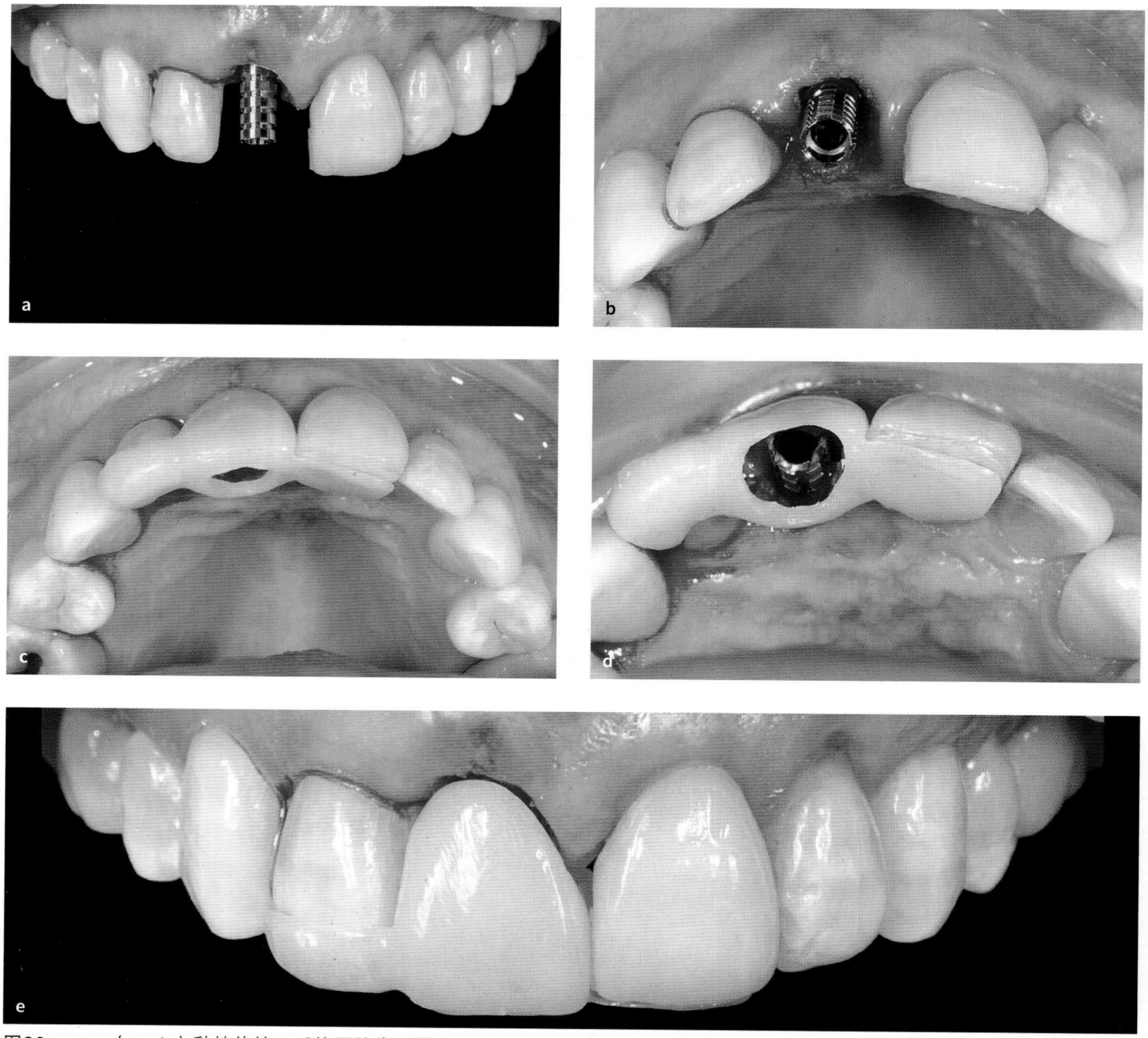

图36a～e　（a，b）种植体植入后使用钛临时基台。（c～e）个性化临时修复体就位后，使用复合流动树脂或丙烯酸树脂进行口内点状粘接

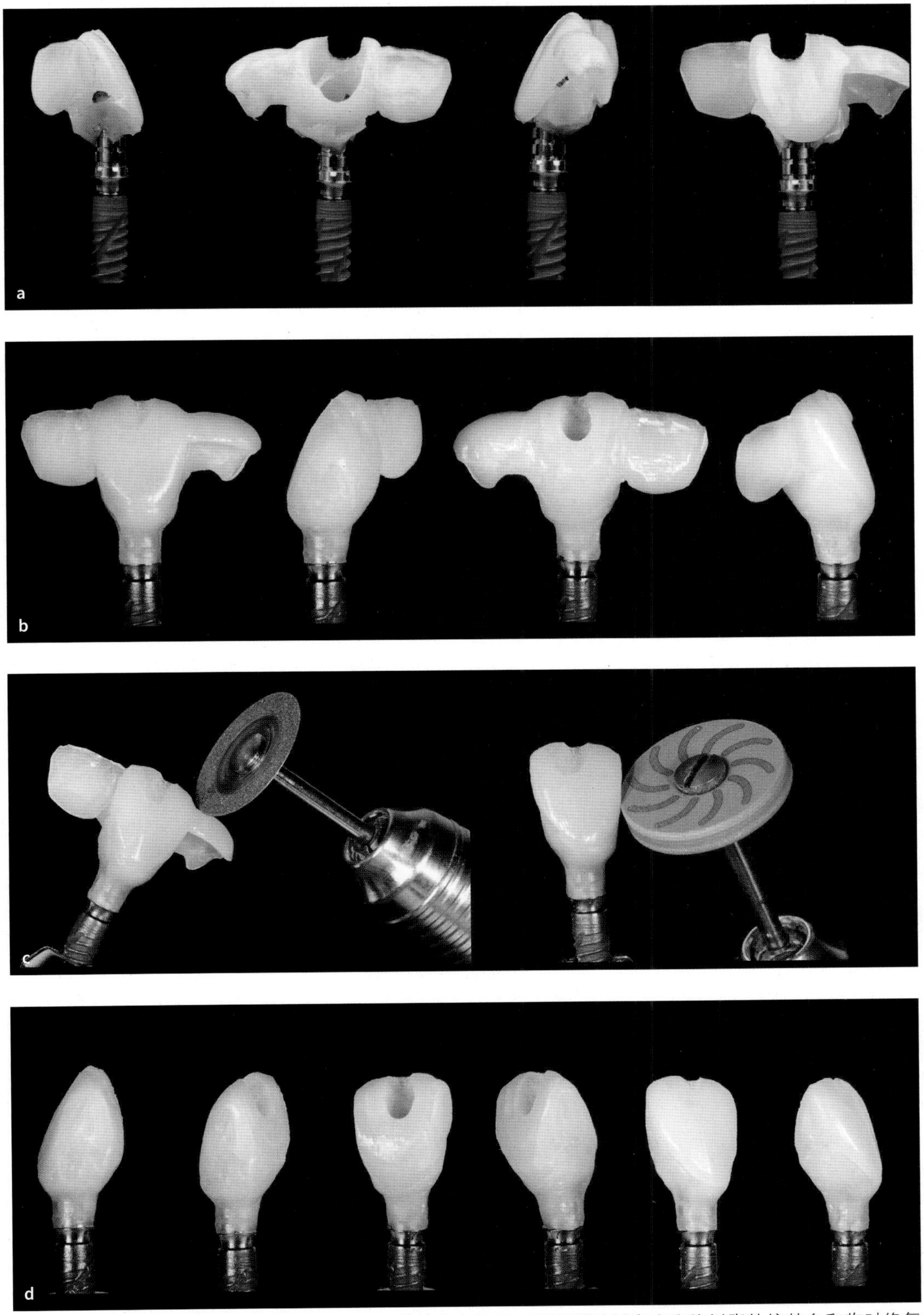

图37a～d　（a，b）将基台和临时修复体从种植体上取下，用丙烯酸树脂或流体树脂粘接基台和临时修复体，并形成适当的轮廓。（c）去除临时修复体的翼部。（d）在技工室代型的辅助下进行临时修复体的形状修整和抛光

椅旁方案二：直接法，个性化制作穿龈轮廓，完整设计并制作穿龈轮廓（图38～图41）。这种方案的主要优势是降低了修复材料在制作过程中进入术区的风险。

该方案的第一步是获得一个研究模型，以取得现有牙齿的关键区轮廓尺寸，尤其是牙槽窝周围的唇舌向和近远中尺寸。另外，使用CBCT影像确定龈缘到规划种植体平台位置之间的距离也至关重要。有了这些信息后，在口外临时基台上添加复合流动树脂，制作出暂时的仿真穿龈轮廓。唇侧和近远中的次关键区必须尽可能凹陷。修复体的穿龈部分必须高度抛光。

即刻种植后，小心放置个性化临时基台，同时判断是否需要细微调改才能正确就位。为了给血凝块和移植物材料创造足够的空间，确保最佳的治疗效果，必须仔细调改基台，重建一个能支撑现有唇侧黏膜边缘和龈乳头的关键区轮廓及一个尽可能凹陷的次关键区轮廓。

临时修复体的龈下轮廓达到预期目标后的下一步是使用预成硅橡胶模板制作冠部。商用临时修复体也可用于辅助制作龈下轮廓，然而这种方法制作的临时修复体常需进行精细修整。

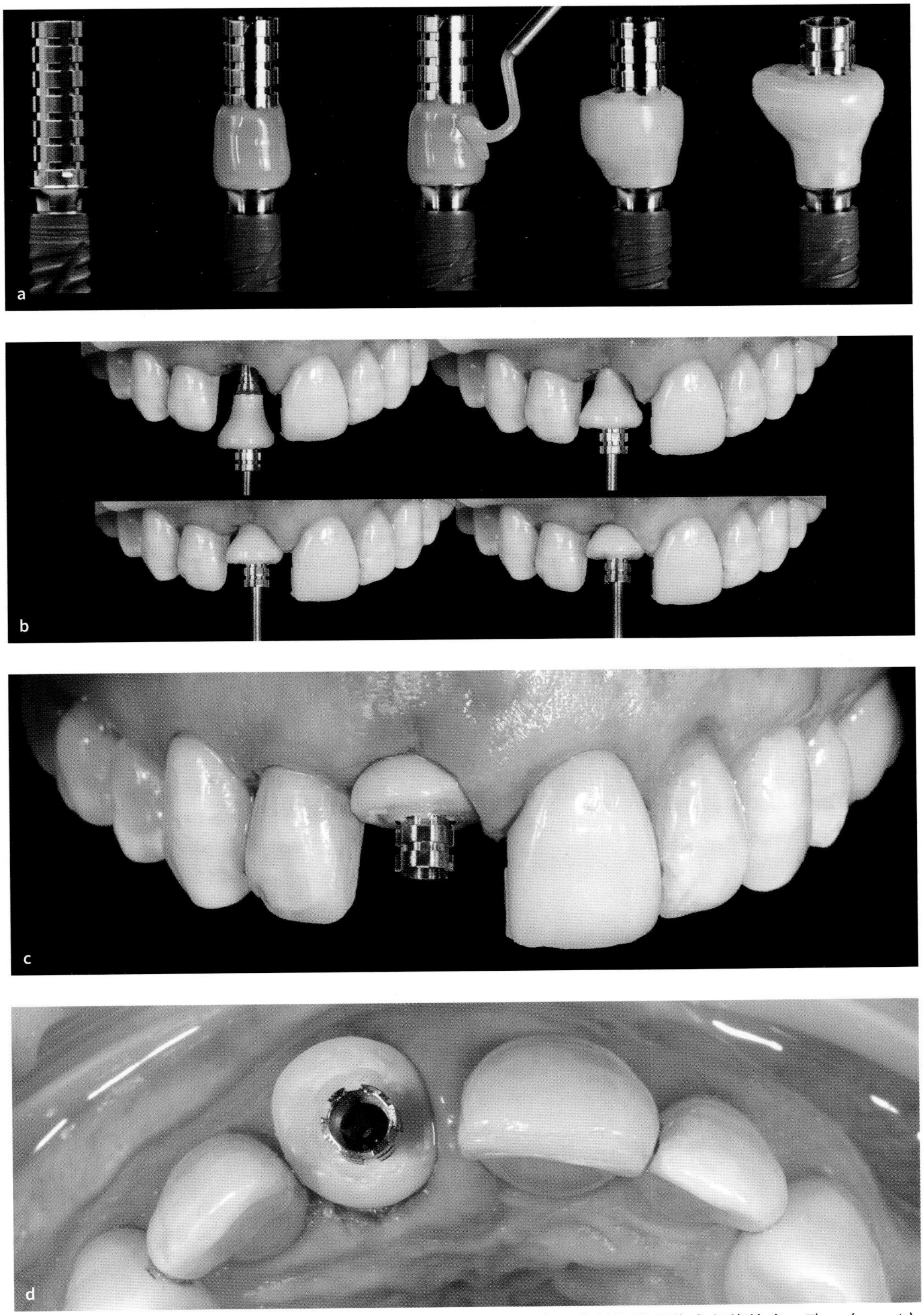

图38a ~ d　（a，b）使用复合流动树脂塑造临时修复体穿龈轮廓，使其与拔牙位点龈缘轮廓一致。（c，d）通过临时修复体的穿龈轮廓封闭拔牙窝，为直接制作牙冠提供了屏障

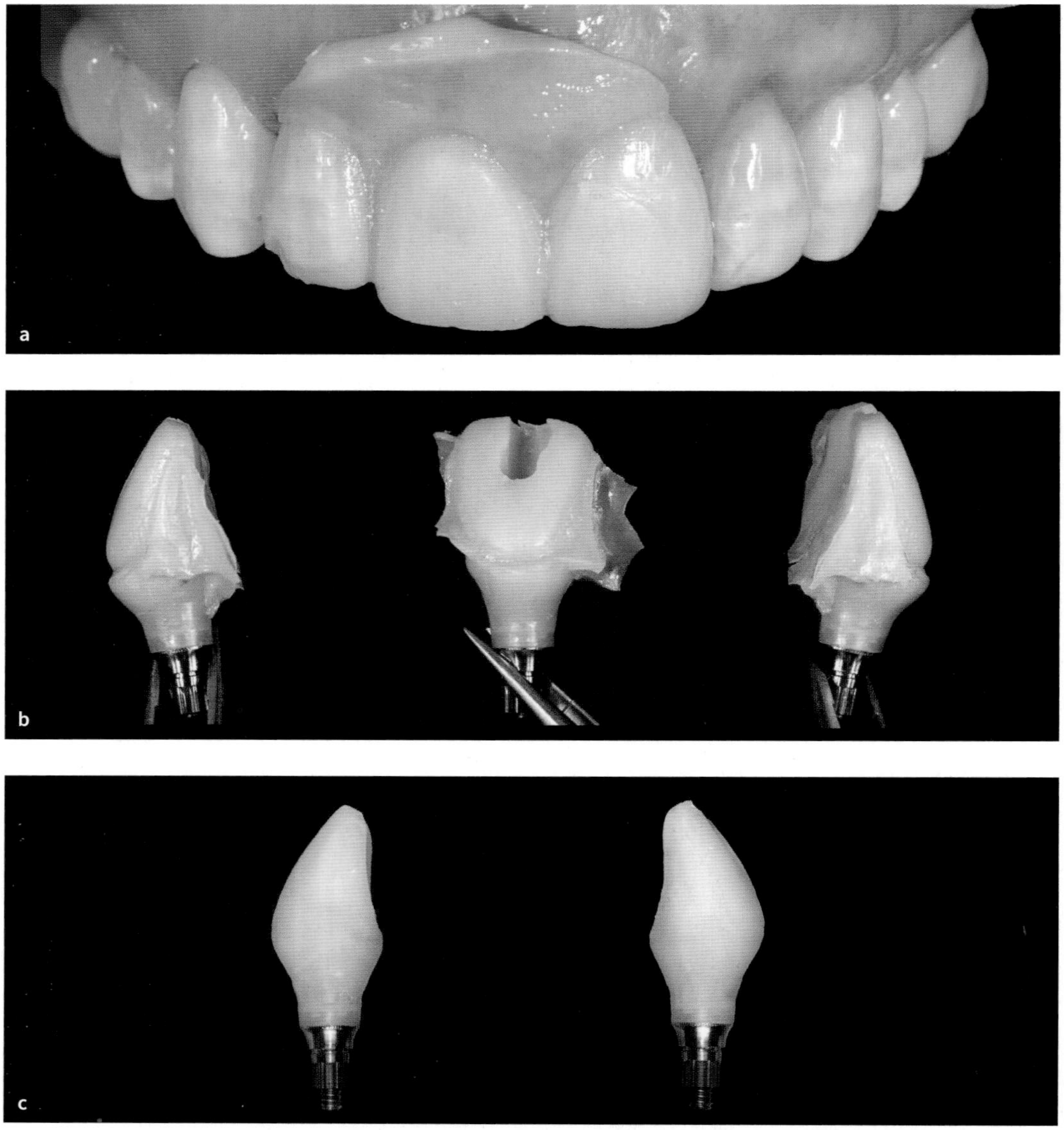

图39a～c （a，b）在诊断蜡型上使用外部导板直接制作双丙烯酸复合树脂或丙烯酸树脂临时修复体。在此步骤之前必须先封闭创口，并且填塞螺钉通道和倒凹。（c）最终口外调磨和抛光以形成最终修复体轮廓

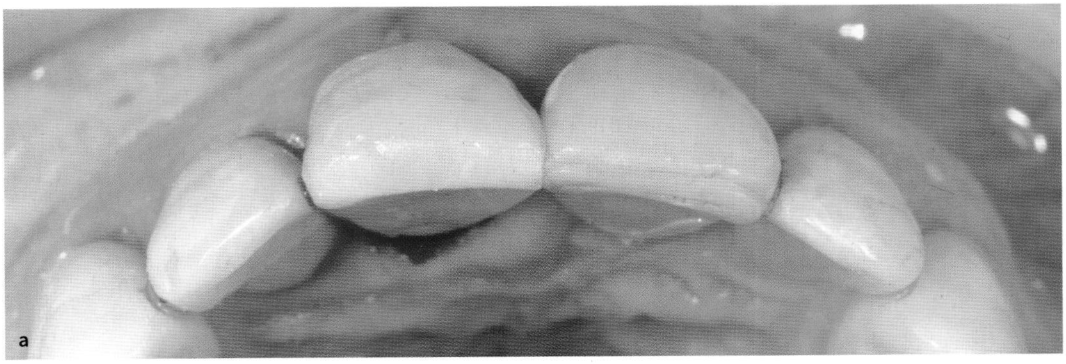

a

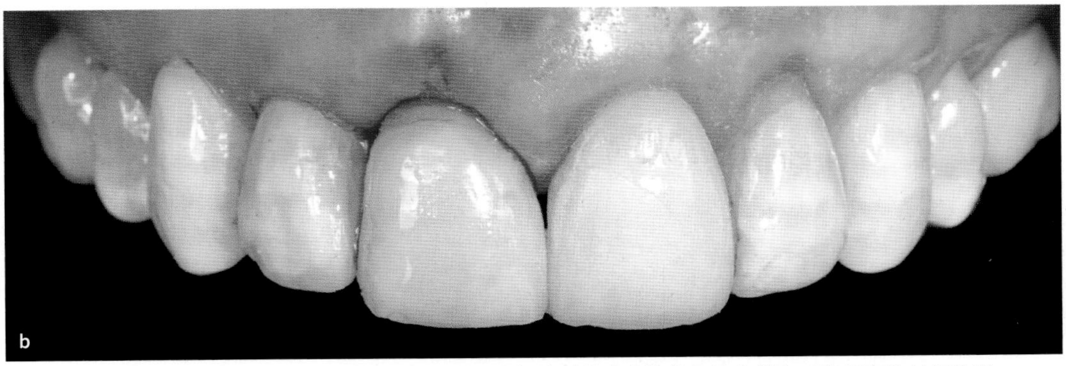

b

图40a，b　在拔牙和即刻种植当天即刻修复显示，修复体对黏膜边缘的足够支撑和对拔牙窝的封闭作用

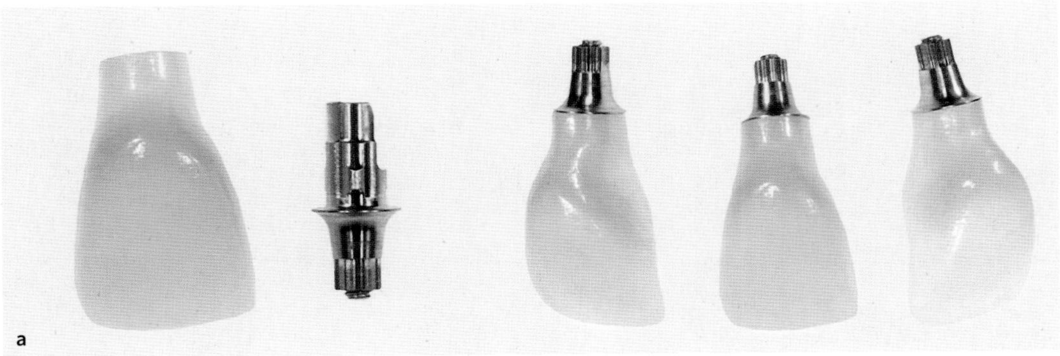

a

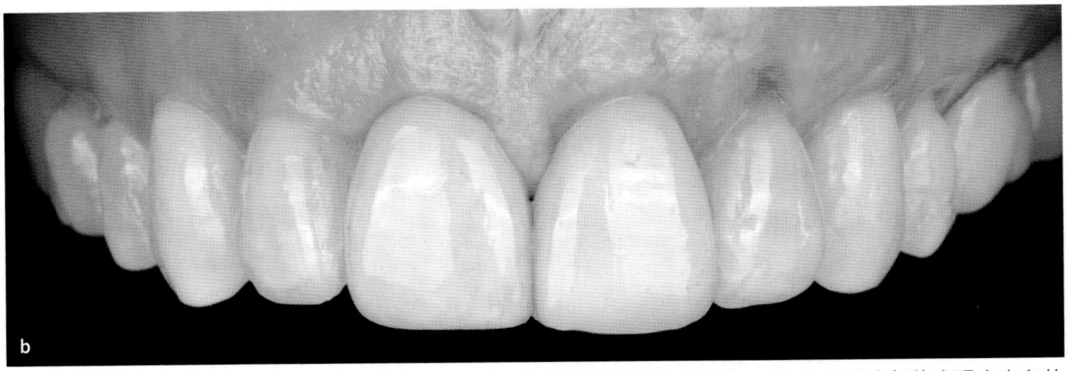

b

图41a，b　（a）愈合6个月后，使用钛基基台和分层氧化锆制作最终修复体。（b）最终修复体表现出出色的美学效果，以及健康的种植体周软组织

数字化预成个性化临时修复体

通过全程数字化的方法完成虚拟种植规划和种植手术引导，如图42和图43所示，可以根据虚拟规划的种植体位置来预先制作临时修复体。这要求整个工作流程高度精确，在术中不能改变预先规划的种植体位置。与规划位置相比，种植体位置的任何细微调整和偏差，都将导致临时修复体进行大范围的调改，甚至完全无法使用（Hamilton等，2022）。全数字化方法的优点包括大大减少种植体植入到临时修复体戴入的间隔时间，同时降低了术区感染的风险。

如果选择了1C型方案，或是不满足术中即刻负荷的适应证，数字化流程还可以进行数字化设计，复制原有天然牙牙根在游离龈处的形状后，提前制作个性化愈合基台。还可以通过CBCT观察骨组织解剖结构，对CAD种植修复体轮廓进行拟合评估，以避免临时修复体压迫嵴顶骨组织。

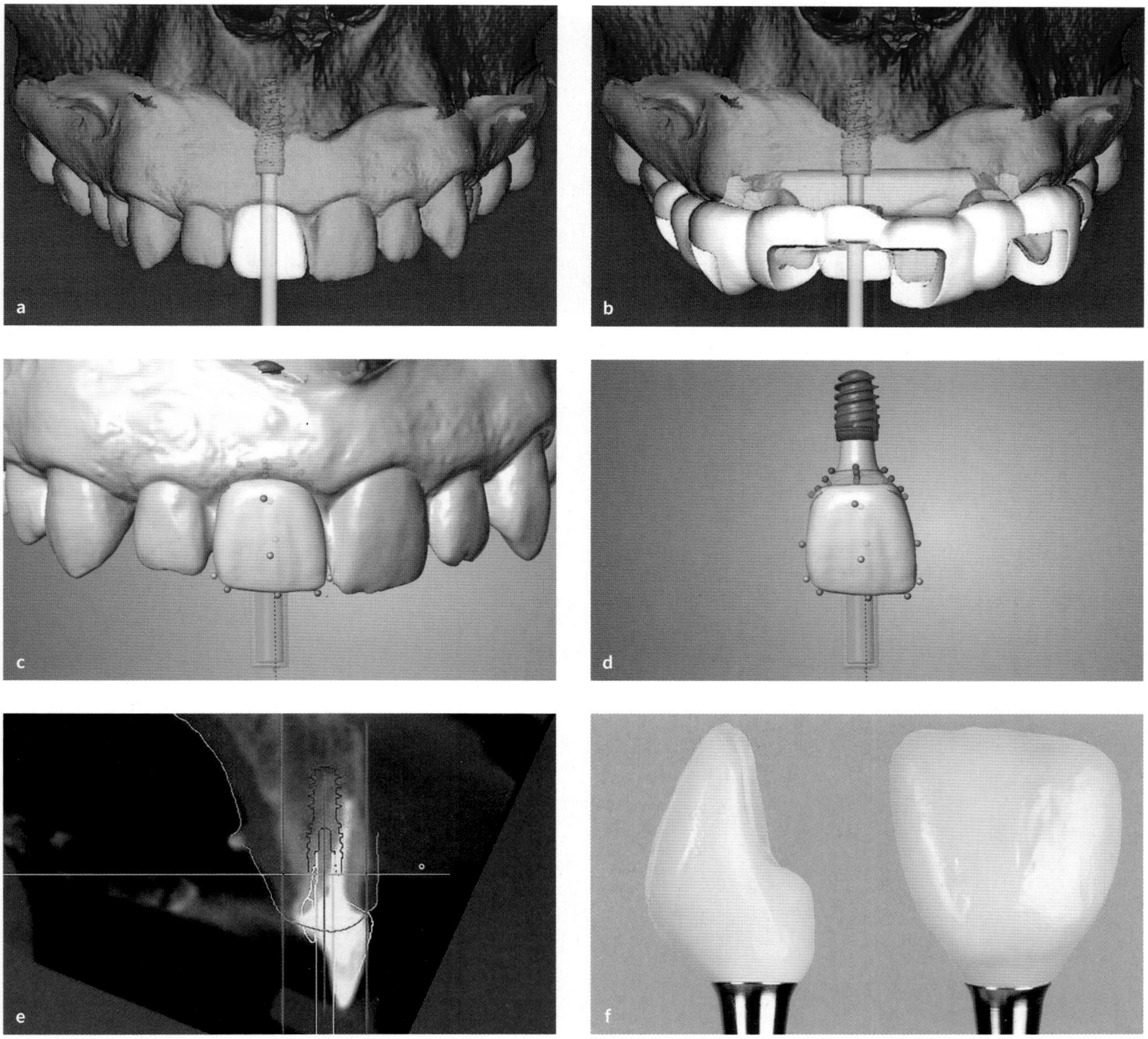

图42a～f （a）根据虚拟规划的种植体位置，数字化设计制作种植体支持式临时修复体。（b）以修复为导向植入种植体。（c，d）在CAD软件中设计穿龈轮廓 ，关键区轮廓与待拔牙的牙龈轮廓相匹配。（e）将修复体设计转移到虚拟种植规划软件，使可能存在骨组织压迫的区域可视化。（f）切削PMMA材料的修复体，并在术前口外粘接到钛基基台上

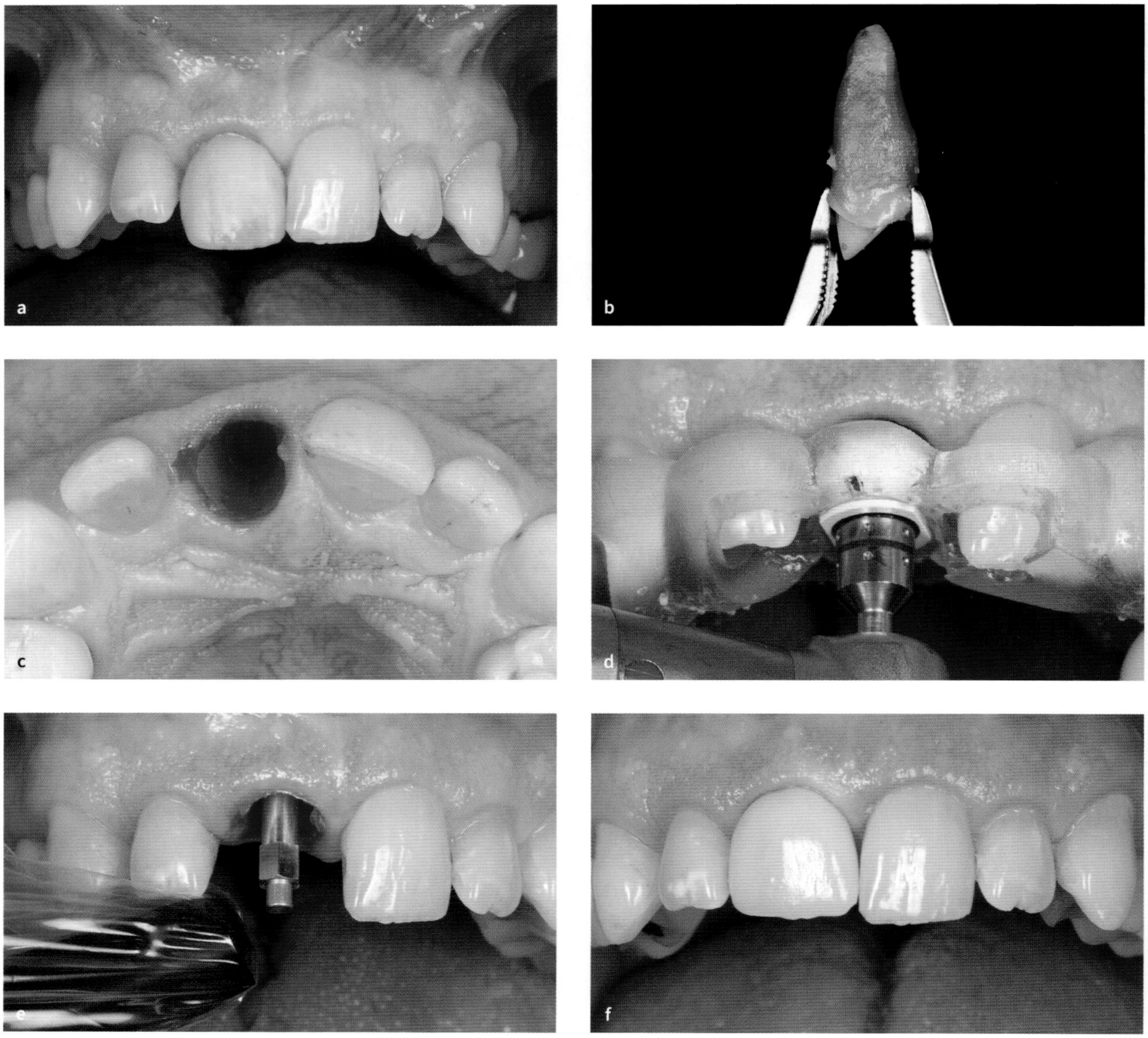

图43a～f （a～c）手术当天拔牙。（d）按照全程引导外科手术方案植入种植体。（e，f）如果术中满足即刻负荷的适应证，可以放置预成个性化临时修复体（Images courtesy of Dr. Luiz Gonzaga.）

4.2.6 修复体戴入

在制作修复体期间，要安装愈合基台以防止移植材料进入种植体-基台连接处。因此，戴修复体时，首先取下愈合基台。然后戴入临时修复体，并进行影像学检查以确认修复体完全就位。根据厂商说明，拧紧临时修复体的基台螺钉，并用聚四氟乙烯（PTFE）胶带和临时修复材料封闭螺钉通道（图44和图45）。

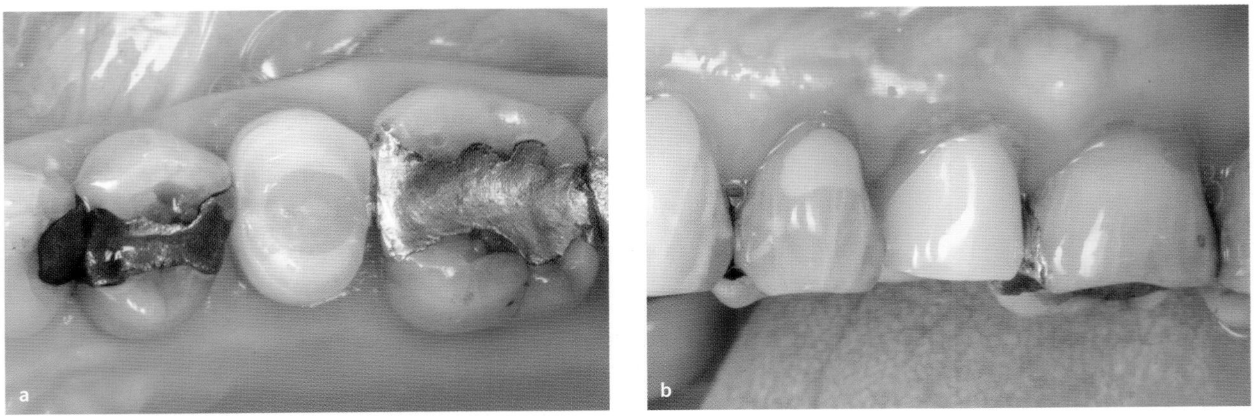

图44a，b　即刻种植、即刻负荷后2周临时修复体口内观

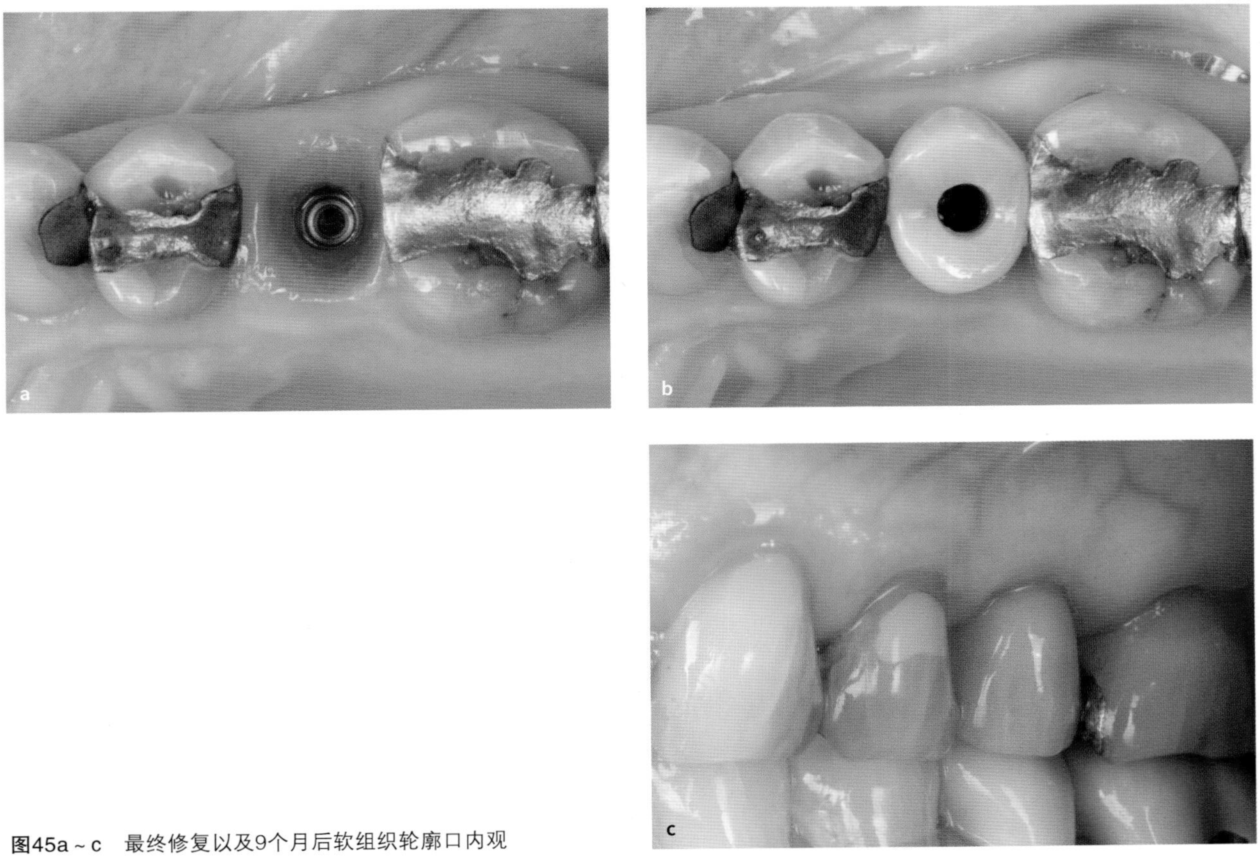

图45a ~ c　最终修复以及9个月后软组织轮廓口内观

4.2.7 即刻负荷的替代方案

如果不符合即刻负荷的适应证，或在即刻种植后不符合即刻负荷的术中标准，则采用1C型方案。在这种情况下，可使用个性化愈合基台或特定形状的固定桥，以实现与即刻临时修复相同的生物学目标（Finelle和Lee，2017；Perez等，2019；Alexopoulou等，2021；Finelle等，2021；Lilet等，2022）。

接下来以一个病例，阐述即刻负荷的替代方案。本病例上颌左侧中切牙需要拔除，术中未达到相应的种植体植入扭矩（图46～图56）。尽管我们的目标是不翻瓣即刻种植并即刻负荷（1A型），但还是有必要制订一个应急预案以防止术中出现并发症而无法采用1A型方案，例如唇侧骨板受损而需要翻瓣，或缺乏足够的初始稳定性而无法进行即刻负荷。

根据本病例中的数字化工作流程，预先制作了一个个性化愈合基台，并结合可摘临时义齿使用，作为备用方案。个性化愈合基台可为牙槽嵴顶的牙龈提供理想的支撑，并在即刻种植后限制骨移植材料进入种植体–基台连接处。

虽然这种替代方案可用于前牙区，但用于后牙区是最有利的，因为后牙区采用即刻负荷风险较高，且优势并不明显。

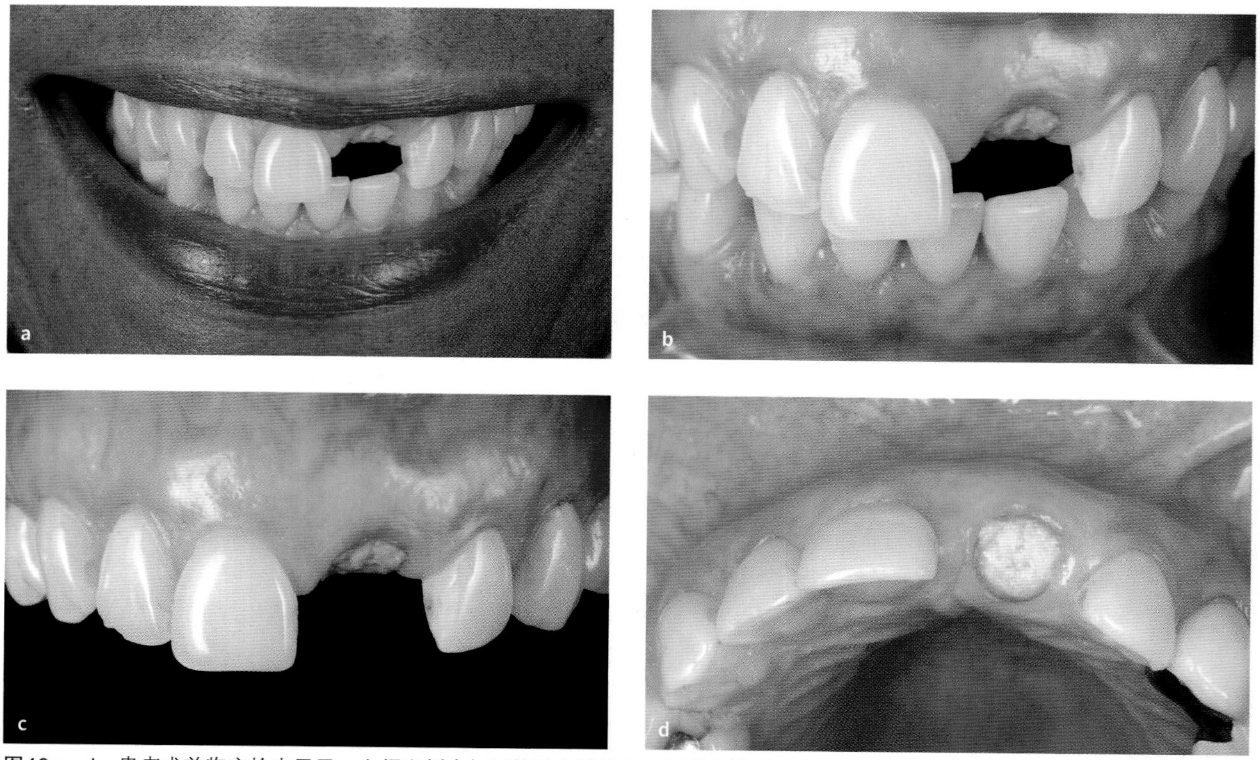

图46a～d　患者术前临床检查显示，上颌左侧中切牙笑线中等偏高，厚龈生物型，牙龈轮廓较好

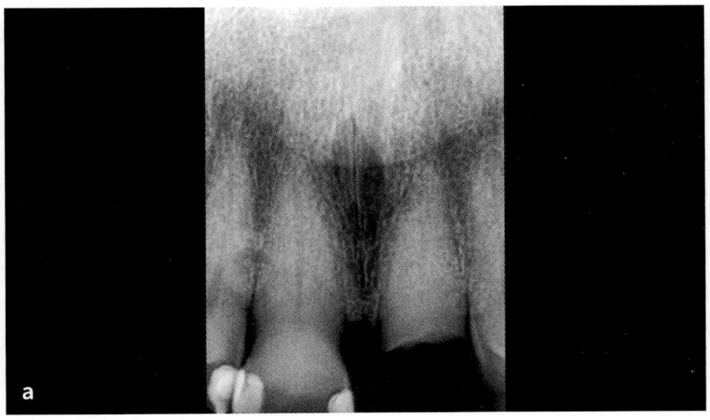

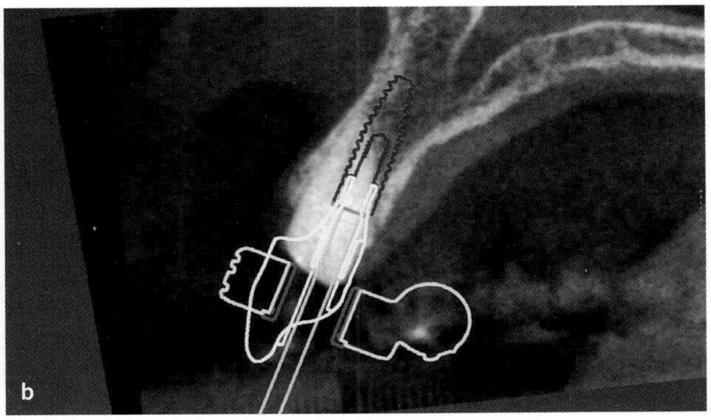

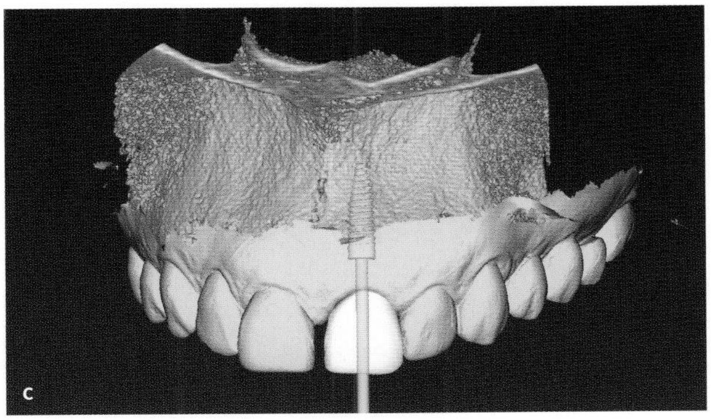

图47a~c 根尖放射线片和CBCT显示，唇侧骨壁较厚，根尖和腭侧有足够的骨来保证良好的初始稳定性

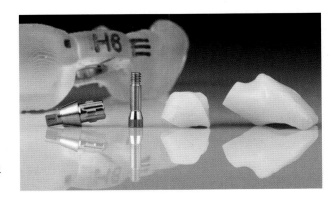

图48 基于对种植体位置的虚拟规划，设计和制作3D打印外科导板、临时修复体和个性化愈合基台

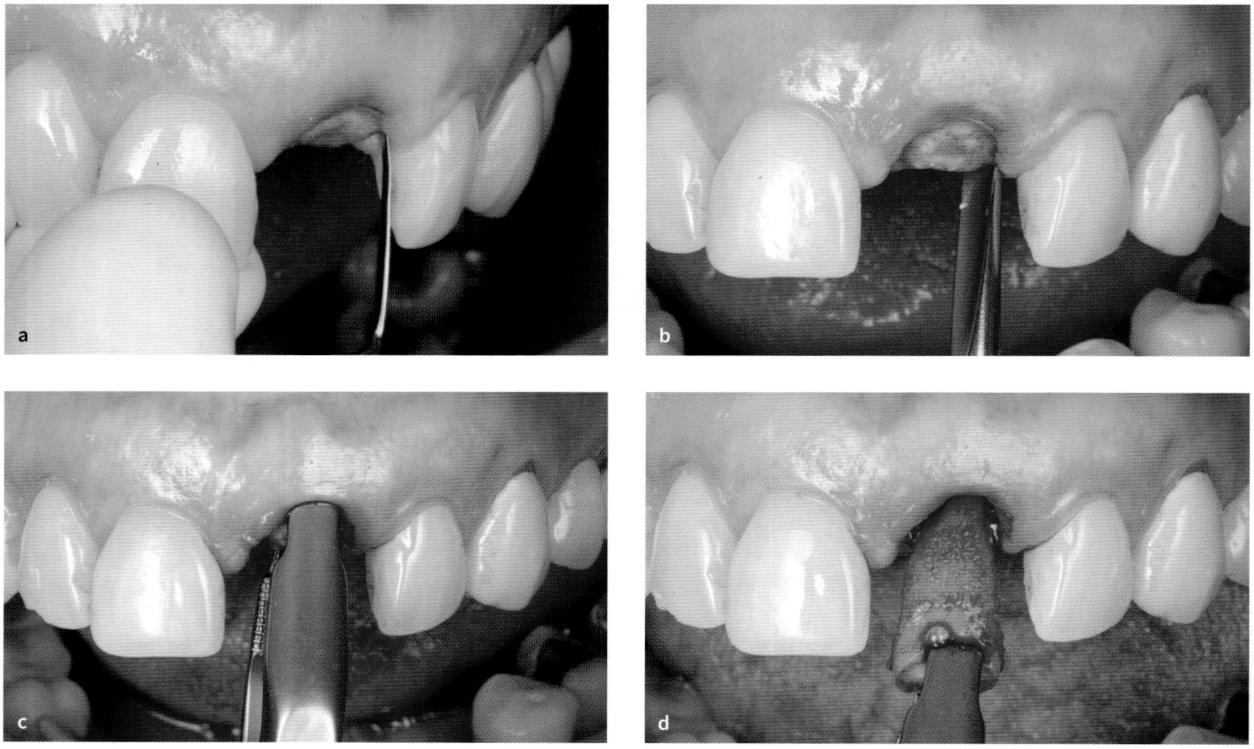

图49a ~ d 微创拔除牙根

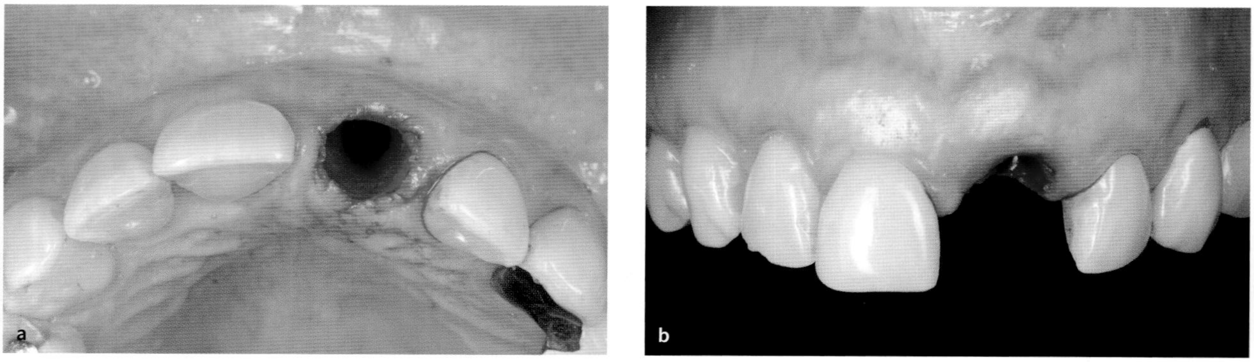

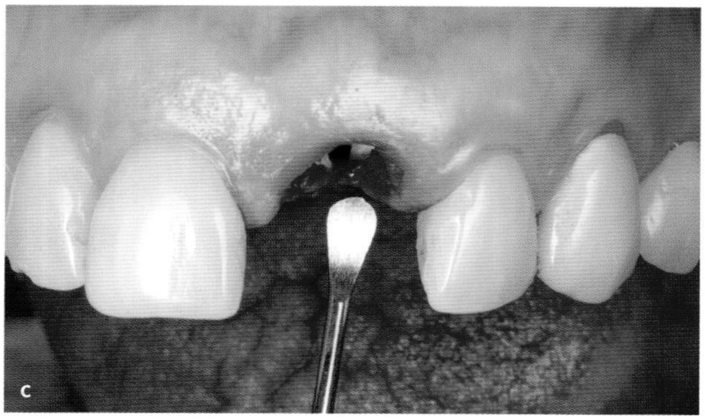

图50a ~ c 拔牙窝骨壁和软组织完整，用刮匙去除残留牙周膜

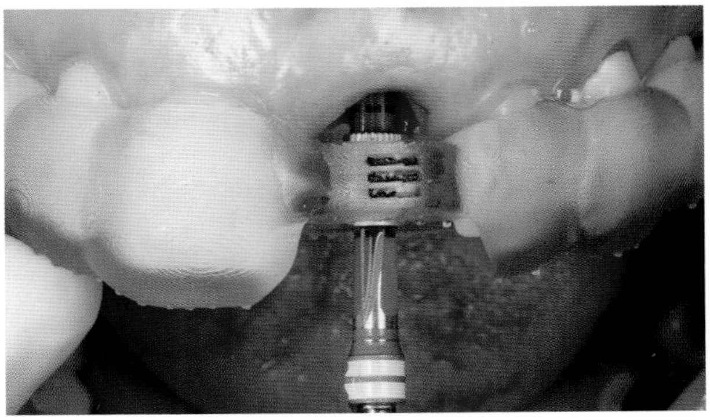

图51　导板引导下种植窝预备

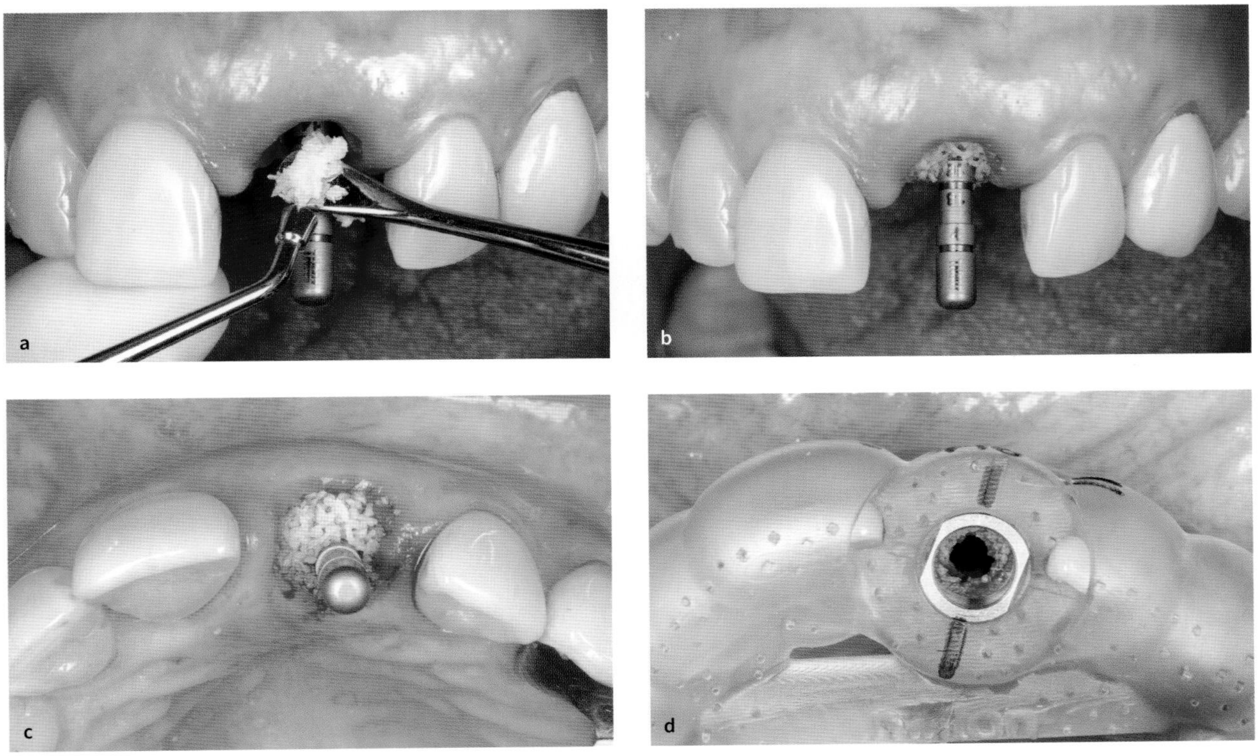

图52a ~ d　放置带定位指示器的同种异体皮质冻干骨移植材料

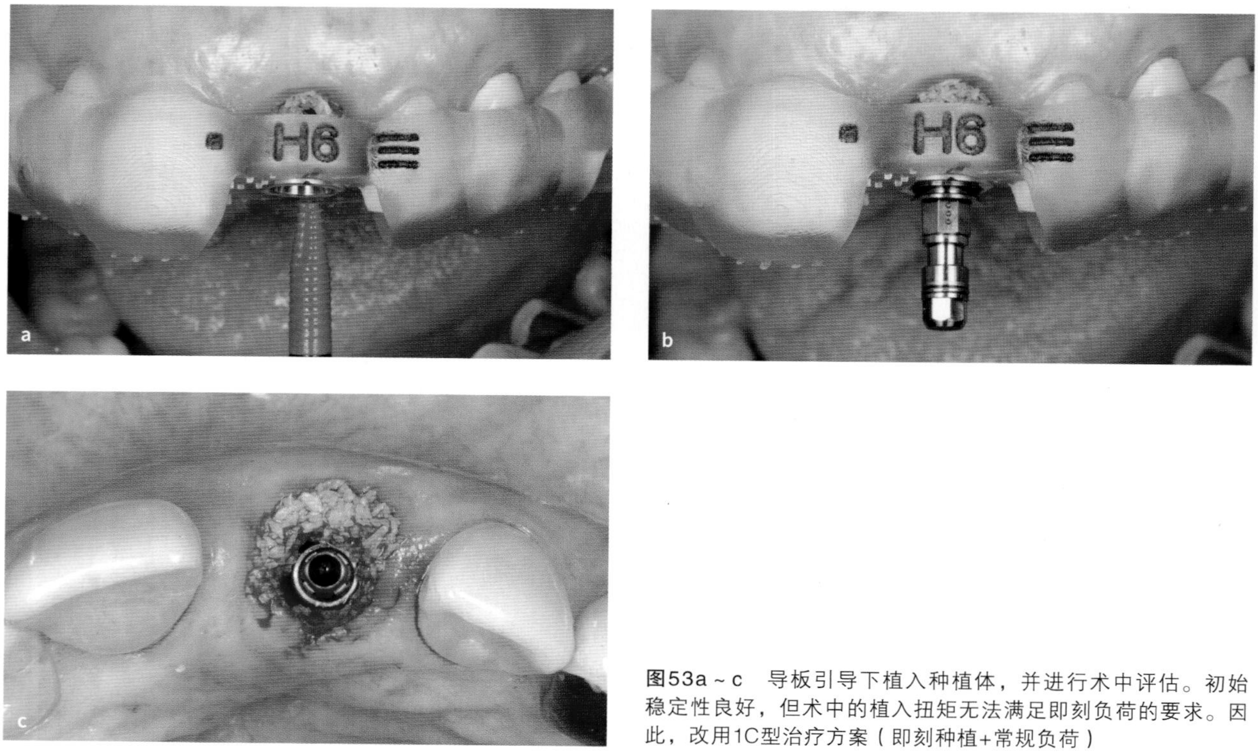

图53a～c 导板引导下植入种植体，并进行术中评估。初始稳定性良好，但术中的植入扭矩无法满足即刻负荷的要求。因此，改用1C型治疗方案（即刻种植+常规负荷）

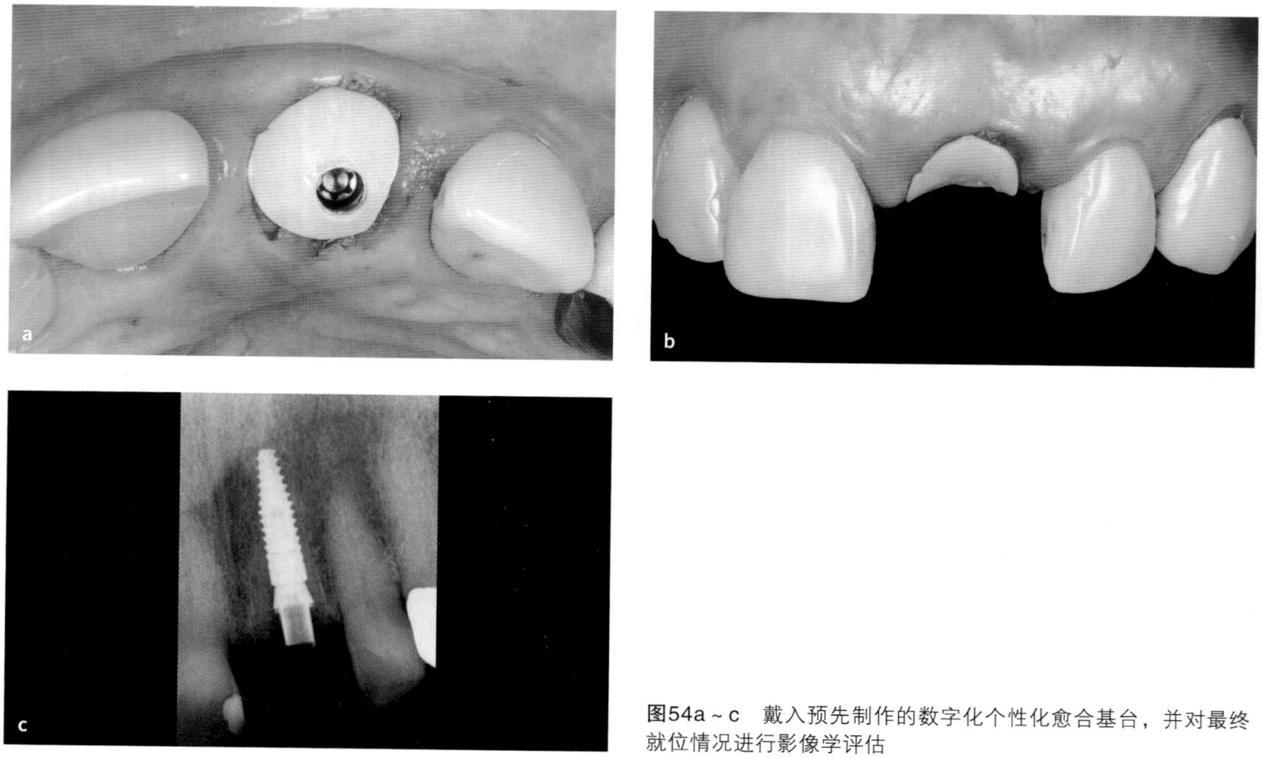

图54a～c 戴入预先制作的数字化个性化愈合基台，并对最终就位情况进行影像学评估

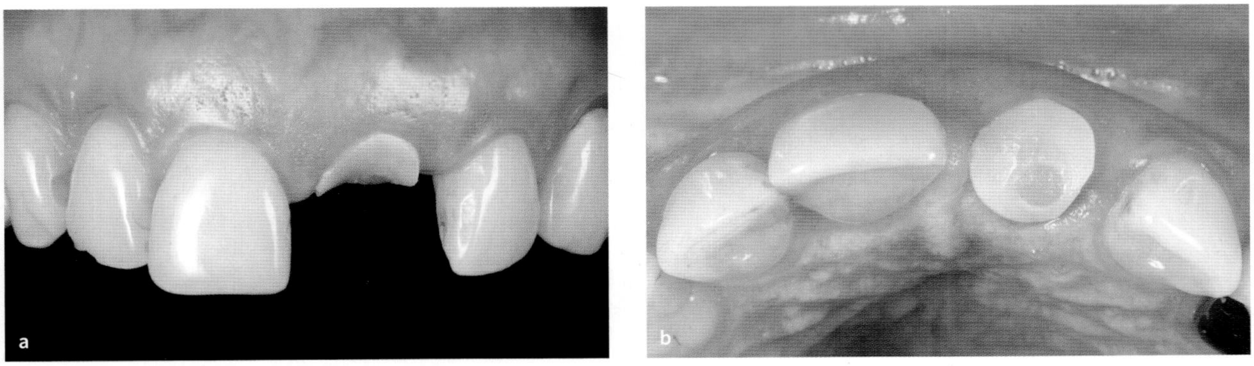

图55a，b　术后8周随访。个性化愈合基台周围软组织愈合良好

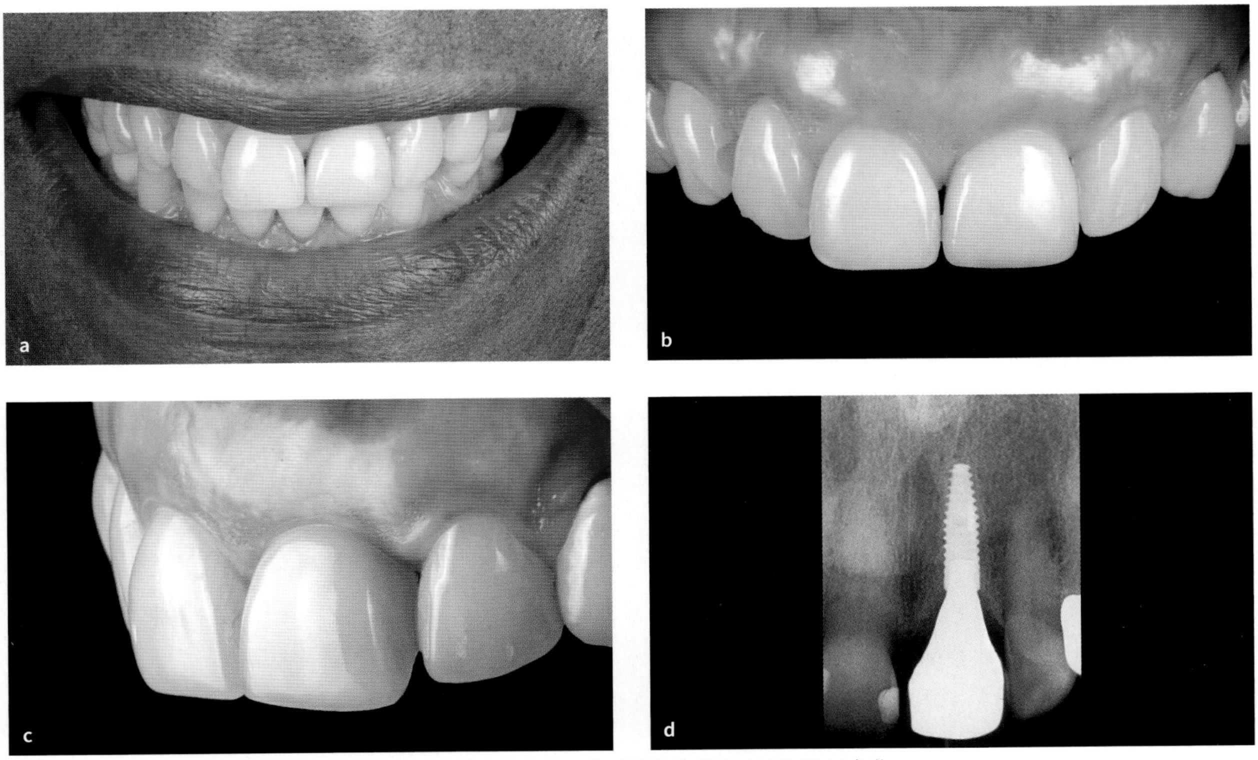

图56a ~ d　术后12个月随访。牙槽嵴轮廓、黏膜边缘位置、龈乳头和边缘骨水平无明显变化

5 临床病例报告

5.1 即刻种植和预成临时修复体即刻修复

A. Happe

一位31岁健康女性患者，上颌左侧侧切牙无法保留（图1～图3）。该患牙牙冠松动，剩余牙体组织无法行修复治疗（图4）。患者笑线高，软组织生物型中等，近中龈乳头降低（较对侧龈乳头短），唇侧软组织因既往根尖周手术留有水平向瘢痕。患牙及邻牙探诊深度均正常，为2～3mm。全口出血指数为0，全口菌斑指数＜30%。表1列出了即刻种植的风险评估，并确定了风险因素。

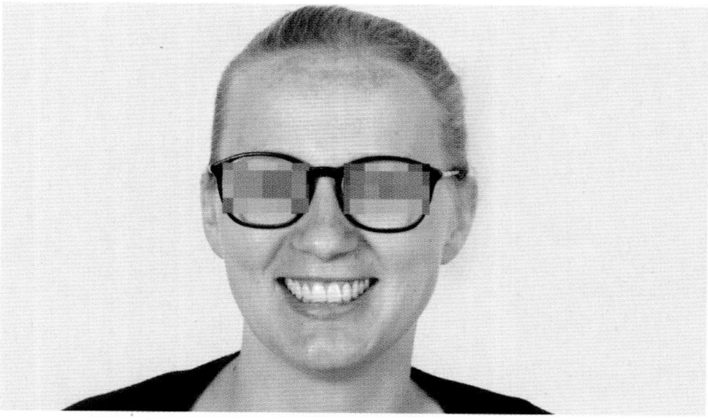

图1 治疗前患者照片

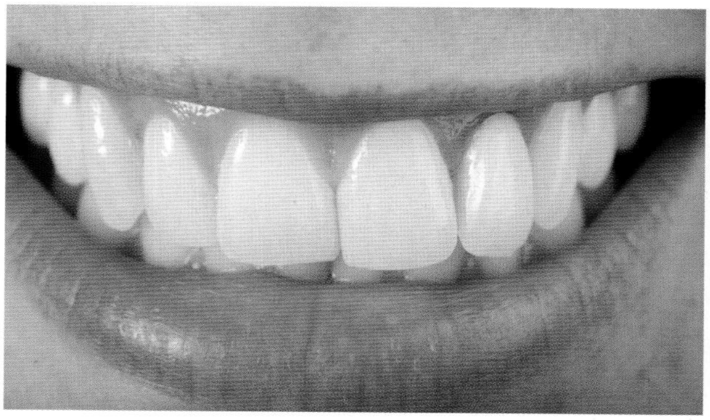

图2 患者术前微笑观

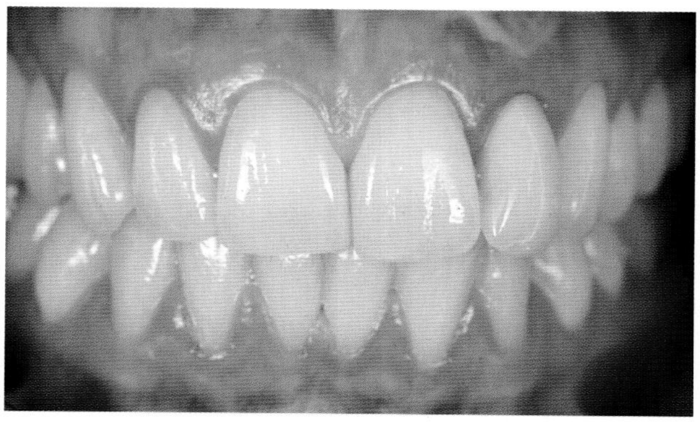

图3 上颌左侧侧切牙无法保留；近中龈乳头较对侧牙降低

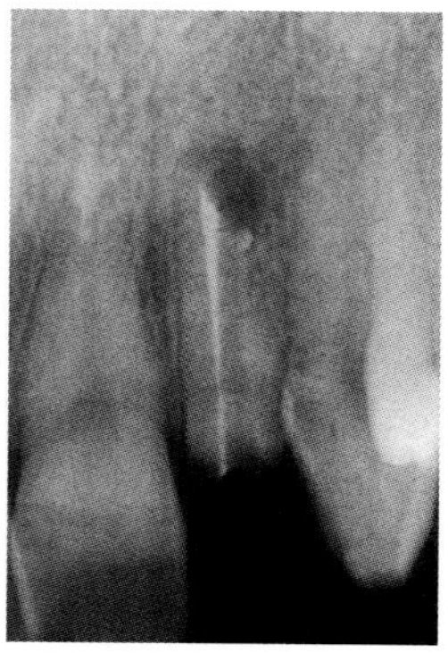

图4 患牙根尖放射线片

表1 单颗牙即刻种植的风险评估

	低风险	中风险	高风险
术前评估			
患者相关因素			
全身状态	健康，不影响愈合		影响愈合
美学风险	低/中美学风险	高美学风险	预期有严重美学缺陷
位点相关因素			
龈缘位置	无退缩	轻度龈缘退缩	龈缘退缩≥2mm
软组织质量	厚龈表型	薄龈表型或角化龈不足	角化龈缺如
骨质量	骨质量充足，可实现初始稳定		骨质量不足，难以获得初始稳定
唇侧骨壁	唇侧骨壁厚度≥1mm	唇侧骨壁厚度＜1mm，或小的开窗式或裂开式缺损	唇侧骨壁显著的开窗式或裂开式缺损
黏骨膜瓣	牙槽嵴骨量充足，允许采用不翻瓣术式		需要翻黏骨膜瓣进行骨增量
牙槽窝在骨弓轮廓内的位置	牙槽窝位于骨弓轮廓内		牙槽窝和唇侧骨壁突出于骨弓轮廓
牙髓感染	无感染	慢性根尖周感染	急性感染
牙周感染	牙周健康	已控制的牙周病	活动性牙周病
种植体三维位置	三维位置理想，长轴穿过舌隆突或切缘		种植体位置偏唇侧或角度过大或植入过深
唇侧骨板与种植体之间的间隙	≥2mm	1～2mm	＜1mm
术中评估			
拔牙	微创拔牙	周围软组织受损，包括龈乳头被切断/分离	软组织和周围骨组织被严重破坏
种植体初始稳定性	获得初始稳定性		初始稳定性不足
种植体最终位置	三维位置理想		种植体位置偏唇侧或角度过大或植入过深

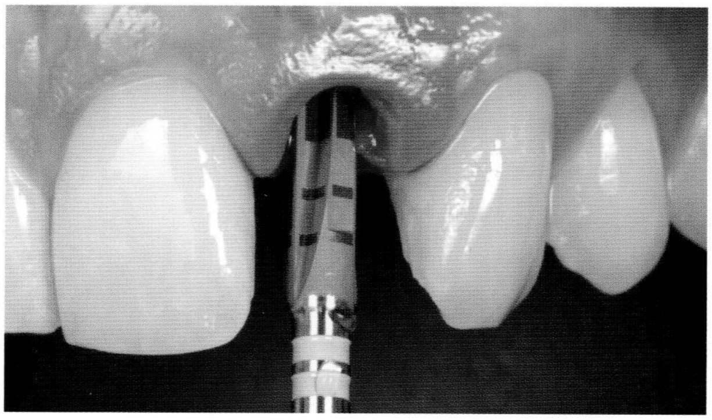

图5 使用2.8mm钻头备洞

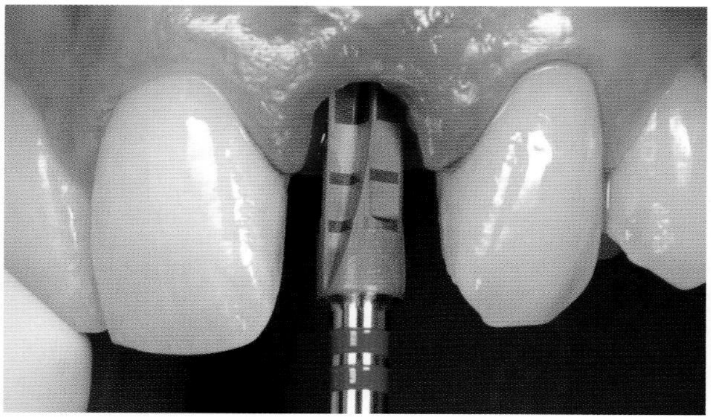

图6 使用3.5mm钻头备洞

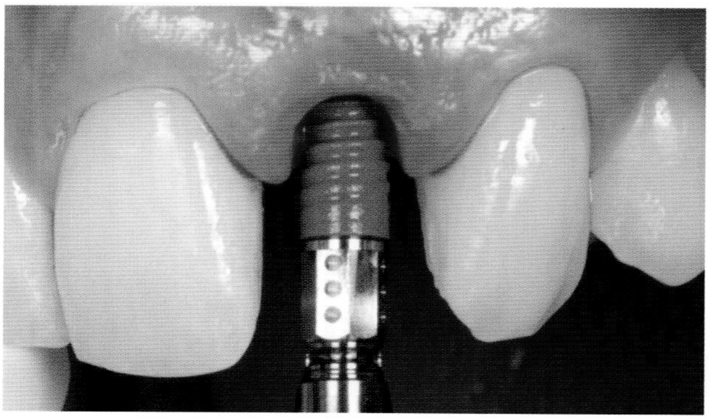

图7 种植体偏腭侧植入种植窝

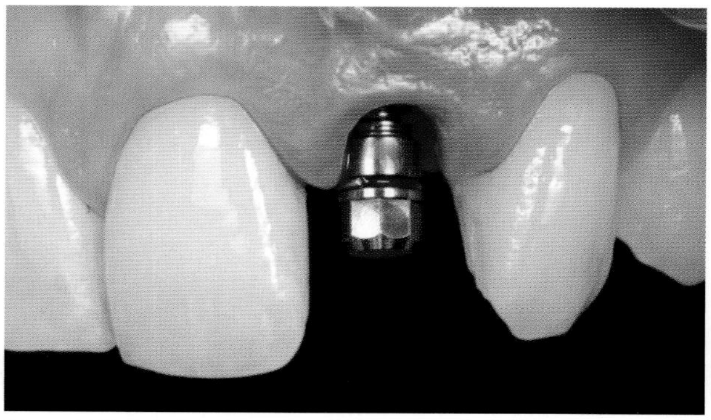

图8 最终垂直位置，距离预期软组织边缘3.5mm

根尖放射线片显示，患牙曾行根尖切除术。残根根尖处有足够骨高度固位种植体，特别是锥形种植体，其所需的骨宽度较少。

在治疗过程中，CBCT的质量会受到不透射根管充填材料的影响，这也是本病例中建议使用CBCT来评估唇侧骨板的原因。现今，CBCT设备使用过滤器来减少伪影，其与规划软件相结合是现在用于即刻种植治疗的标准诊断工具。术前评估的关键因素是高位笑线和薄龈生物型。

在临床检查的基础上，计划根据1A型种植体植入与负荷方案（Gallucci等，2018）进行即刻种植和即刻临时修复。患者为高弧线形牙龈形态的情况下，选择临时即刻义齿修复以防止龈乳头退缩。制取常规印模用于术前诊断，并制作临时义齿进行即刻修复。

手术阶段

局部麻醉后，微创拔除残根。唇侧骨板完整，厚度＜1mm。使用15C型刀片和隧道刀，在侧切牙唇侧做中厚皮瓣并延伸超过膜龈联合，抬高侧切牙唇侧为结缔组织移植创造空间（Tsuda等，2011）。

将Straumann BLT种植体（4.1mm × 14mm; Institut Straumann AG, Basel, Switzerland）偏腭侧植入牙槽窝，种植体和唇侧骨板之间留2mm间隙。种植体根尖部从牙槽窝腭侧的根尖1/3处植入牙槽窝。根据牙槽窝大小选择种植体直径，以获得足够的初始稳定性，种植体与邻牙保持1.5mm的最小距离，与唇侧骨板保持2mm的最小距离。

种植体在>35N·cm的扭矩下表现出良好的初始稳定性。骨缺损处充填去蛋白牛骨矿物质骨粉（90%）和胶原（10%）（Bio-Oss Collagen, Geistlich, Wolhusen, Switzerland）的混合物（图5～图8）。

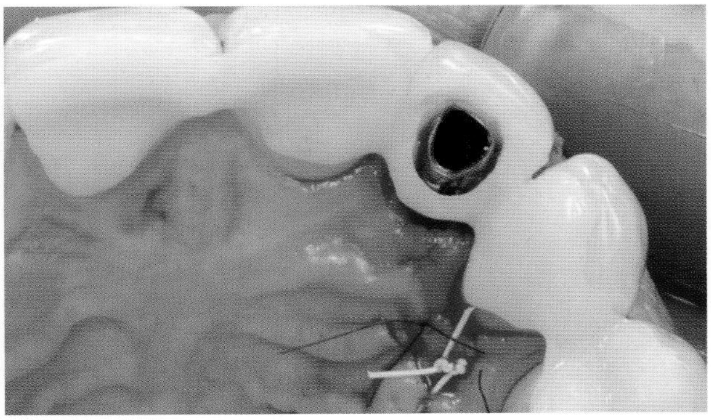

图9 预成临时修复体利用延长翼进行三维定位

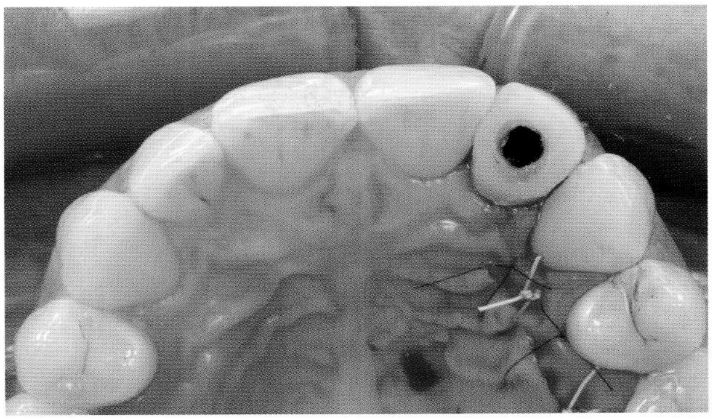

图10 螺钉固位临时修复体最终就位。腭侧为CTG供区切口

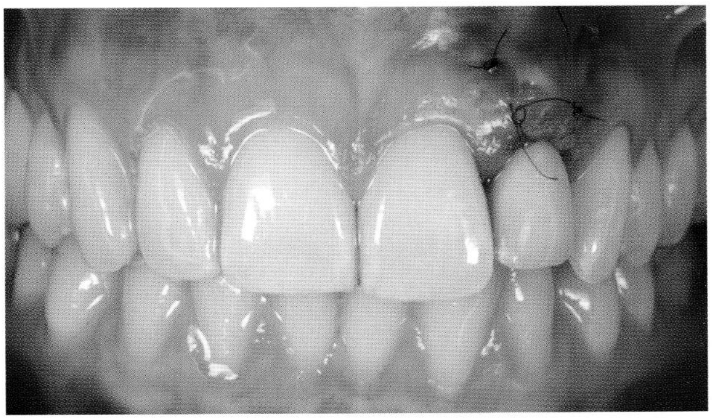

图11 术后口内观。在唇侧龈下行CTG，使用显微外科缝线固定

从上颌骨同侧前磨牙区的腭部切取上皮下结缔组织移植物，置入侧切牙唇侧软组织袋中，并用6-0单丝缝线固定（图9～图11）。

使用钛制临时基台进行临时修复。临时树脂制作支持翼延伸至邻牙，用于精准的三维定位（图9）。使用可流动临时树脂粘接并抛光，制作螺钉固位临时修复体。磨除邻牙上的支持翼，修复体抛光、清洁（图10）。

在龈下区域，根据种植体的直径减小临时修复体体积，以避免影响邻牙周围支持组织。临时修复体穿龈部分逐渐延伸以支撑周围黏膜（图12a，b）。目前研究表明，穿龈形态可能直接影响牙槽骨重建（Souza等，2018；Finelle等，2015）。戴入螺钉固位临时修复体，调整至无咬合接触（图11）。

愈合12周情况（图13和图14）。

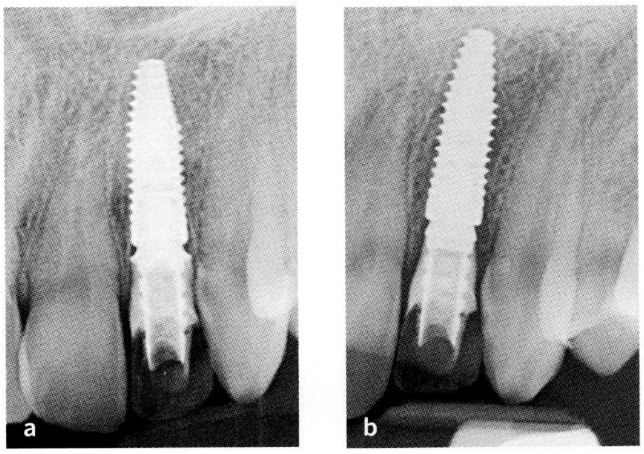

图12a，b （a）临时修复体就位的种植体根尖放射线片。基台形态为扇形，使其与相邻牙槽骨接触。（b）缩窄临时修复体穿龈部分基台后的情况

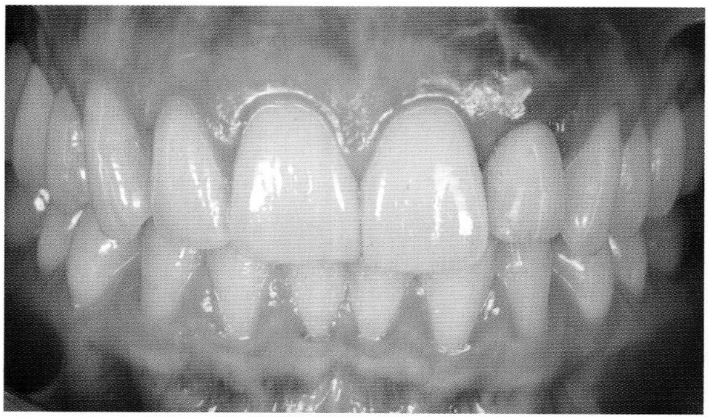

图13 愈合2周后口内观

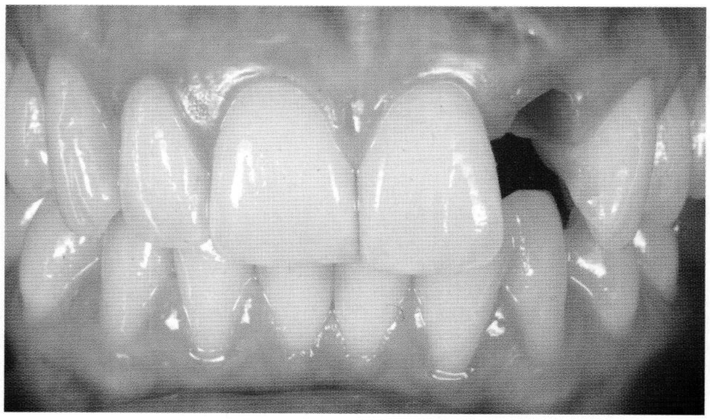

图14 愈合12周后口内观。牙龈形态得以保存

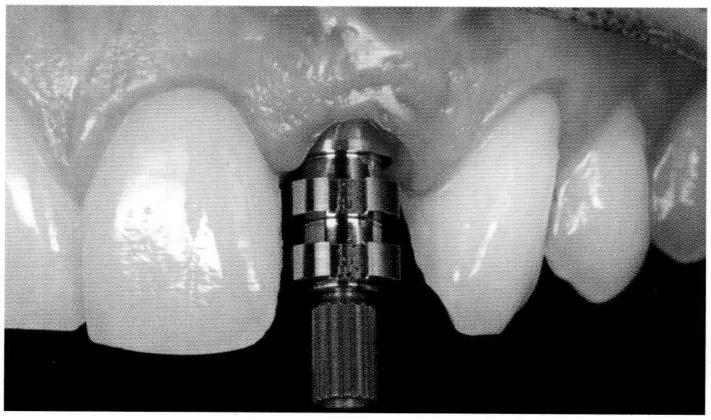

图15 印模帽就位

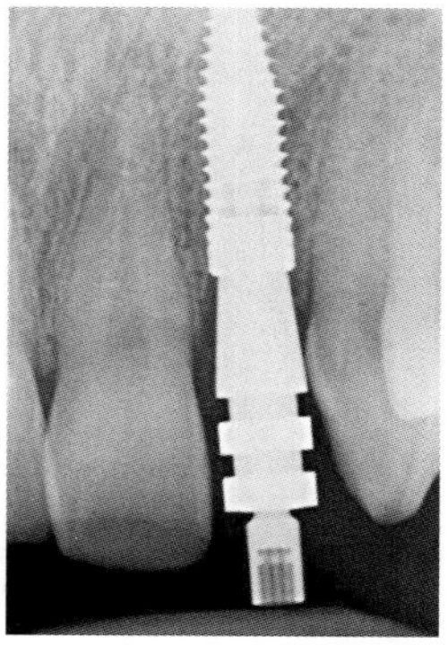

图16 印模帽位置的X线片检查

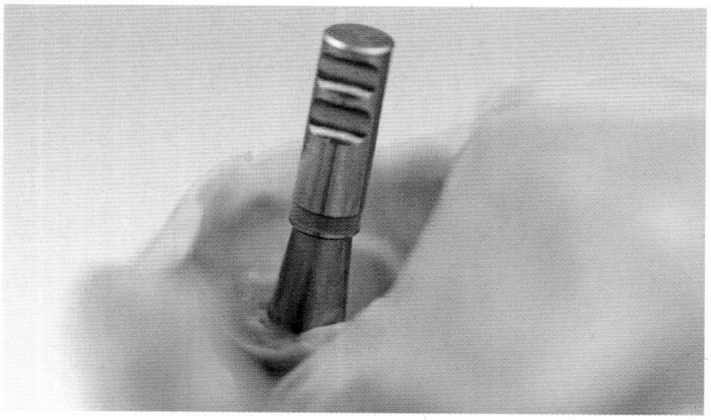

图17 常规硅橡胶制取印模。模拟该位置牙龈形态

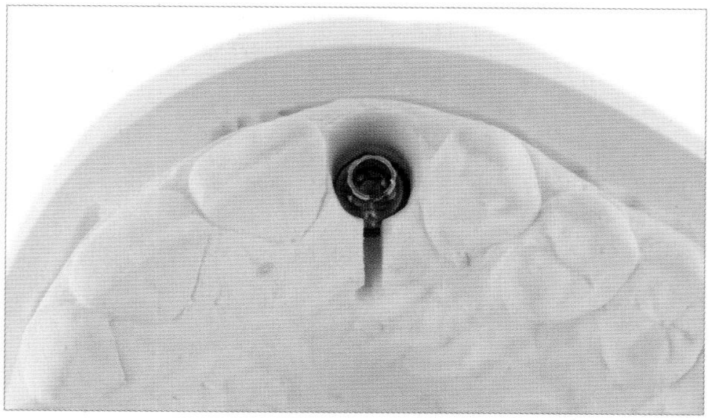

图18 模型上的Variobase基台

临时修复阶段

临床检查确定骨结合良好后移除临时修复体。采用传统印模进行最终修复（图15～图17）。使用口腔数码摄影技术拍摄对侧牙解剖结构作为参考。

通过CAD/CAM数字化流程，设计钛基底的个性化氧化锆内冠结构（Variobase; Institut Straumann AG）（图18）。为确保牙冠唇侧饰面瓷的厚度，在硅橡胶倒模辅助下进行氧化锆内冠的蜡型设计（图19和图20）。

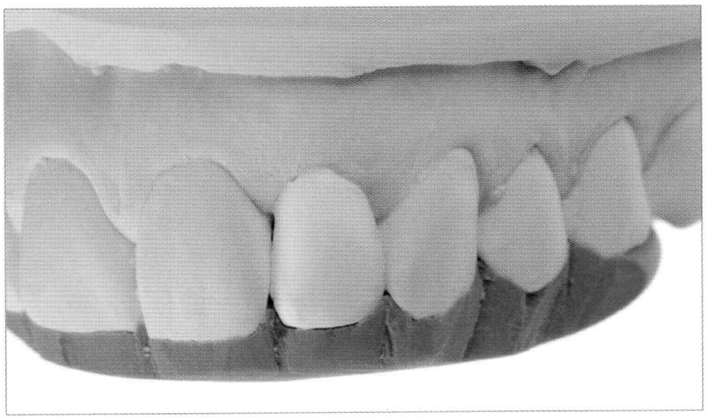

图19　蜡型和硅橡胶倒模

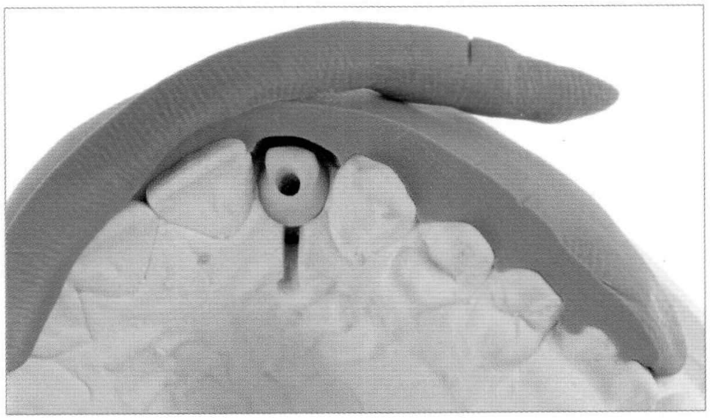

图20　模型上的硅橡胶倒模和氧化锆内冠

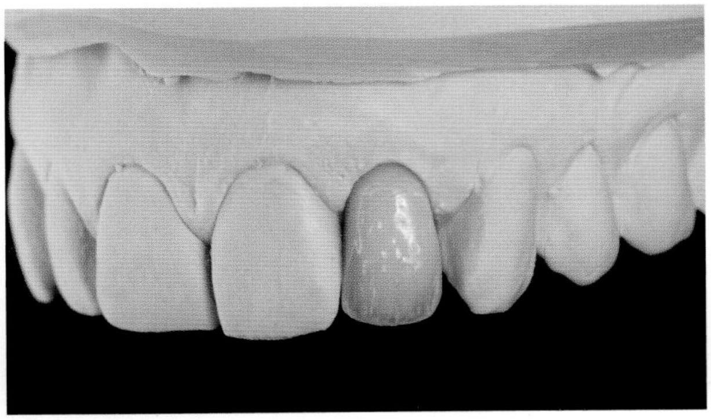

图21　全瓷冠制作

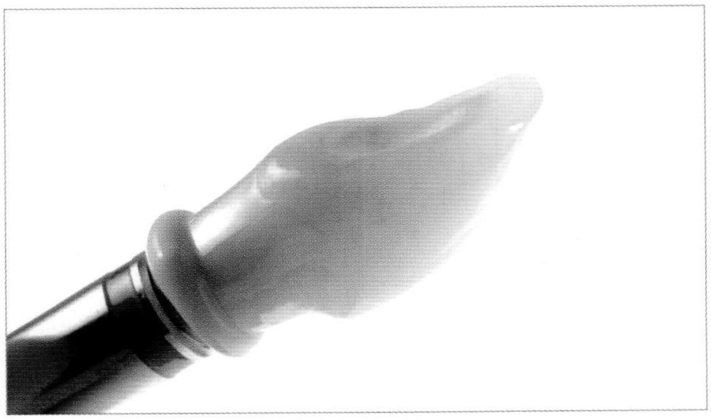

图22　试戴后，牙冠与钛基底粘接固定

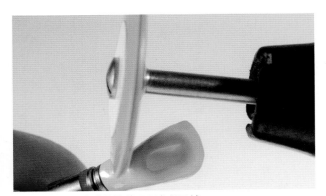

图23　用橡胶磨砂轮修整牙冠穿龈区域

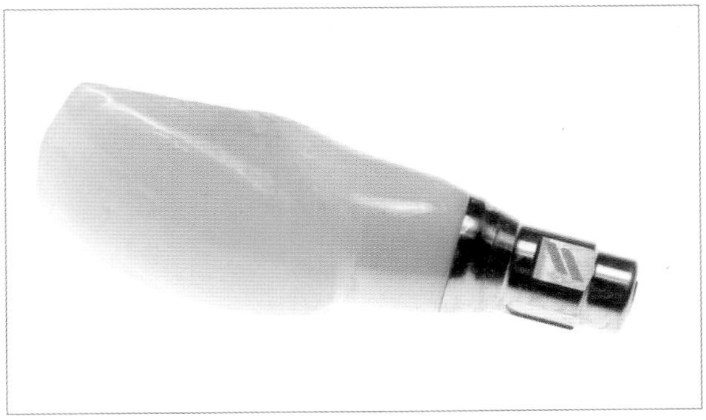

图24　最终修复体准备就位

该内冠结构旨在为饰面瓷提供足够支撑，以确保牙冠具有足够机械抗力。根据厂商说明，堆塑并烧制牙冠，试戴修复体，用树脂粘接剂将其粘固在钛基底上（图21和图22）。重塑的穿龈部分由未加瓷的纯氧化锆制成，未抛光至高光泽，而是用橡胶磨砂轮磨平，并使用Happe等（2015）提出的方法进行清洁（图23～图25）。

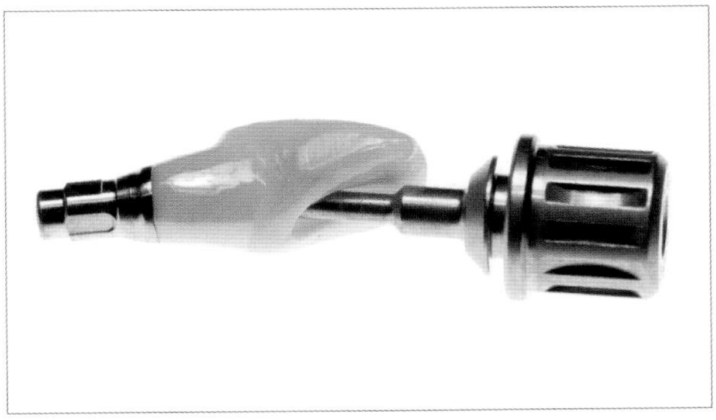

图25　螺钉通道位于修复体腭侧

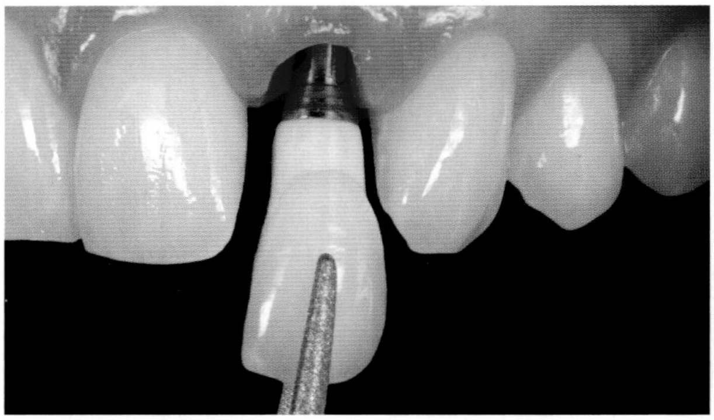

图26 戴入螺钉固位修复体

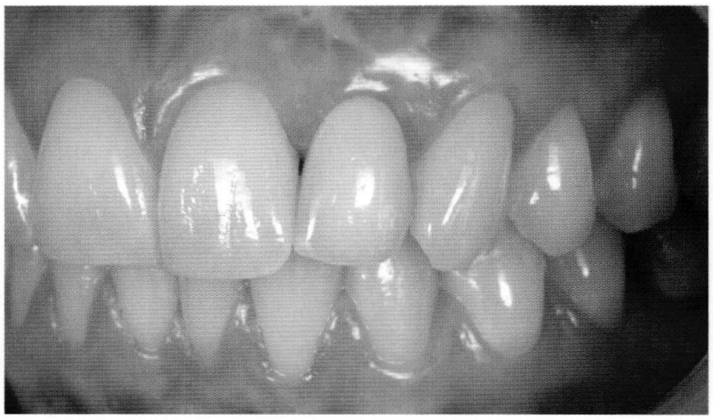

图27 戴牙几周后的侧面观

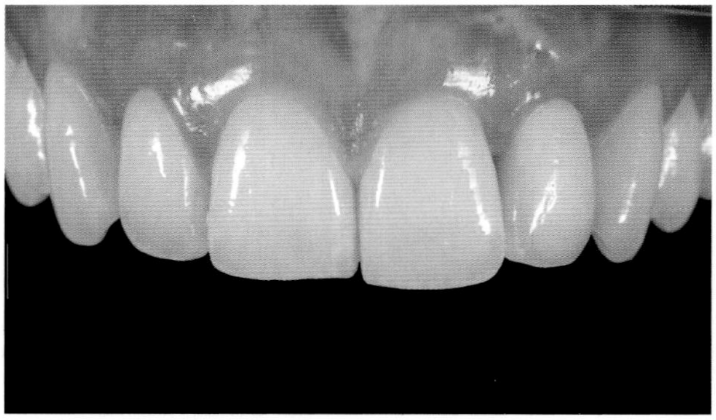

图28 最终修复治疗的正面观

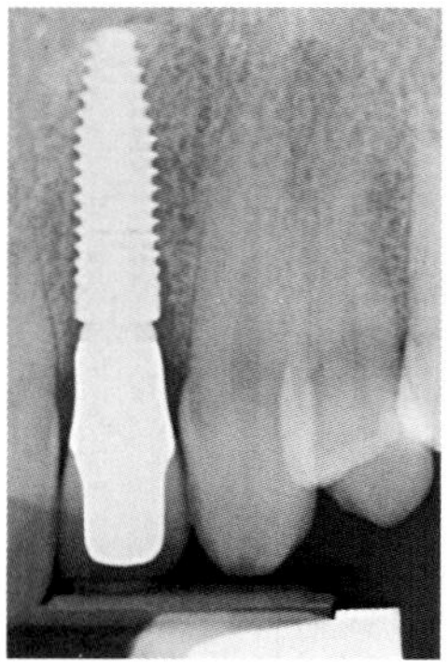

图29 修复体戴入后的根尖放射线片

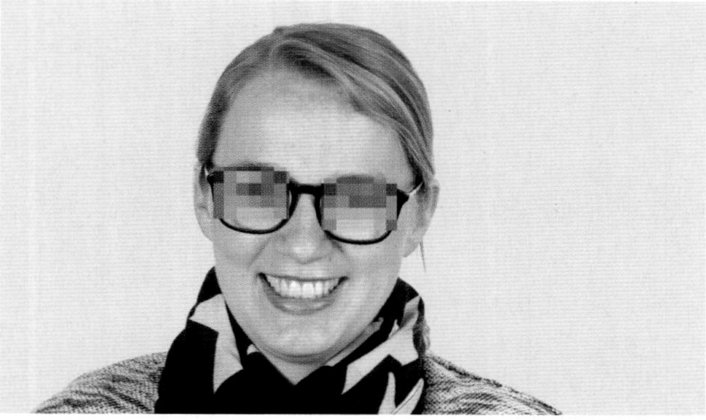

图30 修复治疗后患者照片

放置螺钉固位修复体，并根据厂商规范将基台螺钉拧紧至35N·cm。使用PTFE保护螺钉，复合树脂封闭螺钉通道。调整咬合并抛光。拍摄根尖放射线片用于影像学随访参考（图26～图29）。

该患者接受了口腔卫生指导，计划每隔12个月进行口腔卫生维护。她对种植修复体及其美学效果非常满意（图30）。

在之后的5年随访中，根尖放射线片证实种植体周骨水平稳定（图33）。临床检查显示，种植体周黏膜健康，未见探诊出血或炎症征象（图31～图34）。

讨论

本病例展示了即刻种植即刻临时修复概念的成功应用。虽然对于侧切牙来说，4.1mm的种植体直径似乎相当宽，但牙槽骨的解剖结构允许其在高扭矩下成功植入，并兼顾了其与邻牙和唇侧骨板的最小距离。

此外，种植体–基台连接具有平台转移的特点，为植入所选尺寸的种植体提供了保障。

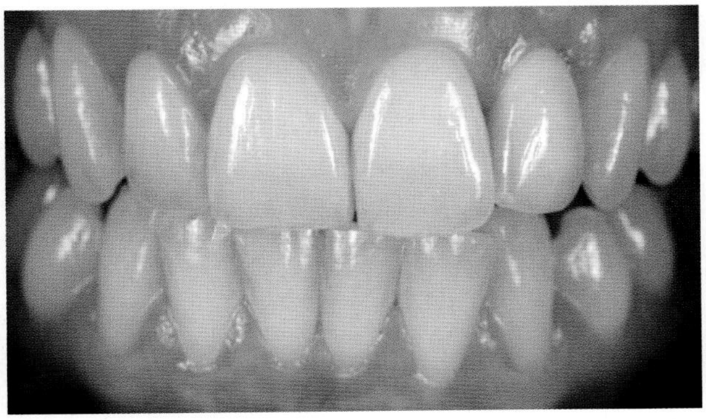

图31 5年随访的咬合正面观

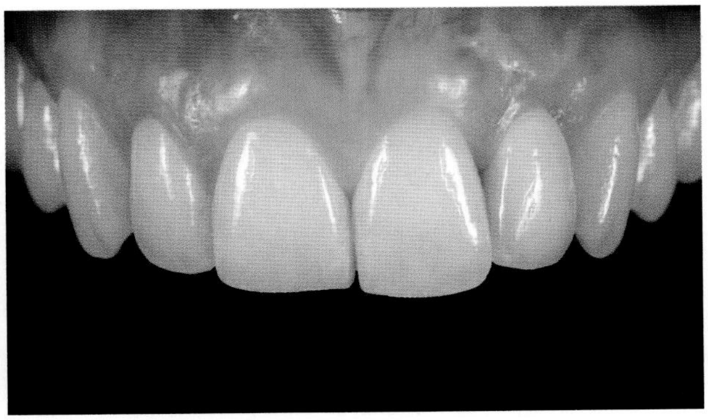

图32 5年随访的口内观

唇侧骨板的存在和完整性促进了本方案的实现。如果拔牙后未保留唇侧骨板，我们将选择不同的治疗方法：

- **方案1**是采用GBR技术加CTG进行组织增量，并选择即刻临时修复以支撑周围软组织，这种方法对手术要求高，并发症风险高。
- **方案2**是让该位点愈合并选择分阶段的治疗方法，即延期种植。在这种情况下，重建高弧线形龈乳头预后不佳。

高位笑线和薄龈生物型是术前确定的唯一关键的风险因素。术中可见薄而完整的唇侧骨板。

成功治疗的关键包括：

- 唇侧骨板完整，根尖和腭侧有足够骨量，可以使植入种植体具有良好初始稳定性。
- 增加硬组织和软组织量，特别是临时修复体周围的高弧线形牙龈组织。
- 临时修复体和最终修复体在上部结构穿龈顶端部分精心设计为细长型的轮廓。

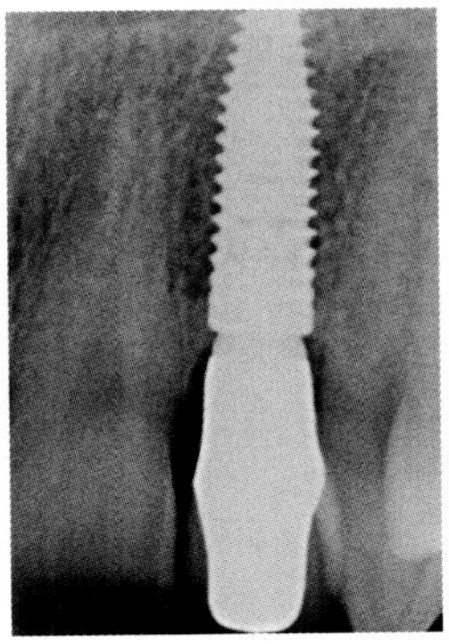

图33 5年随访的根尖放射线片显示，邻面骨情况稳定

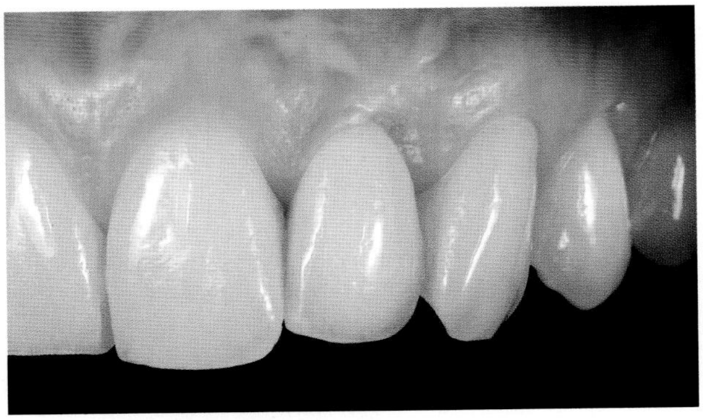

图34 种植体周软组织封闭情况

致谢

技工室程序

Pascal Holthaus – Münster, Germany

5.2 年轻患者中切牙折断的即刻种植及长期种植低位的处理

A. Mainjot, F. Lambert

2011年2月，一位20岁健康女性患者，无吸烟史，于比利时列日大学医院急诊室就诊。患者上颌左侧中切牙多处垂直向折断，下颌左侧中切牙切端折断，下颌左侧侧切牙牙釉质和牙本质折断（图1a～d）。未观察到牙齿脱位。X线片显示，上颌左侧中切牙多处根折，包括垂直向骨内折断，表明该牙齿无法修复（图2）。使用树脂改性玻璃离子水门汀（RMGIC）（Vitrebond; 3M, St.Paul, MN, USA）进行上颌左侧中切牙牙髓切除术和下颌左侧侧切牙间接盖髓术。在患牙上放置RMGIC（Fuji IILC; GC, Tokyo, Japan）临时修复体（图3）。患者次日行三维影像（多层螺旋CT）检查，以确定上颌左侧中切牙的替代治疗方案。由于垂直向牙折，在创伤后几天内拔除上颌左侧中切牙，对于控制细菌感染和周围组织丧失是非常重要的。

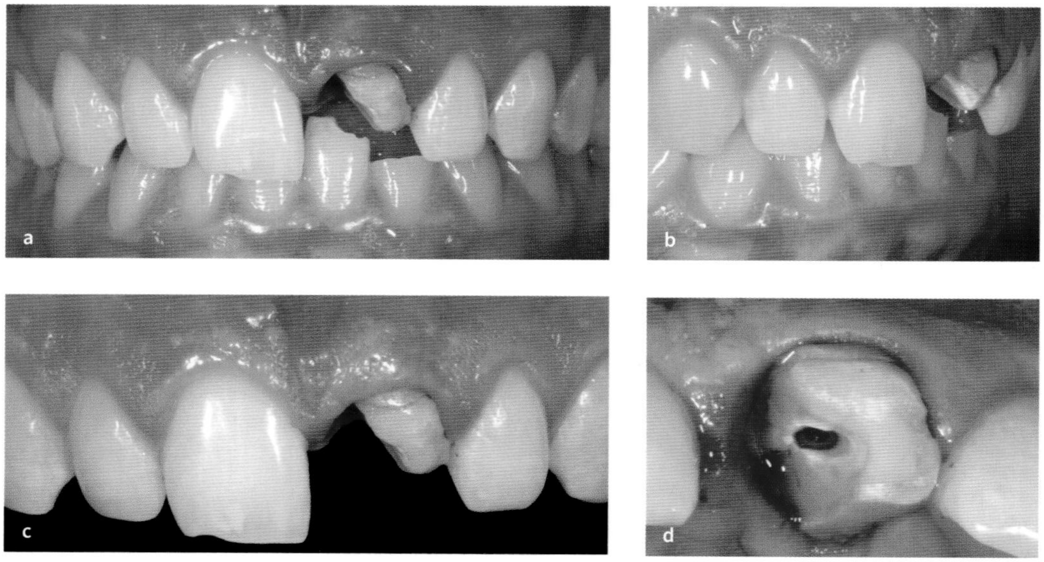

图1a～d 术前情况显示，上颌左侧中切牙垂直向牙折，下颌左侧中切牙和侧切牙水平牙折

诊断和治疗计划

该患者出现轻度局部牙龈炎，未检测到咬合痛。然而，发现了与刷牙有关的Stillman裂隙创伤以及深覆𬌗（4mm）。

三维影像显示，上颌左侧中切牙唇侧骨板完整，鼻腔距离唇侧嵴顶3mm；腭侧有6～7mm的根尖骨锚固。骨条件、厚龈生物型和理想的牙龈边缘位置提示即刻种植策略可行。根据即刻种植与即刻负荷的风险评估，选择了即刻种植方式。然而，鉴于有限的根尖骨锚固和深覆𬌗，延期负荷是首选（表1和表2）。

治疗计划包括（按时间顺序）：

- 口腔卫生指导和专业牙周基础治疗。
- 微创拔除上颌左侧中切牙，即刻种植，使用骨和软组织移植进行位点保存。
- 戴入丙烯酸树脂临时修复体。
- 纠正刷牙习惯。
- 轻度漂白尖牙和前磨牙。
- 上颌右侧中切牙、下颌左侧中切牙及侧切牙进行复合材料充填治疗。
- 螺钉固位临时修复体进行延期修复。
- 在上颌左侧中切牙种植体上完成最终修复的螺钉固位氧化锆冠。

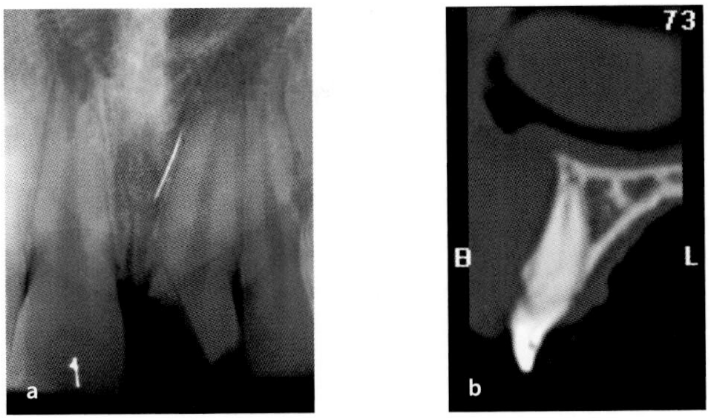

图2a，b　拔牙前的术前根尖放射线片和CBCT

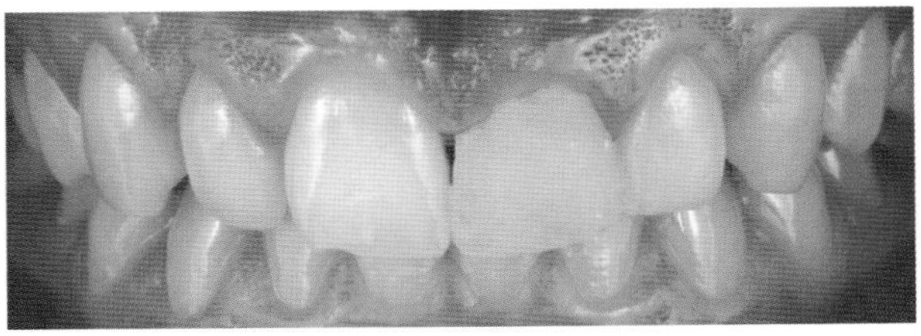

图3　使用RMGIC在上颌左侧中切牙上堆塑临时修复体

手术阶段

软硬组织条件允许情况下，进行拔牙和即刻种植。初次创伤后3天，进行不翻瓣微创拔牙术以保留软硬组织。用刮匙清除肉芽组织，并用金刚砂车针去除穿龈上皮（龈沟上皮和交界上皮），以暴露下面的结缔组织。用探针探查唇侧骨板的完整性，并植入骨水平种植体（Straumann Bone Level RN SLActive, 4.1mm × 12mm; Institut Straumann AG, Basel, Switzerland）。将种植体自由手植入种植窝腭侧壁，以确保种植体与唇侧骨板间有足够距离并能够使用螺钉固位进行最终修复。植入种植体的深度位于修复体预期颈缘下方4mm处。由于根尖骨量有限，初始稳定性为20N·cm，因此不考虑即刻临时修复。

剩余的牙槽窝充填缓慢吸收的去蛋白牛骨矿物质（DBBM）（Bio-Oss, Geistlich, Wolhusen, Switzerland），从腭部切取的结缔组织移植物经牙龈插入唇侧软组织和愈合基台之间，并用6-0聚丙烯缝线（HuFriedy, Chicago, IL, USA）缝扎固定（图4a～d）。

表1 单颗牙即刻种植的风险评估

	低风险	中风险	高风险
术前评估			
患者相关因素			
全身状态	健康，不影响愈合		影响愈合
美学风险	低/中美学风险	高美学风险	预期有严重美学缺陷
位点相关因素			
龈缘位置	无退缩	轻度龈缘退缩	龈缘退缩≥2mm
软组织质量	厚龈表型	薄龈表型或角化龈不足	角化龈缺如
骨质量	骨质量充足，可实现初始稳定		骨质量不足，难以获得初始稳定
唇侧骨壁	唇侧骨壁厚度≥1mm	唇侧骨壁厚度＜1mm，或小的开窗式或裂开式缺损	唇侧骨壁显著的开窗式或裂开式缺损
黏骨膜瓣	牙槽嵴骨量充足，允许采用不翻瓣术式		需要翻黏骨膜瓣进行骨增量
牙槽窝在骨弓轮廓内的位置	牙槽窝位于骨弓轮廓内		牙槽窝和唇侧骨壁突出于骨弓轮廓
牙髓感染	无感染	慢性根尖周感染	急性感染
牙周感染	牙周健康	已控制的牙周病	活动性牙周病
种植体三维位置	三维位置理想，长轴穿过舌隆突或切缘		种植体位置偏唇侧或角度过大或植入过深
唇侧骨板与种植体之间的间隙	≥2mm	1～2mm	＜1mm
术中评估			
拔牙	微创拔牙	周围软组织受损，包括龈乳头被切断/分离	软组织和周围骨组织被严重破坏
种植体初始稳定性	获得初始稳定性		初始稳定性不足
种植体最终位置	三维位置理想		种植体位置偏唇侧或角度过大或植入过深

表2 单颗牙即刻种植与即刻负荷的风险评估

	低风险	中风险	高风险
术前评估			
患者相关因素			
殆型	无直接殆接触	轻微殆接触和/或共同引导殆	前牙引导殆为主
副功能殆	无		有
位点相关因素			
骨质量	骨质量充足，可以抵抗负荷力		骨质量不足，难以抵抗负荷力
牙位	切牙、前磨牙	尖牙	磨牙
术中评估			
种植体初始稳定性	植入扭矩30～45N·cm	植入扭矩20～30N·cm	植入扭矩＜20N·cm

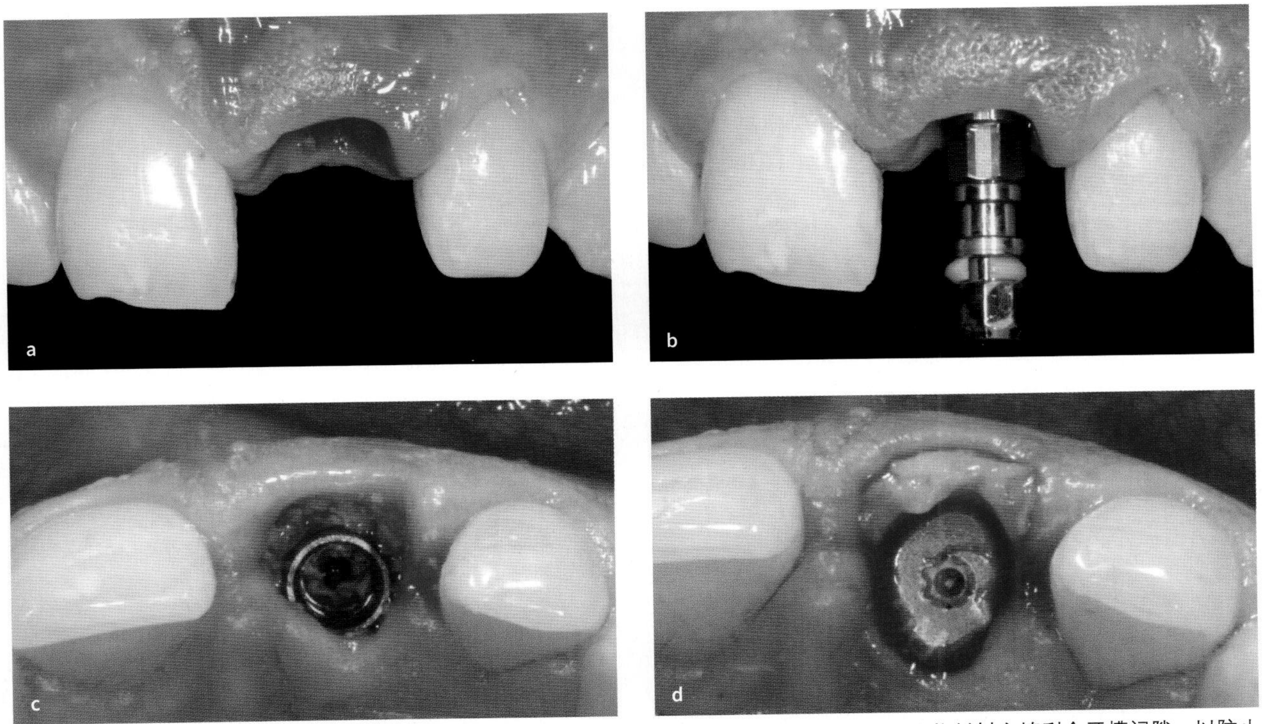

图4a～d 微创拔牙保留了拔牙窝周围软硬组织结构。将种植体植入在理想的三维位置，使用生物材料充填剩余牙槽间隙，以防止拔牙后骨重建。进行结缔组织移植以增加软组织厚度

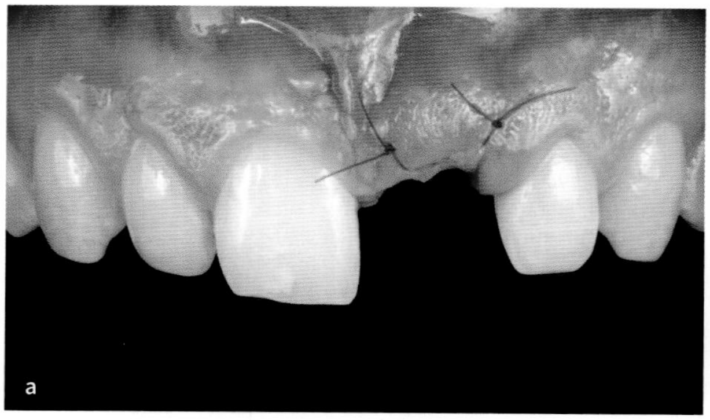
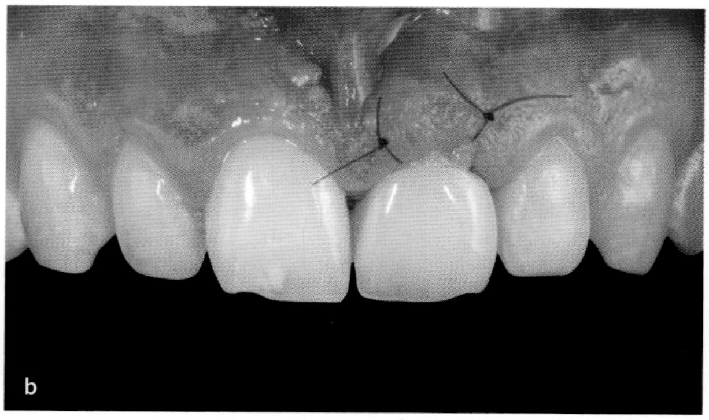

图5a，b 戴入丙烯酸树脂临时修复体

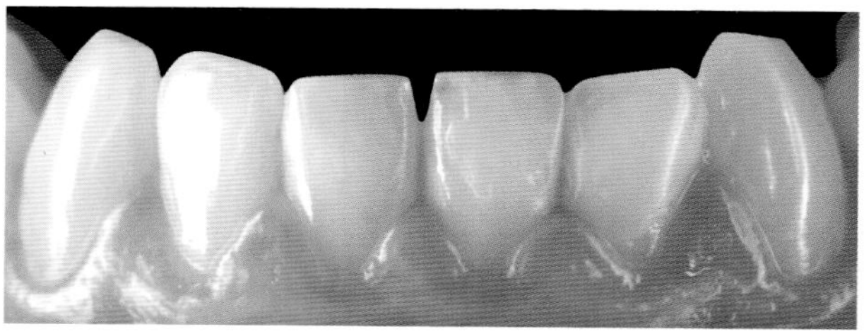

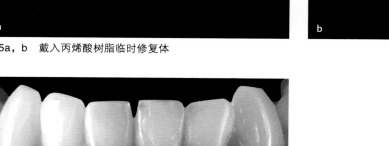

图6 下颌左侧中切牙和侧切牙进行充填修复。尽管向患者进行了口腔卫生指导，但患者仍存在牙龈炎

临时修复阶段

拔除上颌左侧中切牙后戴入可摘丙烯酸树脂临时修复体（图5a，b）。其设计是为了避免与种植体接触以减少对软组织的挤压。

在骨结合阶段，对上颌右侧中切牙、下颌左侧中切牙和侧切牙（Optibond FL adhesive; Kerr, Brea, CA, USA; or Miris 2 direct composite; Coltene-Whaledent, Altstätten, Switzerland）进行充填修复（图6）。通过定制的牙套和10%过氧化碳酰胺凝胶，对尖牙和前磨牙进行1～2周的家庭漂白。

种植体植入5周后，使用硅基材料（双重混合技术: Aquasil; Dentsply, York, PA, USA）制取开窗式印模。种植体植入9周，轻咬合条件下，种植体支持式螺钉固位丙烯酸树脂临时修复体。临时修复体的凹面穿龈轮廓旨在促进种植体周软组织的稳定性。理想情况下，该部件应采用高度生物相容的材料制成，最好是钛材料。但在本病例中，使用了覆盖有丙烯酸树脂的临时基台（图7a，b）。临时修复体的龈缘轮廓参照对侧天然牙。戴入时，软组织挤压调整至理想位置（图7c～e）。

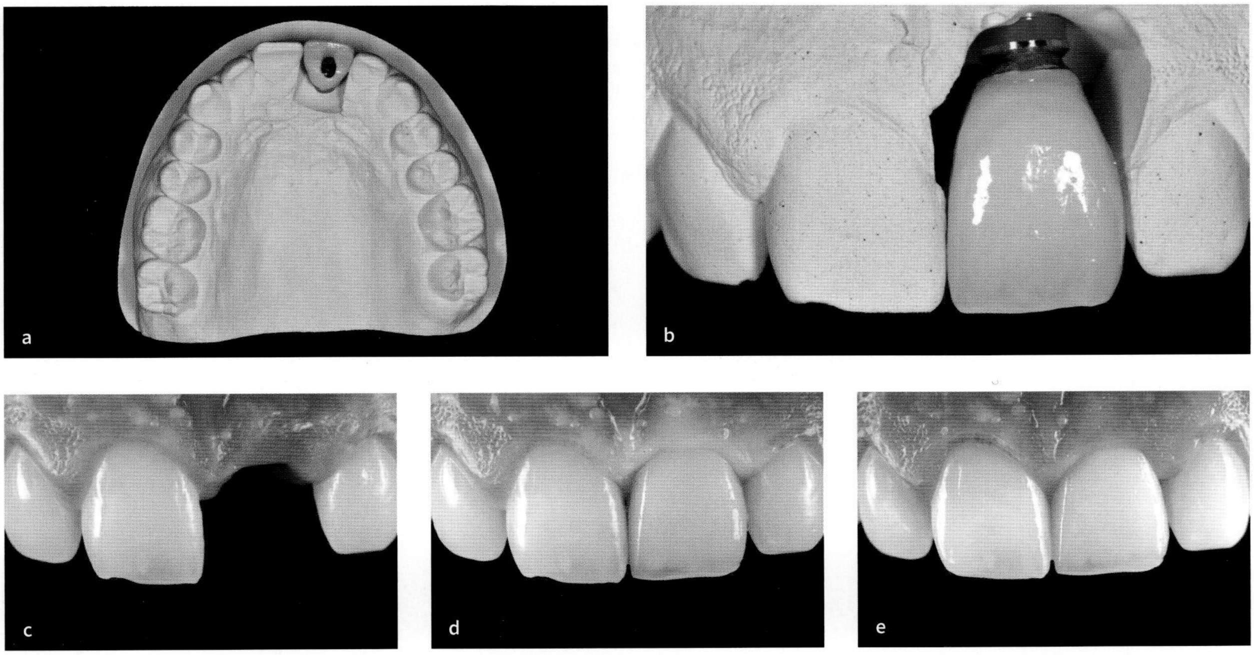

图7a～e　（a，b）上颌左侧中切牙螺钉固位丙烯酸树脂临时修复体。（c～e）临时修复体戴入前、后和3周后的软组织水平

种植体植入13周，进行最终的螺钉固位修复。设计3mol%钇掺杂的四方相氧化锆多晶材料（3Y-TZP，第一代氧化锆材料）CAD/CAM基台内冠（Cares abutment; Institut Straumann AG）（图8a～f）。在模型上实现牙龈轮廓处理，与对侧牙相比，饰面瓷的唇侧边缘正好位于理想龈边缘下方。将基台设计为最终修复体形态，以提高饰面瓷材料厚度、增加其机械抗力。该基台还模拟了牙本质的解剖结构，设计了切牙乳突以达到最终美学效果（图8a）。由于腭侧空间缺乏，无法对模型腭侧进行饰面瓷处理，仅进行了釉面处理（图8b），而穿龈部分不予处理，以确保氧化锆的生物相容性能够使种植体周软组织结合。

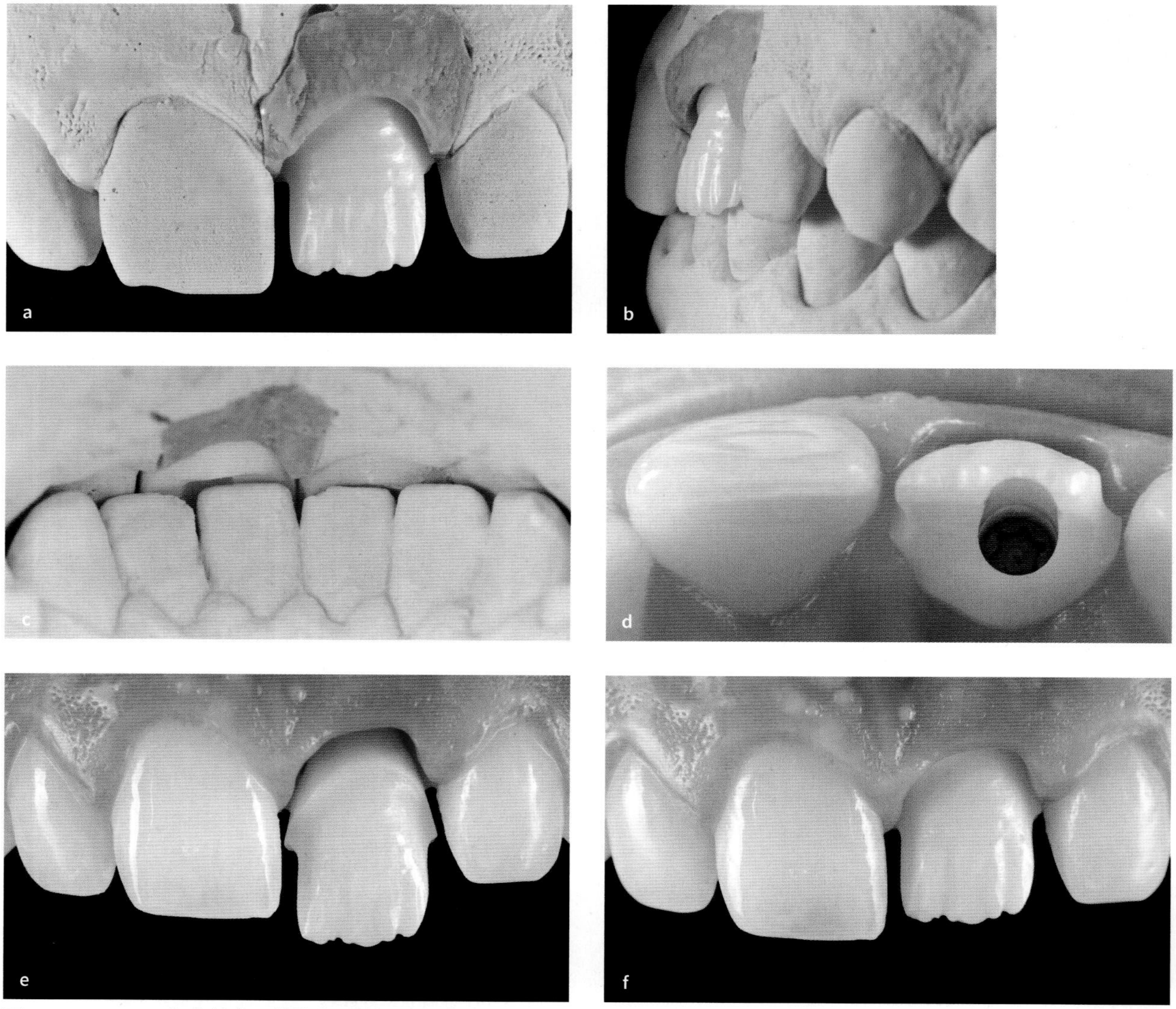

图8a～f　3Y-TZP氧化锆内冠结构用于螺钉固位修复体

如图9a～c所示，饰面瓷处理前后的氧化锆内冠。这种一体式氧化锆内冠结构的优点包括其光学性能及穿龈部分的生物相容性，由于饰面瓷的生物相容性不如氧化锆，因此穿龈部分未进行上釉处理。这种基态内冠的缺点是内部连接有断裂的风险，这种风险通常发生在旋入连接螺钉时，特别是当修复体没有沿着正确轴向旋入。因此，厂商开发了用于连接的二代金属复合材料部件。修复体的穿龈轮廓是凹形的，可以增加种植体周软组织的厚度，利于修复体穿龈部位周围形成软组织环，以提供垂直向组织的稳定性。修复体的边缘轮廓通常位于理想牙龈水平下0.5～1mm。如图9c所示，与临时修复相比，需要多少软组织增加颈部凸度来推开牙龈并恢复上颌右侧中切牙黏膜水平（图10a～c）。

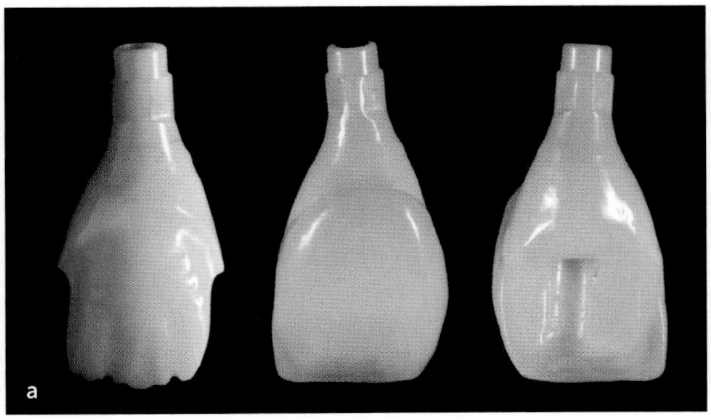

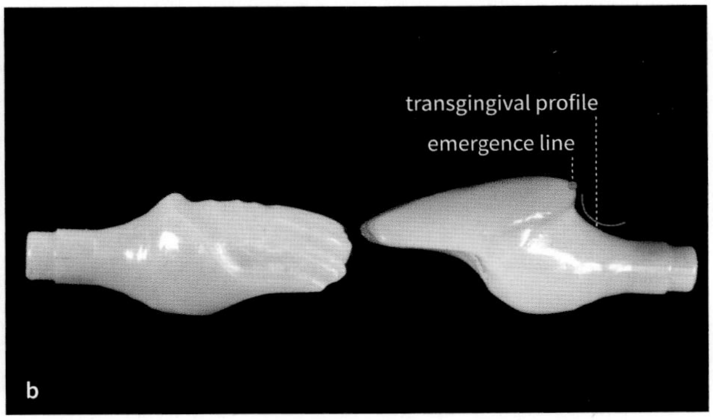

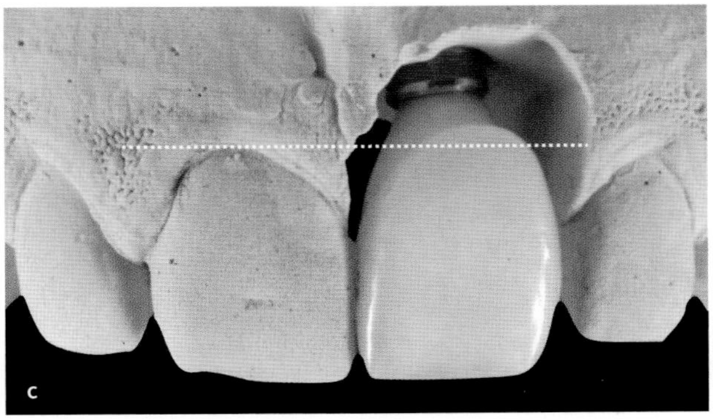

图9a～c 饰面瓷处理前后的氧化锆内冠

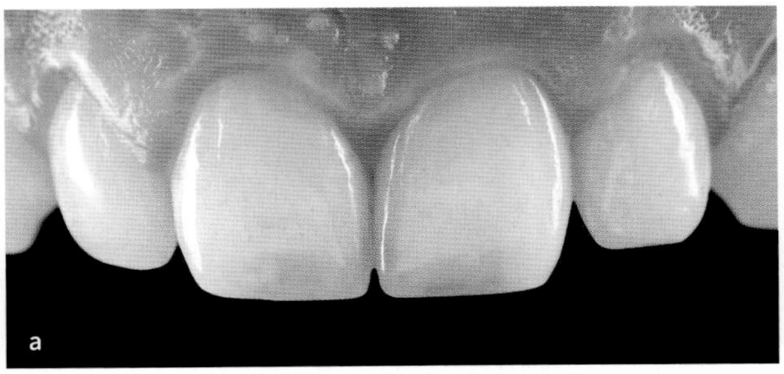

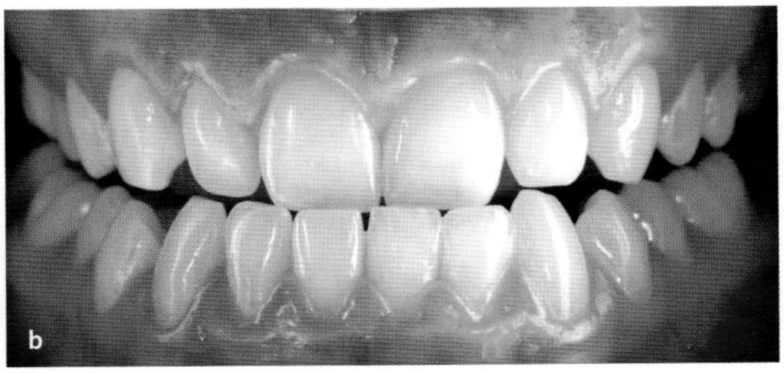

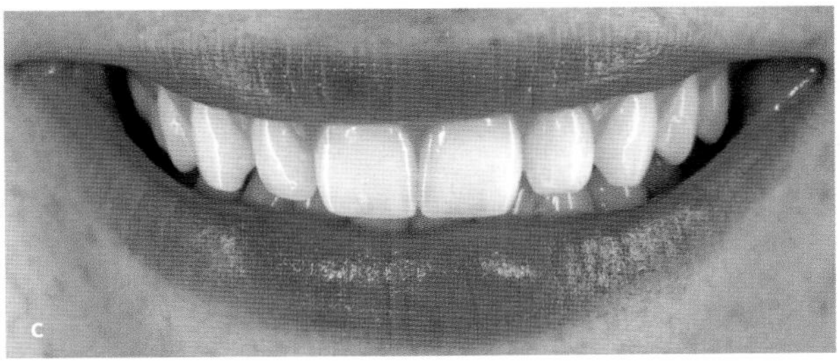

图10a～c 植入3个月后的最终修复

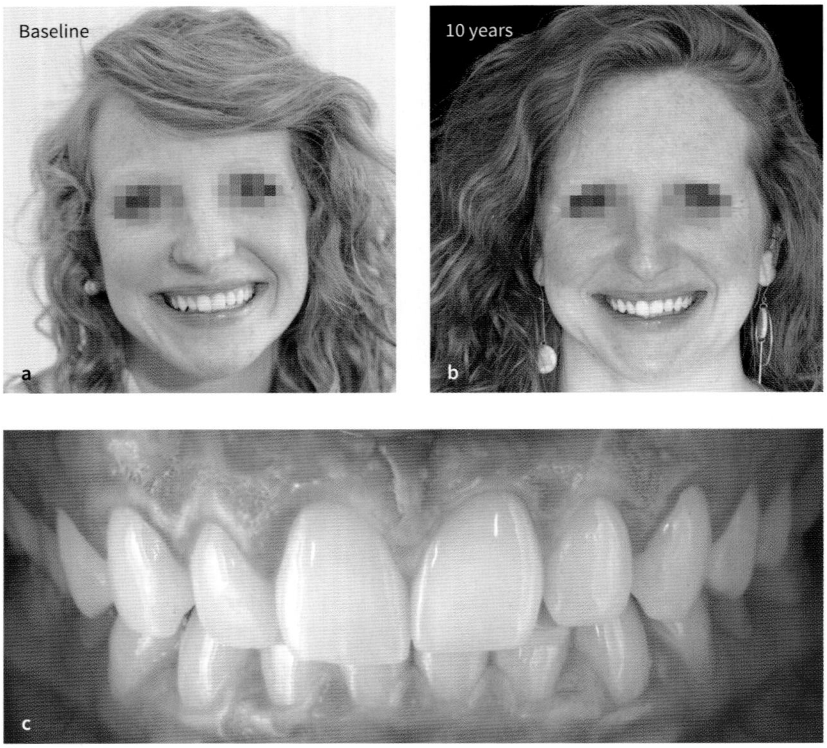

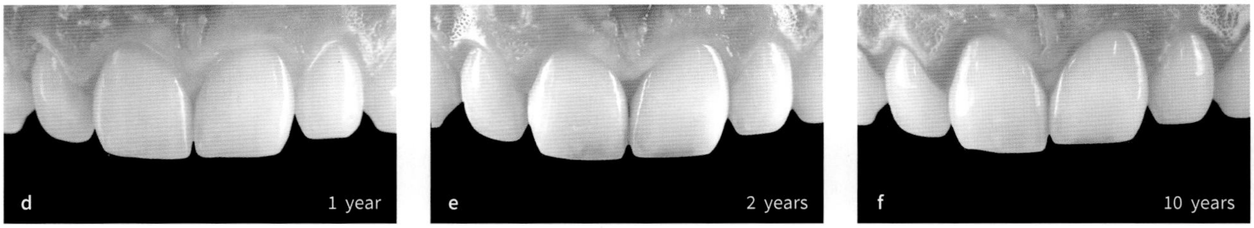

图11a～f （a，b）患者最初及10年后随访的面像。（c）10年后随访时的口内唇面观。（d～f）种植体位置与天然牙相比，1年后、2年后及10年后的变化过程

治疗后，患者1年后和2年后各复诊一次，但之后几年都没有复诊。10年后，患者因上颌两颗中切牙的切缘不一致而复诊。由于面部发育，种植体移位造成了美学问题（图11a～f）。虽然种植体周组织仍然很厚，但牙龈边缘与上颌右侧中切牙的牙龈边缘不对称。回顾随访图像细节，2年后面部生长就已经有些明显变化（图11e）。

种植体移位处理

由于经济原因，患者不希望重新制作牙冠，牙科技师也不建议在原牙冠上添加饰面瓷，因为在烧制过程中牙冠变质的风险很高，经过牙科技师与患者讨论，建议粘接瓷贴面以延长修复体。此外，为弥补软组织的不匹配，重新修整牙冠，特别是穿龈轮廓，以重新确定软组织边缘（图12a～i）。

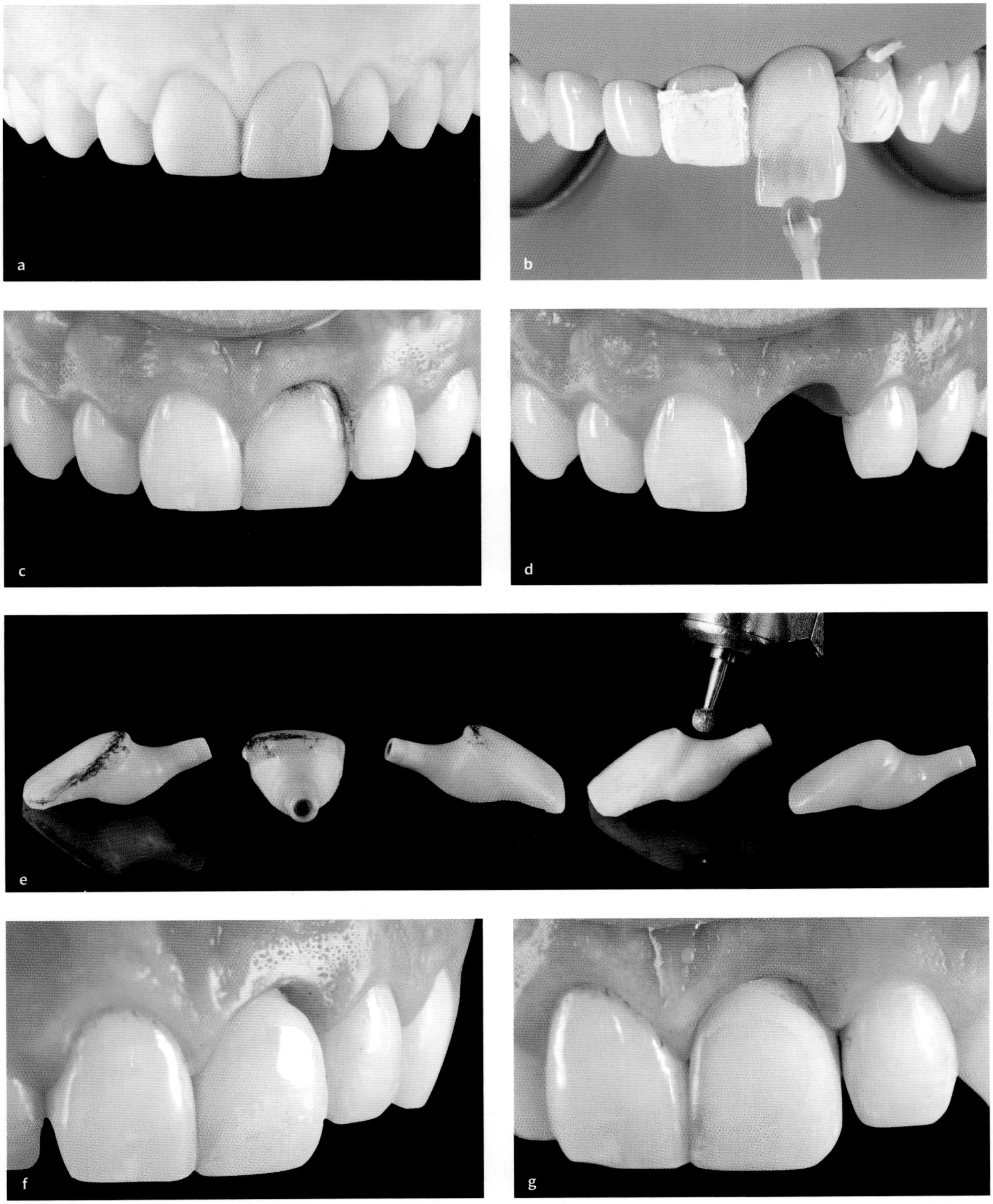

图12a～i （a，b）粘接前的瓷贴面。（c，d）对牙冠颈部和远中区域进行重新修整，标注出上颌两颗中切牙之间牙龈水平不匹配的部位。（e）重新修整穿龈轮廓。（f）软组织和修复体之间的间隙。（g）重新修整修复体后上颌左侧中切牙和侧切牙之间的牙间隙。（h，i）由于面部生长，上颌两颗中切牙唇侧和远中轮廓不再对称

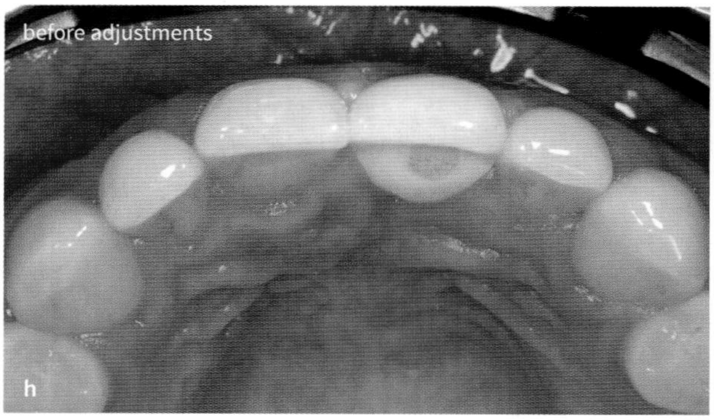

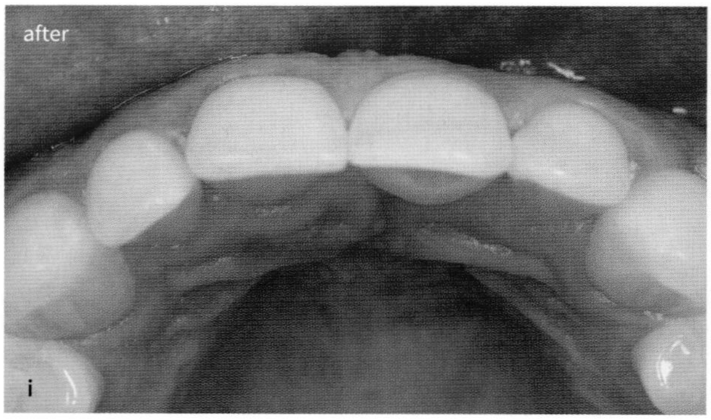

图12a～i（续）

进行口内扫描并制作瓷贴面（Vita VM9; Vita Zahnfabrik, Bad Säckingen, Germany）（图12a，b）。橡皮障隔离后，用10%氢氟酸对瓷贴面的凹面和饰面瓷表面进行1分钟酸蚀，然后根据厂商的建议涂上一层硅烷（Monobond Plus; Ivoclar Vivadent, Schaan, Liechtenstein）。最后使用复合树脂粘接剂粘接瓷贴面（Variolink Esthetic DC; Ivoclar Vivadent）。

随后旋下修复体，用金刚砂车针和阿肯色石车针调整牙冠穿龈轮廓、切缘、远中面和唇面，陶瓷金刚砂抛光器械进行最后的抛光（Optrafine; Ivoclar Vivadent）（图12c～e）。由于面部生长，上颌两颗中切牙唇侧和远中轮廓不再对称（图12h，i）。通过向下移动穿龈凹度及牙颈线，对修复体的穿龈轮廓进行修正，使修复体和软组织之间形成间隙（图12f，g）。由于牙颈线对应的凸度略微减小，对瓷面进行适当预处理，在表面直接添加少量复合材料（Inspiro; Edelweiss, Wolfurt, Austria）。最后，由于面部生长，以及为使上颌两颗中切牙牙冠宽度相同而对其远中面的重新修整，形成了牙间隙（图12f，g）。通过在上颌左侧侧切牙近中面添加复合材料（Inspiro; Edelweiss, Wolfurt, Austria）关闭该间隙。

用连续超声浴（肥皂溶液、水、90%乙醇溶液）对修整后的修复体进行清洗和消毒。干燥后，使用35N·cm扭矩将修复体拧紧，然后用复合材料封闭螺钉通道。

1周后，牙龈间隙已经关闭（图13a～g），说明修复体的穿黏膜和穿龈轮廓对软组织产生了影响。如图14所示，种植体植入后、修复体戴入后，以及2年和10年后随访的放射线片。这表明随着时间推移，种植体周骨水平非常稳定。如图15所示，修复体重新修整1年后的情况。

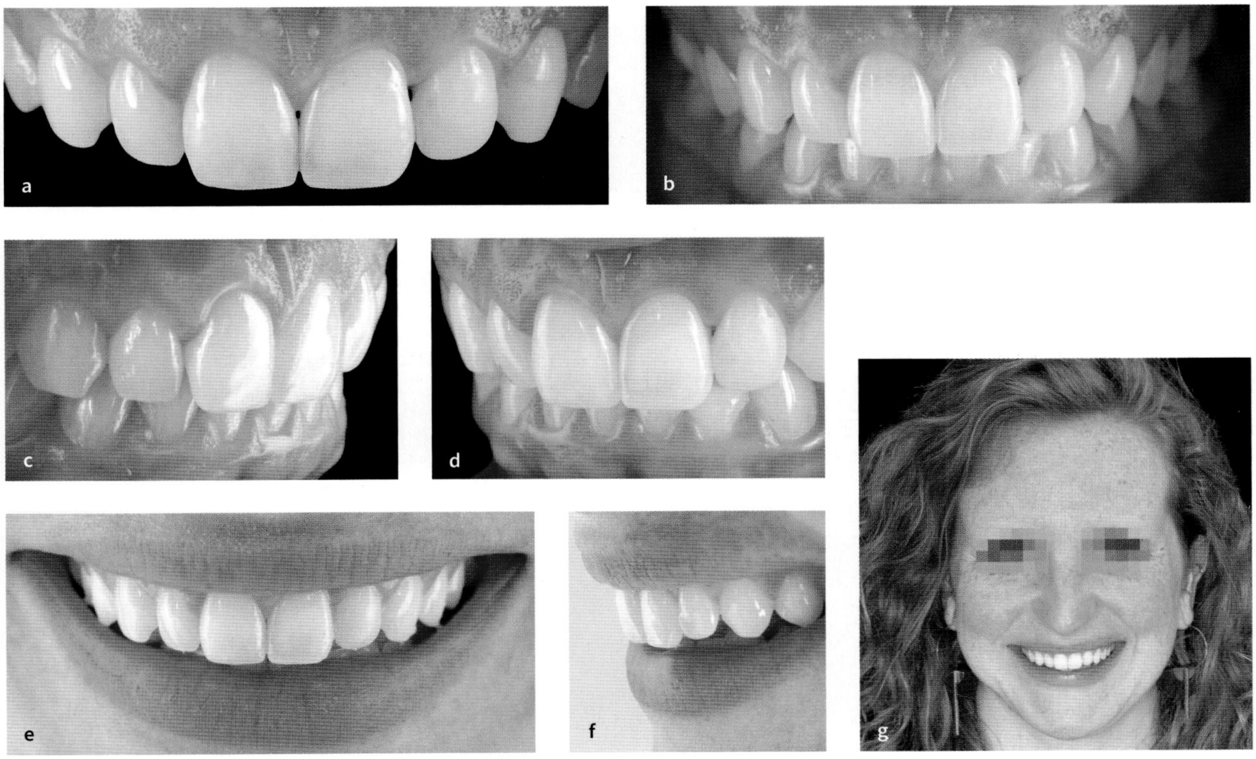

图13a～g　重新修整1周后的最终修复体（11年随访）

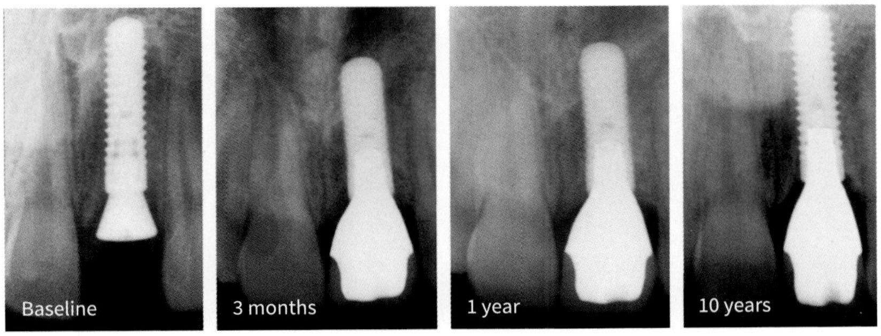

图14　种植体植入后、修复体戴入后，以及2年和10年后随访的放射线片

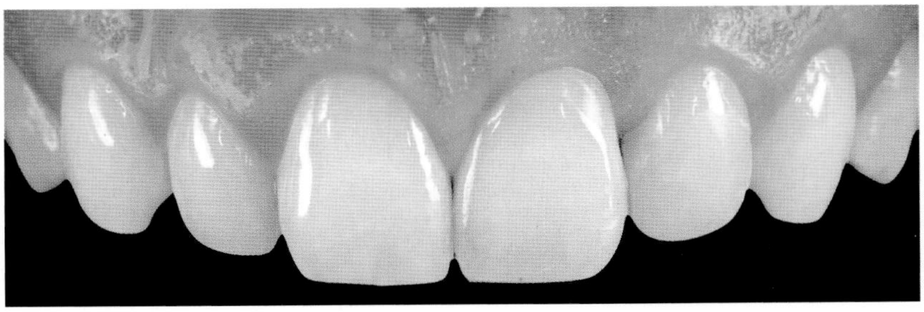

图15　修复体重新修整1年后口内观

讨论

外伤病例的治疗始终是临床的挑战，尤其是因为医生不得不应对紧急情况和心理压力。从第一次急诊开始，制订治疗策略，以尽量减少硬组织和软组织的丧失，对于未来种植体支持式修复治疗的成功具有重要影响。软硬组织对最终的美学效果起着关键作用。如果出现多发性骨内骨折，必须迅速做出深思熟虑的决定，以避免继发感染。此外，从拔牙到材料选择和修复设计，每个手术和修复步骤都必须作为整体治疗策略的一部分加以考虑。

手术策略。尽管情况紧急，但患者身体健康，软硬组织条件充足，可以进行拔牙后即刻种植。事实上，患者为厚龈生物型，牙龈颈部水平良好，没有观察到牙龈退缩（Tonetti等，2019）。在三维图像上，可以观察到完整的唇侧骨板，根据Kan等的研究，上颌前部牙根在牙槽骨内的矢状向位置为Ⅰ类，这为即刻种植提供了有利的解剖学支持（Kan等，2011a）。然而，由于咬合关系（深覆殆）不佳，根尖骨量不足，因此考虑延期负荷。

为了减少拔牙后的骨重建，根据近期共识会议建议（Avila-Ortiz等，2014；Tonetti等，2019），种植体植入后残留的牙槽窝缺损由骨移植生物材料充填。虽然在这方面还没有达成共识，但人们倾向于使用可缓慢吸收的生物材料，以增加种植治疗的长期三维稳定性（Botilde等，2020）。然而，这种结合即刻种植的牙槽窝处理需要在唇舌向正确地植入种植体，将种植体唇侧与剩余唇侧骨板内侧的间隙控制在2mm以上（Caneva等，2010）。用生物材料充填这一间隙，为重建后的颊侧骨提供充足骨量（Lambert等，2012；Avila-Ortiz等，2014）。

软组织移植是为了弥补预期的拔牙后骨丧失（Vanhoutte等，2014），这在美学病例中尤为明显。本病例中采用的结缔组织移植技术未设计口袋状切口，而是依靠穿龈血管床。它需要在关键区增厚软组织（Avila-Ortiz等，2014）；然而，结合上皮和龈沟上皮的充分去除及移植物的稳定是移植物骨结合的关键环节。

修复重建。种植体周软组织也可以通过修复程序进行优化，但这需要外科医生、修复医生和牙科技工室之间的良好沟通。尽管有关穿龈轮廓设计对软组织行为的影响的科学证据有限，但本病例显示，当与软组织增量手术相结合，使塌陷的穿龈轮廓和凸起的牙龈线刚好位于理想的牙龈水平之下，能够维持软组织的稳定性。

对于这个特殊的病例可能不需要临时修复体。事实上，通过修复引导软组织成形也可观察到类似结果，一旦实现了骨结合，最终修复体设计就会非常理想。

种植体的位置对于螺钉固位修复体、优化穿龈形态及轮廓都至关重要。种植体在唇腭向位置必须偏腭侧，距离唇侧骨边缘1.5~2mm；垂直向上，种植体至少深入4mm，以适应生物学宽度，并为穿黏膜轮廓提供足够高度（Testori等，2018）。因此，需要正确的治疗规划；如今，通常通过系统的数字化流程，对最终结果可视化处理并改善团队内部沟通。

尽管没有科学证据表明，螺钉固位修复体优于粘接固位修复体（Alqutaibi，2017；Lemos等，2016），但前者有一些优点，例如：

- 更好的穿龈轮廓处理。
- 避免龈下粘接剂过多及相关并发症（Staubli等，2017）。
- 出现崩瓷或种植体移位等并发症时的再干预治疗。

此外，由于基台结构和饰面瓷之间的厚度比例较好，螺钉固位修复体可以降低崩瓷的风险（Mainjot等，2012a；Mainjot等，2012b）。

最后，螺钉固位种植修复可能是口腔修复中应用氧化锆（3Y-TZP）修复体的最佳适应证，原因如下：

- 氧化锆的生物相容性与钛相当，可促进成纤维细胞和角质细胞在穿黏膜部位的黏附，从而促进种植体周软组织的结合（Grenade等，2016；Grenade等，2017）。
- 氧化锆比钛具有更好的光学特性，从而提高了种植体周牙龈与天然牙之间的颜色匹配度（Cai等，2017）。
- 氧化锆基台的长期留存率非常高，与钛基台相似（Fabbri等，2017；Sailer等，2009；Koenig等，2018）。

种植体移位的治疗。根据一篇系统综述所述，种植体植入5～15年后，种植体移位的发生率约50%（Papageorgiou等，2018）。在20%的病例中，偏差＞1mm；在43%的病例中，观察到近端接触点丧失。这与年龄有很大关系，年轻患者更容易受到影响。种植体移位更多发生在上颌、女性患者和长脸型患者。必须告知部分无牙颌患者这种潜在的长期不利影响；对于年轻患者，尤其是在侧切牙修复时，应考虑使用其他替代方案（例如全瓷马兰桥）。然而，本病例表明，有一些方法可以以简单、微创的方式处理这类并发症，而且可以延长修复体的使用寿命。

结论

本临床病例表明，年轻患者美学区即刻种植可获得长期成功。这种治疗策略的关键理念包括软硬组织的保护、种植体位置的定位、生物材料的选择（包括牙槽窝内和种植牙冠）、穿龈轮廓和形态（以塑造和优化软组织），以及选择螺钉固位修复体，以便随着时间的推移调整轮廓设计，从而成功地处理并发症，本病例就证明了这一点。外科医生、牙科技师和修复医生之间的有效沟通是治疗成功的关键。数字化工具极大地促进了整体规划和信息共享。

最后，尽管在本病例中成功地处理了种植体移位，但在选择治疗方法时必须考虑年龄因素，尤其是年轻患者，并权衡在美学区域提供种植体支持式修复体的优势和不容忽视的种植体移位风险，这一点应向患者解释清楚。在本病例中，选择螺钉固位修复体显然有利于处理这种并发症。

致谢

技工室程序

Mirko Picone – Liège, Belgium (zirconia screw-retained restoration)

Luc and Patrick Rutten – Dental Team, Tessenderlo, Belgium (feldspathic ceramic chips)

5.3 上颌左侧中切牙即刻种植和临时修复体修复

L. Parienté, K. Dada

一位34岁女性患者，美学期望高，无吸烟史，无相关病史（ASA 1级），转诊至我诊所（62LTM, Paris, France），要求修复失败的上颌左侧中切牙牙冠，转诊的牙髓科医生在显微镜下诊断该牙出现垂直向根折（图1）。

本病例展示了1A型治疗方案（Gallucci等，2018），包括诊断、治疗决策以及临床和技工室步骤。

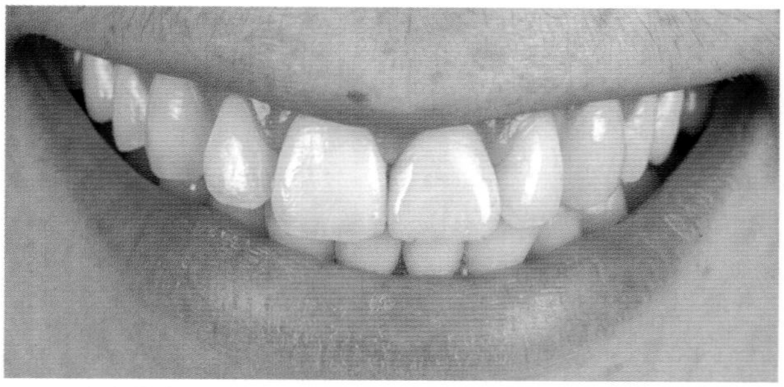

图1 患者微笑像。微笑时暴露出失败的牙冠修复体及其牙周环境：中位唇线暴露出龈乳头

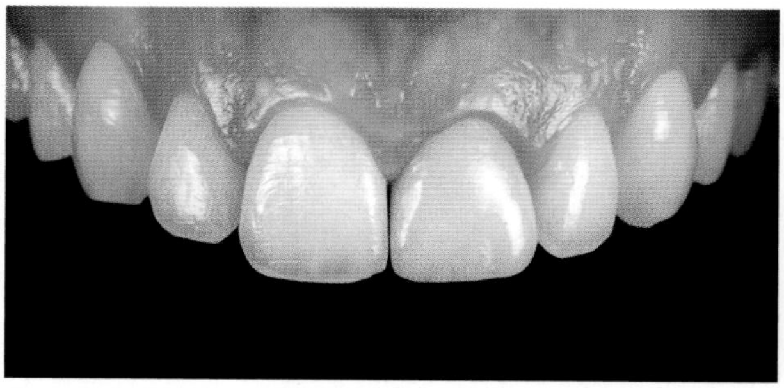

图2 口内观显示，牙龈表型为中弧线形及中等厚度。牙冠形状略呈三角形。没有软组织缺损

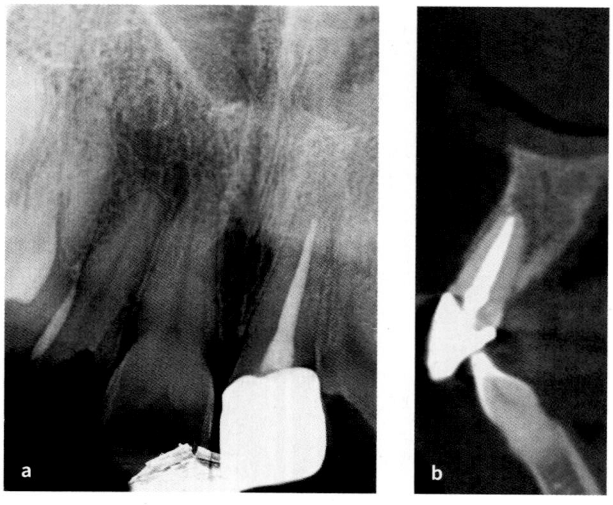

图3a，b 术前根尖放射线片和CBCT

初步检查

临床检查显示，牙周状况良好，口腔卫生和依从性良好，牙龈轮廓和邻间龈乳头完好（图2）。微笑时，失败的修复体牙冠和周围牙周组织暴露出来；中位唇线显露出邻近龈乳头。

初步影像学检查（图3a）显示，预期的种植位点没有感染。牙槽骨嵴顶到邻牙接触点的高度为5.5～6.5mm，牙间龈乳头有足够支撑。邻牙未修复。

CBCT检查（图3b）显示，没有腭侧或唇侧骨缺损（Ⅰ级；Elian和Cho，2007），并且有足够的骨量将种植体植入拔除牙的根尖处（Ⅰ级；Kan等，2011a）。

我们向患者介绍了几种治疗方案，包括种植体植入时机和可能的临时修复方式等所有相关选项。

风险评估表（表1）中详细列出的临床和放射学参数都倾向于即刻种植（图4～图12）和即刻临时修复（图13～图20）。

表1 单颗牙即刻种植的风险评估

	低风险	中风险	高风险
术前评估			
患者相关因素			
全身状态	健康，不影响愈合		影响愈合
美学风险	低/中美学风险	高美学风险	预期有严重美学缺陷
位点相关因素			
龈缘位置	无退缩	轻度龈缘退缩	龈缘退缩≥2mm
软组织质量	厚龈表型	薄龈表型或角化龈不足	角化龈缺如
骨质量	骨质量充足，可实现初始稳定		骨质量不足，难以获得初始稳定
唇侧骨壁	唇侧骨壁厚度≥1mm	唇侧骨壁厚度＜1mm，或小的开窗式或裂开式缺损	唇侧骨壁显著的开窗式或裂开式缺损
黏骨膜瓣	牙槽嵴骨量充足，允许采用不翻瓣术式		需要翻黏骨膜瓣进行骨增量
牙槽窝在骨弓轮廓内的位置	牙槽窝位于骨弓轮廓内		牙槽窝和唇侧骨壁突出于骨弓轮廓
牙髓感染	无感染	慢性根尖周感染	急性感染
牙周感染	牙周健康	已控制的牙周病	活动性牙周病
种植体三维位置	三维位置理想，长轴穿过舌隆突或切缘		种植体位置偏唇侧或角度过大或植入过深
唇侧骨板与种植体之间的间隙	≥2mm	1～2mm	＜1mm

手术过程

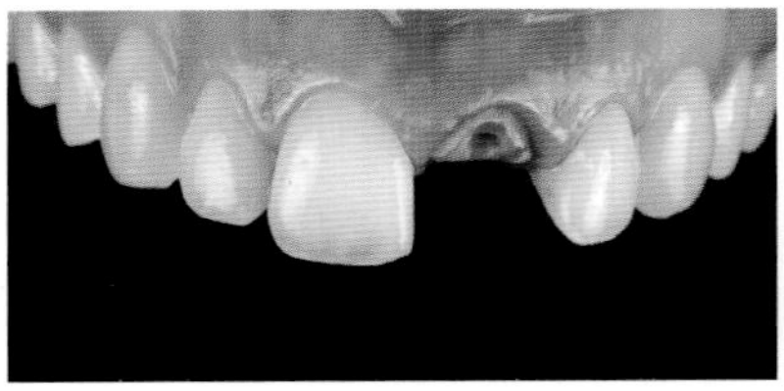

图4 手术第一步拆除失败修复体牙冠

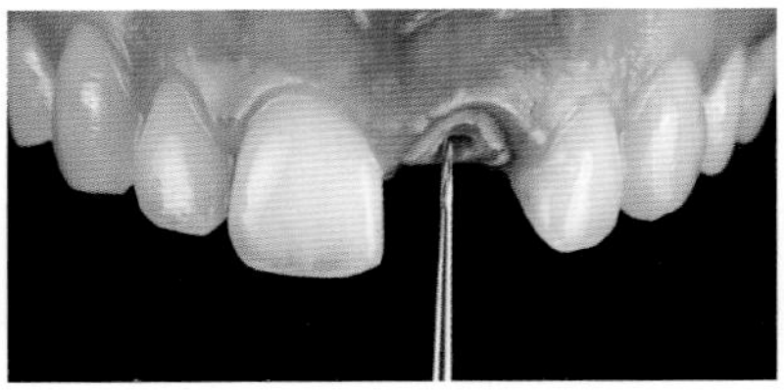

图5 将剩余牙体水平切开，以保护唇侧骨免受外科钻损伤，并进行微创拔牙

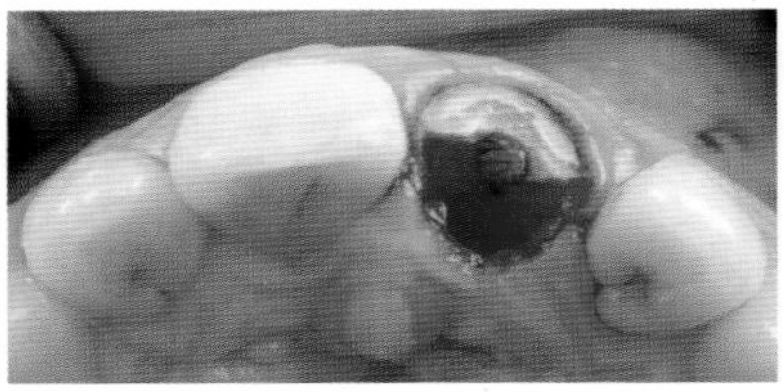

图6 拔除牙根的腭侧部分，以便在不对唇侧骨施加压力的情况下松动剩余的牙根碎片

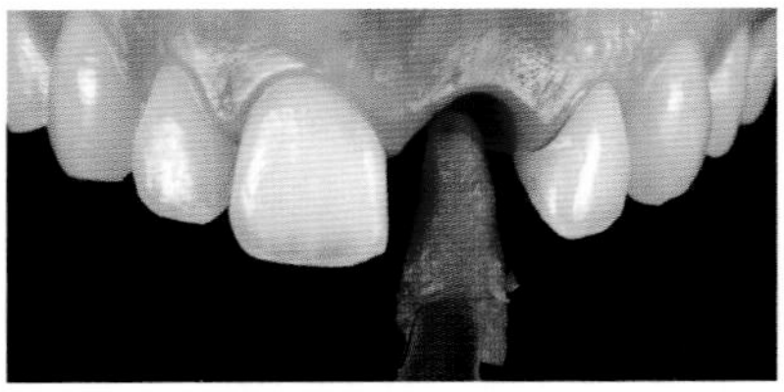

图7 在不损伤软组织和周围骨组织的情况下，微创拔除剩余的牙根碎片

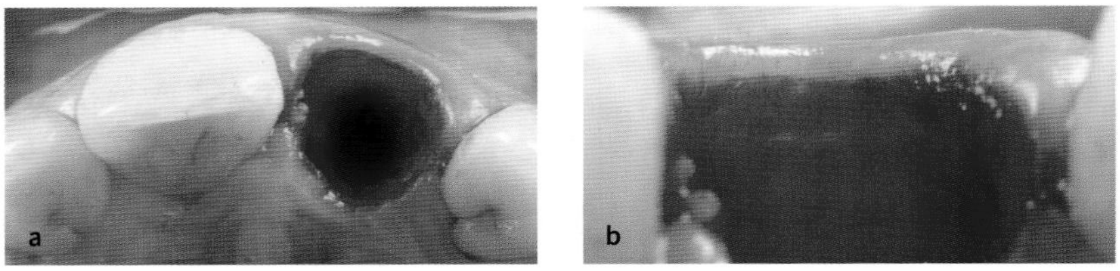

图8a，b 经评估，唇侧骨板的完整性支持即刻种植

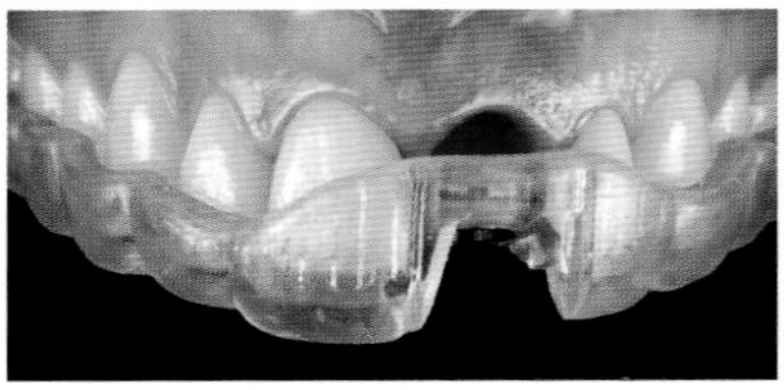

图9 外科导板（NobelProcera; Nobel Biocare, Kloten, Switzerland）辅助预备种植窝

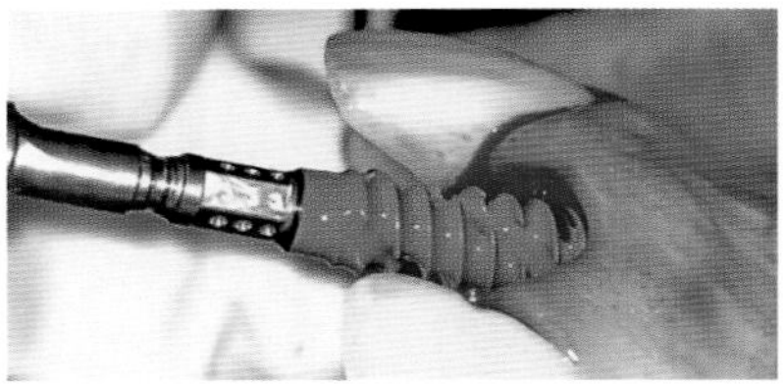

图10 以45N·cm的植入扭矩将一颗BLX种植体（4mm×12mm; Institut Straumann AG, Basel, Switzerland）植入新鲜牙槽窝

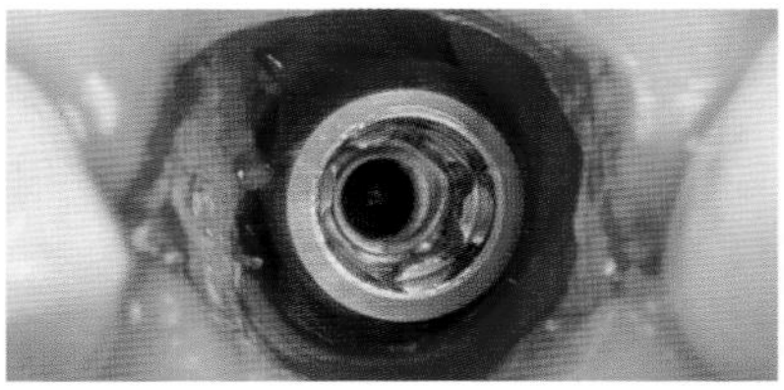

图11 种植体表面与唇侧骨板间有足够的间隙，为骨再生材料提供空间

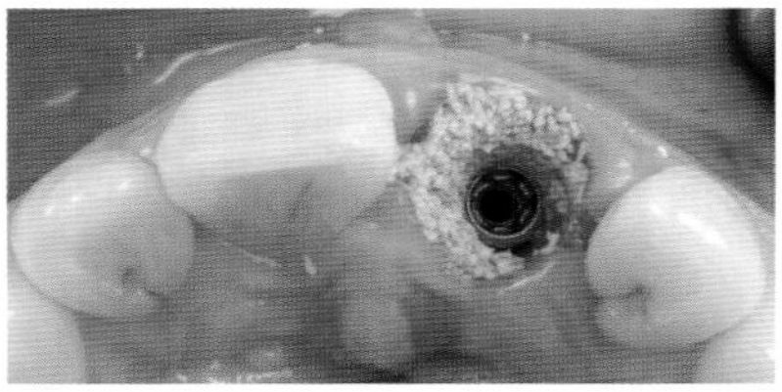

图12 用颗粒状异种移植物（Bio-Oss; Geistlich Pharma, Wolhusen, Switzerland）充填至剩余间隙

修复过程

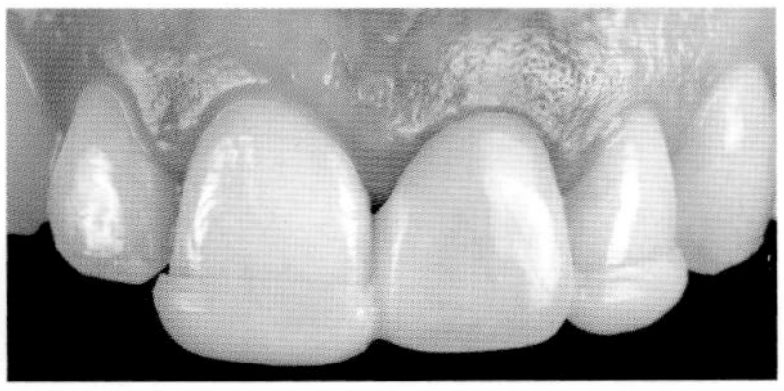

图13　使用预成聚甲基丙烯酸甲酯（PMMA）外壳制作临时修复体，并用复合树脂将其粘接到临时基台上

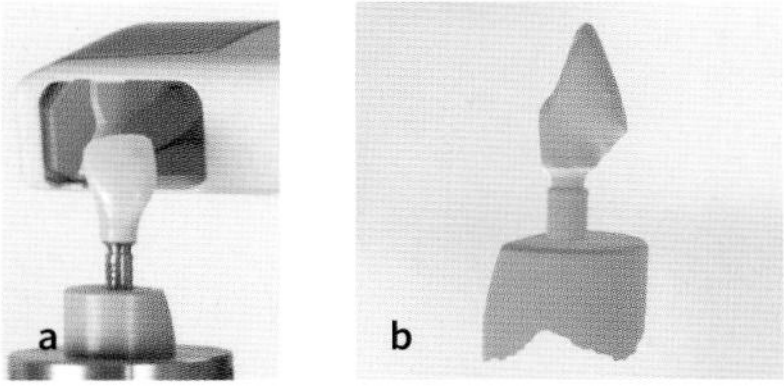

图14a，b　按照E-merge方案，IOS扫描临时修复体及其穿龈轮廓（a），此处显示的是支架原型，以获得索引临时修复体的STL文件（b）

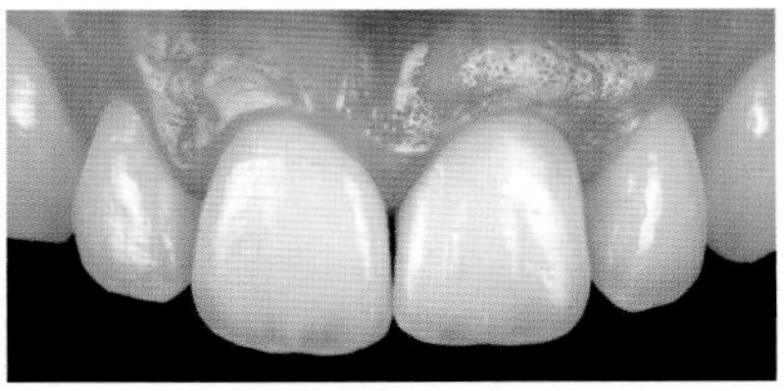

图15　戴入临时修复体并拧紧至35N·cm

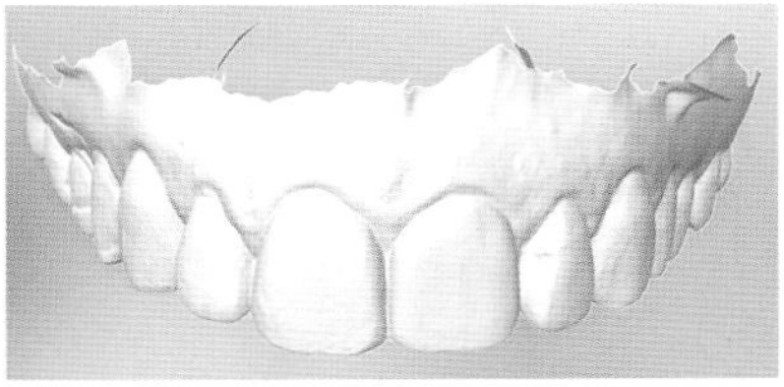

图16　患者3个月后复诊。在不去除临时修复体的情况下进行口内全牙弓扫描

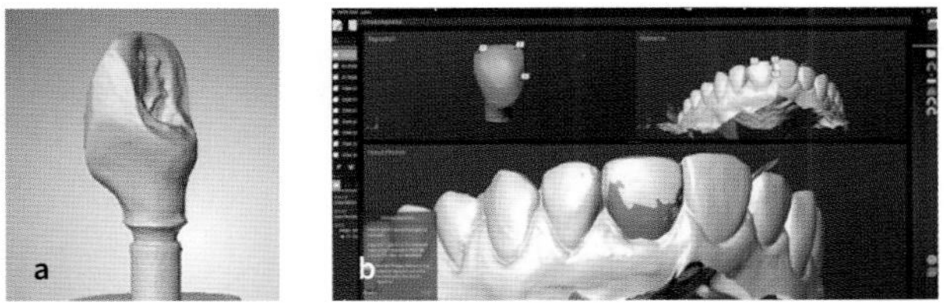

图17a，b　使用CAD软件（Dental Wings, Montreal, Canada）的E-merge功能将临时修复体扫描数据（手术当天）（a）和全牙弓扫描数据（3个月后）（b）获得的STL文件合并，以获得虚拟模型并设计最终修复体

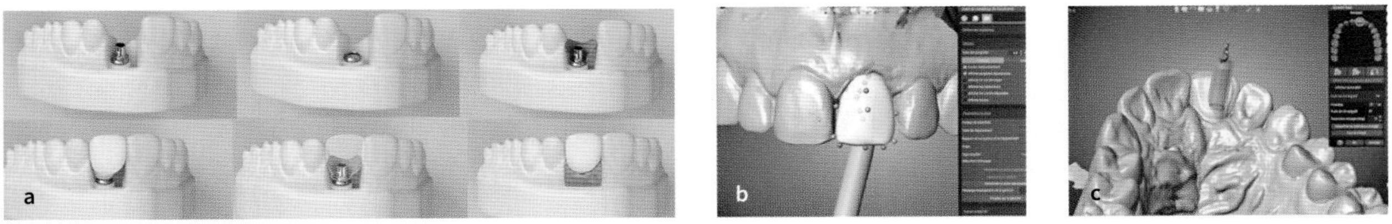

图18a～c　（a）根据最终修复体外形设计基台，维持之前临时修复体的穿龈轮廓。（b，c）然后导出模型的STL文件进行打印（Cares; Institut Straumann AG）

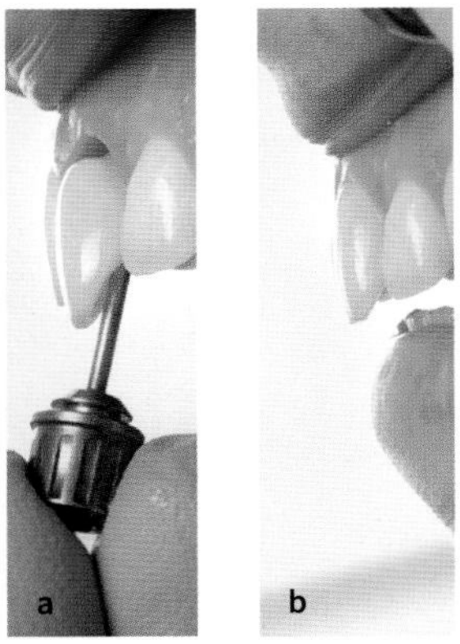

图19a，b　试戴并安装最终修复体，未发现软组织受压

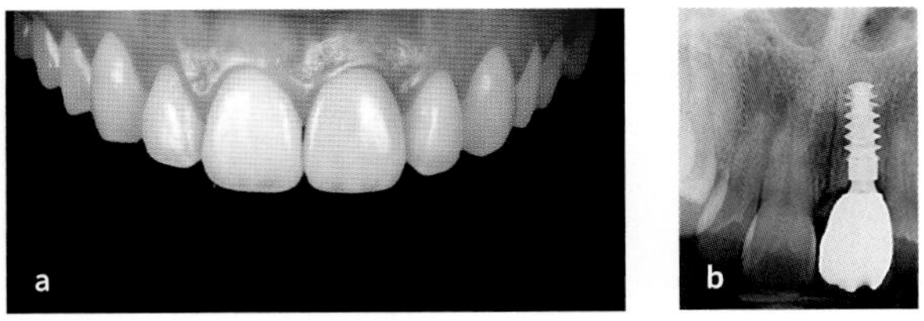

图20a，b　在1年后的随访中，临床检查和影像学检查显示，种植体与周围骨结合稳定

讨论

拔牙后即刻种植具有多种优势，尤其是与延期种植相比可以缩短疗程，减少手术程序，但也可能会在初始稳定性或临时修复体的制作方面遇到困难。即刻负荷可以缩短整个治疗过程，并且在愈合过程中不需要临时可摘义齿或树脂粘接桥，从而提高了患者的舒适度。此外，用异种移植物充填种植体与颊侧骨板之间的间隙时，选择种植体支持式临时修复体有助于保护牙龈轮廓和龈乳头（Tarnow等，2014）。

要通过即刻种植来获得理想的美学效果，需要对患者进行仔细选择，并对种植体进行精确定位。本卷中介绍的风险评估工具是一种安全的方法，可用于确定最合适的治疗方案。

至于最佳的唇舌向位置，Buser等（2004）建议将种植体肩台置于邻牙牙龈线舌侧1～2mm处，以确保唇侧骨壁宽度和种植体唇侧牙龈的稳定。另一项研究结果也支持这一建议，该研究发现，种植体肩台的唇舌向位置是决定唇侧组织边缘退缩程度的重要因素（Bittner等，2019）。理想情况下，印模技术应该复制临时修复体的穿龈轮廓，同时尽量减少临时修复体的修复步骤和基台拆卸次数，以免破坏软组织结构。

事实证明，基台拆卸和重新连接对种植体周骨水平有很大影响。由此造成的骨丧失主要是由于基台操作导致种植体周黏膜的结缔组织减少所致（Koutouzis等，2017；Bressan等，2017）。

这些发现为重新审视当前的修复方案，以防止早期边缘骨丧失提供了依据。尽管这些研究的临床意义仍存在争议（de Carvalho Barbara等，2019），但减少基台连接次数仍是临床医生争论的话题。

在这种微妙的情况下，用于穿龈轮廓获取的数字化方案可以满足所有期望：

- 易于应用。
- 不需要任何特殊的CAD技能。
- 将基台拆卸连接的次数降到最低，减少了患者的不适感，并缩短了椅旁时间。

当需要对临时修复体进行修改，或需要对美学效果进行额外评判时。E-merge方案能够比目前使用的所有其他方法少一个拆卸步骤，而且通常可以重现临时修复体形成的穿龈轮廓。

此外，如果临时修复体在愈合阶段发生断裂，E-merge方案可以迅速制作一个新的、相同的临时修复体，而不需要额外的临床步骤。

结论

本病例报告表明，即刻种植并用临时修复体进行修复，是修复单颗前牙的合适方法。它有助于通过固定临时修复体维持软硬组织结构，提供美观、舒适的即刻解决方案。将愈合前后的数字化印模进行STL叠加，能够将即刻种植与穿龈轮廓处理相结合，用于创建和转移穿龈轮廓，而穿龈轮廓是获得理想美学效果的关键因素。

5.4 静态计算机辅助美学区即刻种植手术和预成CAD/CAM临时种植修复体即刻负荷

A. Lanis, L. Gonzaga, A. Hamilton

即刻种植与即刻负荷的1A型方案被定义为一种在拔牙当天将种植体植入牙槽窝中，并立即进行修复的外科和修复治疗程序（Morton等，2018；Gallucci等，2018）。在美学区域，这种方法的成功取决于多个因素，例如充分的诊断、适当的患者筛选、有利的牙槽骨解剖结构、手术部位的条件和特征，以及临床医生的适当培训和足够的经验（Levine等，2017；Chappuis等，2013；Belser等，2009；Chen和Buser，2014）。尽管长期疗效与这些病例中所描述的变量密切相关，并且只有少数患者满足此类治疗标准，但"即刻性"已受到世界各地临床医生和患者的欢迎（Sans-Sánchez等，2015；Buser等，2017a）。

美学区即刻种植可以采用不同治疗方法（Gallucci等，2018）。大多采用种植体植入辅助手术，例如使用骨代用品和软组织处理减少拔牙后的骨吸收（Evans和Chen，2008；Fürhauser等，2015；Araújo等，2005；Chappuis等，2017；Li等，2018；Kuchler等，2016；van Nimwegen等，2018；Frizzera等，2019；Noelken等，2018）。

从外科的角度来看，初始稳定性被认为是即刻负荷的关键（Papaspyridakos等，2014）。种植体的初始稳定性受诸多因素影响，包括局部骨质和骨量、种植体的形态设计和手术技术（Javed等，2013）。厂商已经开发出不同的种植体设计方案，以实现植入过程中的种植体稳定。

最近推出了一种新颖的种植体概念。其形状和螺纹设计特别，旨在既能够压紧松质骨又可以切割皮质骨（Arcuri等，2019）。这种全锥度种植体的设计使种植体在不同解剖情况下均能获得高植入扭矩，专门为促进"即刻性"而创建。

从修复的角度来看，单颗牙种植需要考虑的关键因素是正确的种植体三维位置。已有充分文献支持，正确的种植体三维位置对于实现其美学修复效果起重要作用（Buser等，2000；Tarnow等，2000）。因此，虚拟种植规划将影像学、修复、外科和技工室结合在统一虚拟场景中，能够基于修复导向进行详细的外科模拟（Lanis等，2015）。在静态计算机辅助种植手术（s-CAIS）中使用的CAD/CAM模板，能够将生成的模拟结果准确传输到手术部位，将模拟治疗计划与实际手术相结合（Matta等，2017）。因此，当需要即刻种植时，s-CAIS被认为是获得精确三维种植体位置的金标准（Lanis等，2017）。

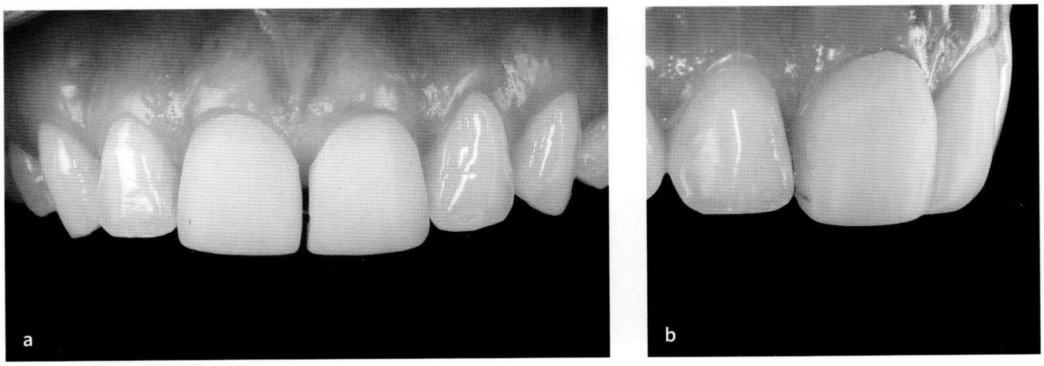

图1a，b　初始情况。口内正面和侧面特写

开发DWOS Synergy是为了实时与两个不同的软件环境交互。一个是s-CAIS的手术规划，另一个是修复体的设计和制作。当这两者相互链接时，可以在种植体植入前设计和制作CAD/CAM修复体，可以模拟设计种植体和基台在口内的位置。种植体和修复体作为一个整体发挥作用，修改其一会影响另外一个。

这种方法可以对种植体三维位置进行精确细化，在种植规划期间，外科、修复和技工室团队成员之间可以实时沟通。如果在规划修复时，所得到的轮廓设计不正确，则可以修改种植体位置，以获得生物学、机械和美学之间的平衡。这种方法还能够在种植体植入牙槽的情况下，可视化种植体的穿龈轮廓，协助设计在生物学上更有利的穿龈轮廓。

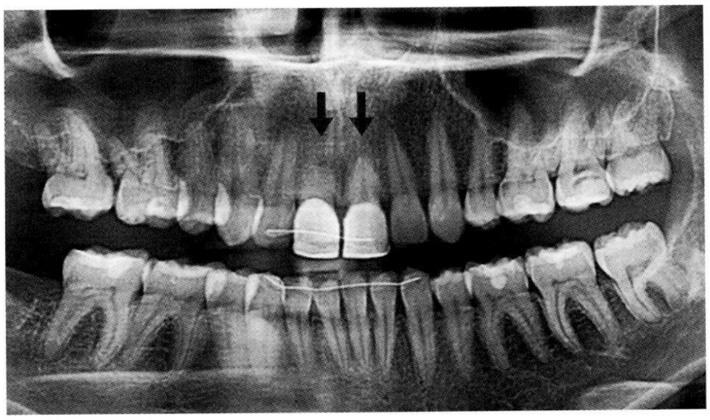

图2　初始情况的正位全景片（OPG）。上颌两颗中切牙牙根外吸收

本病例报告描述了这项创新技术在美学重建治疗阶段的计划和顺序。基于s-CAIS和Synergy概念实现了两颗中切牙即刻种植即刻修复的问题。同时还为种植体提供了CAD/CAM最终修复体。

病例报告

一位32岁女性患者，被转诊至智利圣地亚哥的Prime诊所，对上颌两颗中切牙进行具体评估。主诉两颗中切牙之间存在美学差异，牙齿松动导致不适。患者于2016年因牙外伤导致上颌两颗中切牙非复杂冠折。当时使用复合贴面修复牙冠，修复体边缘封闭性较差，并且过度固化和不透明，导致其与其余上颌前牙不协调的美学关系。两颗牙齿都表现出Ⅰ～Ⅱ度松动。患者称前牙区域持续不适。腭部粘接钢丝夹板固定两颗中切牙（图1a，b）。

该患者的口腔卫生保持良好，并定期进行口腔检查和维护性牙周护理。无相关的系统性或口腔病史。临床检查和影像学检查显示，上颌两颗中切牙受到晚期牙根吸收的影响（图2）。

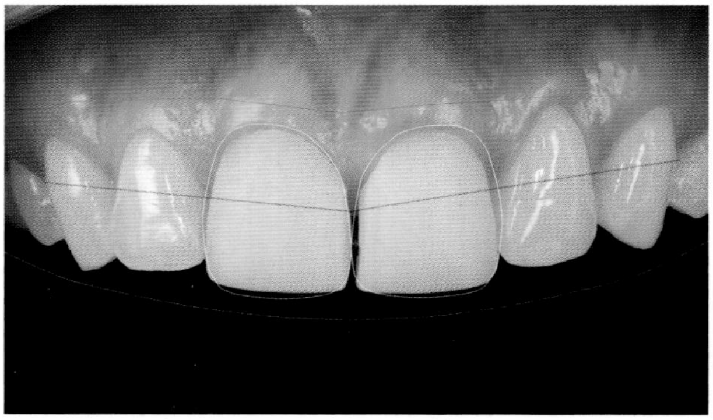

图3 DSD分析

治疗计划

进行完拍照和数字化微笑设计（DSD）分析，为患者和技工室技术人员提供诊断及计划信息（Coachman等，2016）。两颗中切牙的形状均经过数字化修改，以获得6颗更加协调的上颌前牙形态（Magne等，1995）（图3）。

通过CBCT获得医学数字成像和通信（DICOM）文件，并通过上颌数字化印模获得标准细分曲面语言（STL）文件，将两者导入虚拟规划软件（coDiagnostiX 9; Dental Wings, Montreal, Canada）。为了详细分析与中切牙相关的唇侧骨板的完整性和厚度，需在嘴唇后收时拍摄CBCT（Januário等，2008）。美学风险评估（ERA）工具（Dawson等，2021）通过分析临床情况和建议治疗被认定为“高风险”，主要基于待拔牙区域、组织暴露情况、多颗邻牙拔除以及选定的临床方案情况。还进行了全面诊断和风险评估（Dawson等，2021）（表1和表2）。

以修复为导向数字化模拟植入种植体。选择BLX种植体（3.75mm×12mm; Institut Straumann AG, Basel, Switzerland）进行患牙位置的种植治疗设计（图4a～c）。

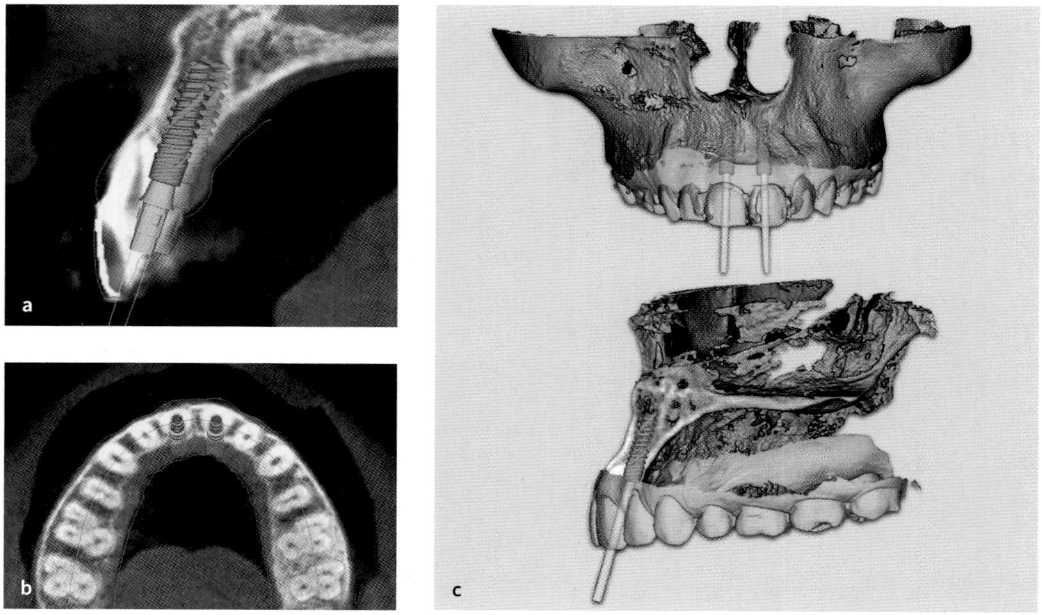

图4a～c 数字化手术模拟。矢状面（a）、轴向面（b）X线片，以及正面和侧面三维视图（c）

表1 单颗牙即刻种植的风险评估

	低风险	中风险	高风险
术前评估			
患者相关因素			
全身状态	健康，不影响愈合		影响愈合
美学风险	低/中美学风险	高美学风险	预期有严重美学缺陷
位点相关因素			
龈缘位置	无退缩	轻度龈缘退缩	龈缘退缩≥2mm
软组织质量	厚龈表型	薄龈表型或角化龈不足	角化龈缺如
骨质量	骨质量充足，可实现初始稳定		骨质量不足，难以获得初始稳定
唇侧骨壁	唇侧骨壁厚度≥1mm	唇侧骨壁厚度＜1mm，或小的开窗式或裂开式缺损	唇侧骨壁显著的开窗式或裂开式缺损
黏骨膜瓣	牙槽嵴骨量充足，允许采用不翻瓣术式		需要翻黏骨膜瓣进行骨增量
牙槽窝在骨弓轮廓内的位置	牙槽窝位于骨弓轮廓内		牙槽窝和唇侧骨壁突出于骨弓轮廓
牙髓感染	无感染	慢性根尖周感染	急性感染
牙周感染	牙周健康	已控制的牙周病	活动性牙周病
种植体三维位置	三维位置理想，长轴穿过舌隆突或切缘		种植体位置偏唇侧或角度过大或植入过深
唇侧骨板与种植体之间的间隙	≥2mm	1～2mm	＜1mm
术中评估			
拔牙	微创拔牙	周围软组织受损，包括龈乳头被切断/分离	软组织和周围骨组织被严重破坏
种植体初始稳定性	获得初始稳定性		初始稳定性不足
种植体最终位置	三维位置理想		种植体位置偏唇侧或角度过大或植入过深

表2 单颗牙即刻种植与即刻负荷的风险评估

	低风险	中风险	高风险
术前评估			
患者相关因素			
殆型	无直接殆接触	轻微殆接触和/或共同引导殆	前牙引导殆为主
副功能殆	无		有
位点相关因素			
骨质量	骨质量充足，可以抵抗负荷力		骨质量不足，难以抵抗负荷力
牙位	切牙、前磨牙	尖牙	磨牙
术中评估			
种植体初始稳定性	植入扭矩30~45N·cm	植入扭矩20~30N·cm	植入扭矩<20N·cm

然后，将虚拟种植规划软件与CAD/CAM软件（Straumann CARES, Institut Straumann AG）链接。选用高度为2.5mm的钛基台（Variobase abutment, Institut Straumann AG）进行修复设计。数字化设计临时修复体，改善切牙解剖结构，并分别连接至各基台。对种植体位置进行精细修改，以改进种植体在牙槽窝内的轮廓和生物学位置（图5a~d）。

当种植体位置和修复体设计最终确定，使用聚甲基丙烯酸甲酯（PMMA）（Straumann PMMA/CARES M Series; Institut Straumann AG）制作临时修复体。将临时修复体固定在基台上（Multilink; Ivoclar Vivadent, Schaan, Liechtenstein）。在虚拟种植规划软件中设计、导出并3D打印外科导板（P30, Institut Straumann AG）（图6）。

用黑色墨水标记外科导板（作为种植体植入过程中种植体连接正确旋转位置的参考）（图7）。

治疗步骤

对上颌前牙区的唇/腭侧进行局部麻醉（Scandicaine 2%; Septodont, Lancaster, PA, USA）。使用牙龈分离器（PT5-PT6, Hu-Friedy, Chicago, IL, USA）和前牙钳（Hu-Friedy），微创拔除上颌两颗中切牙（图8a，b）。

清理牙槽窝并用生理盐水冲洗。通过可视化检查孔验证3D打印外科导板的密合性，并引导种植窝预备。

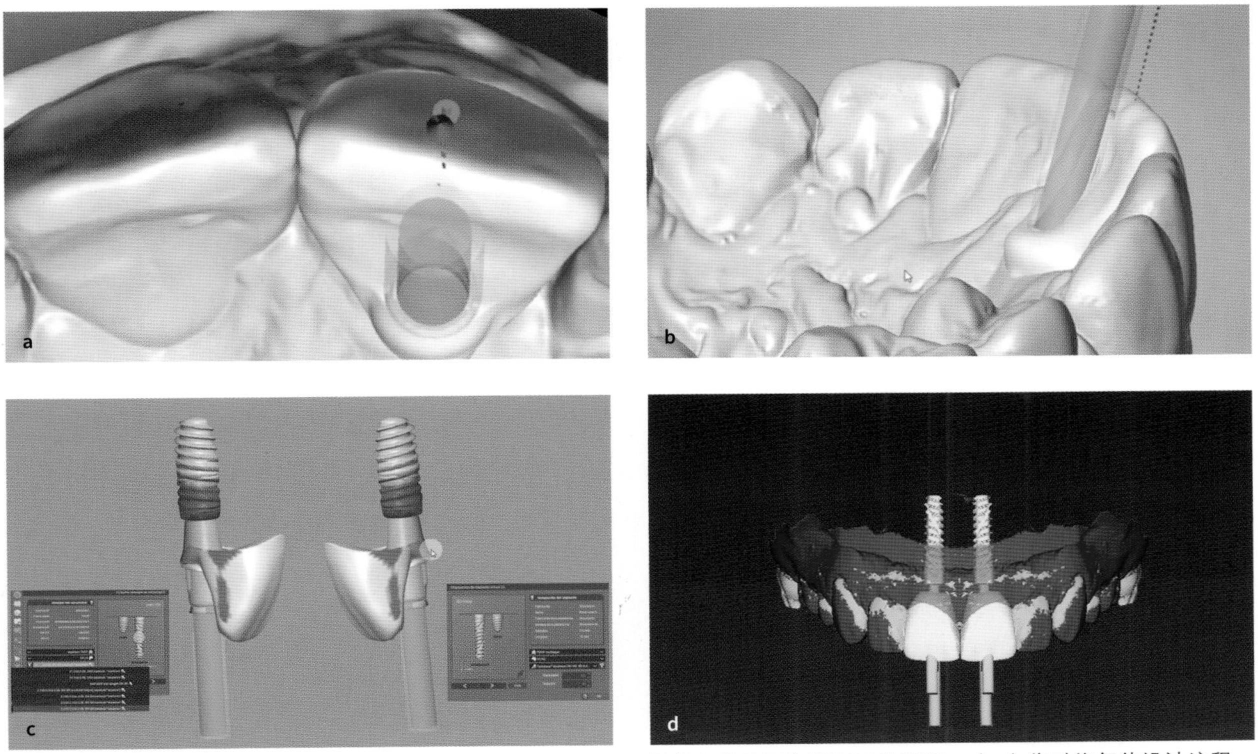

图5a~d （a，b）数字化修复虚拟视图：Straumann CARES屏幕上的殆面和侧面三维视图。（c）临时修复体设计流程：Straumann Cares屏幕。（d）修复体和种植体三维、正面视图以及coDiagnostiX屏幕图

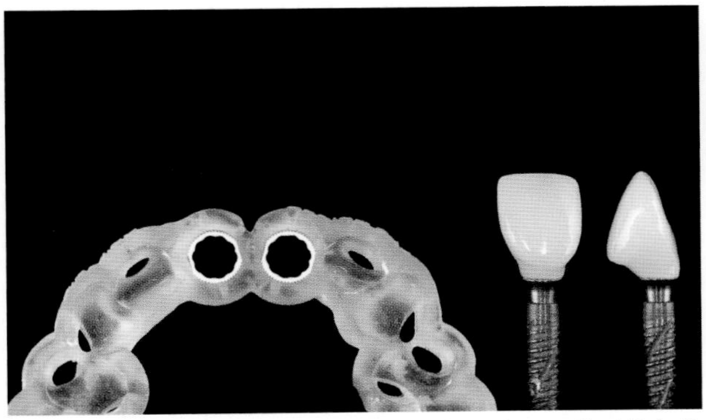

图6 手术引导环就位的3D打印外科导板内表面。临时修复体经过打磨和抛光。2个牙冠均与Variobase基台粘固

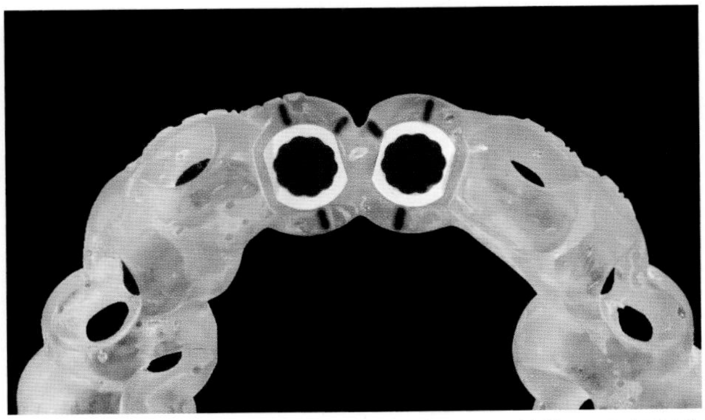

图7 3D打印外科导板的外表面。手术导环已就位。3D打印参考通道上的黑色墨水标记

使用此二维码可观看精彩视频。视频为在上颌左侧中切牙区使用直径2.8mm、长度20mm的钻头，按照s-CAIS方案进行引导种植窝预备。

使用此二维码可观看精彩视频。视频为上颌右侧中切牙区使用直径2.8mm、长度20mm的钻头，按照s-CAIS方案进行引导种植窝预备。

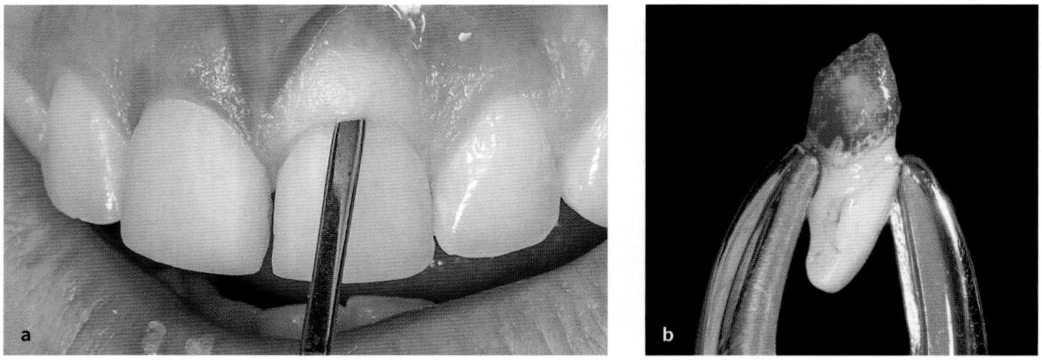

图8a，b 使用牙龈分离器将中切牙脱位，并用前牙钳小心地旋转拔出

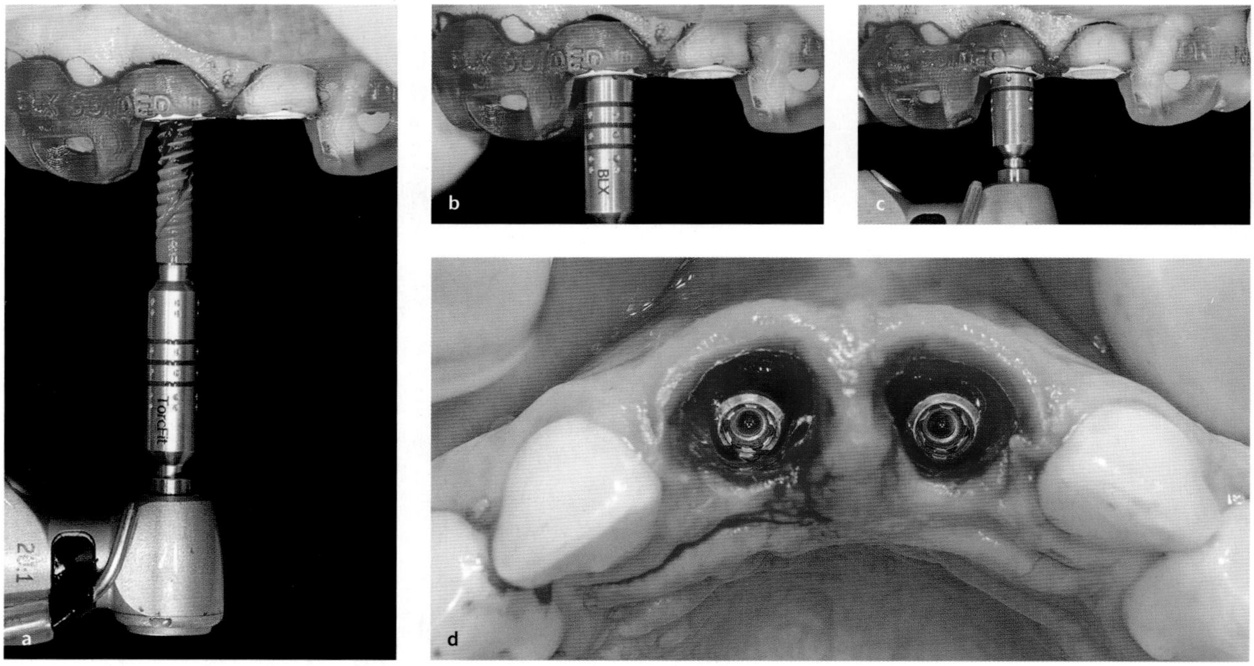

图9a～d 根据软件获得手术方案，进行种植窝预备（a～c），并按照完全引导方案植入种植体（d）

种植体（STML BLX RB SLActive, 3.75mm×12mm; Institut Straumann AG）按完全引导方案进行植入。在两个位点都获得了60N·cm的植入扭矩（图9a～d）。

将愈合基台（RB; Institut Straumann AG）覆盖在种植体上。在种植体和牙槽窝唇侧骨板之间的间隙充填去蛋白牛骨矿物质（DBBM）（Cerabone; Botiss, Zossen, Germany）（图10和图11）。

旋下愈合基台，就位预成CAD/CAM临时修复体，然后将基台螺钉拧紧至15N·cm。

使用此二维码可观看精彩视频。视频为旋出愈合基台及戴入CAD/CAM预成临时修复体。

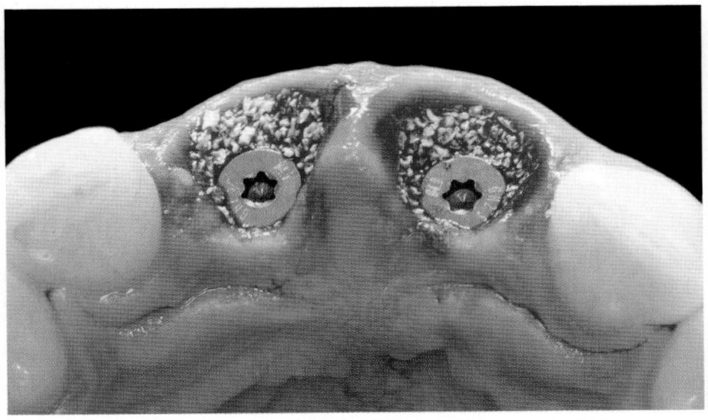

图10 DBBM骨代用品充填种植体与周围骨之间的间隙

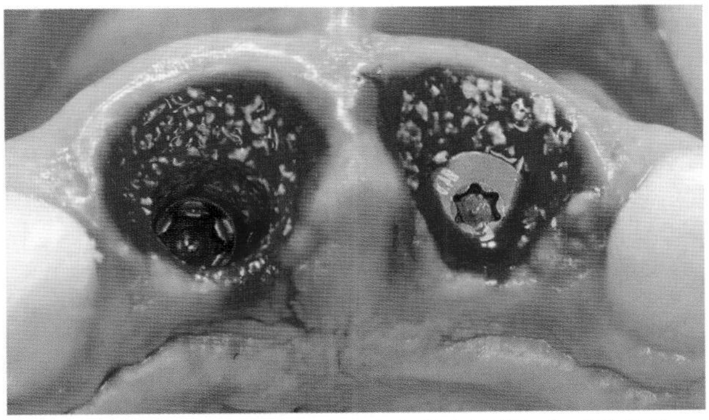

图11 与图10相同的情况，旋出愈合基台以戴入临时修复体

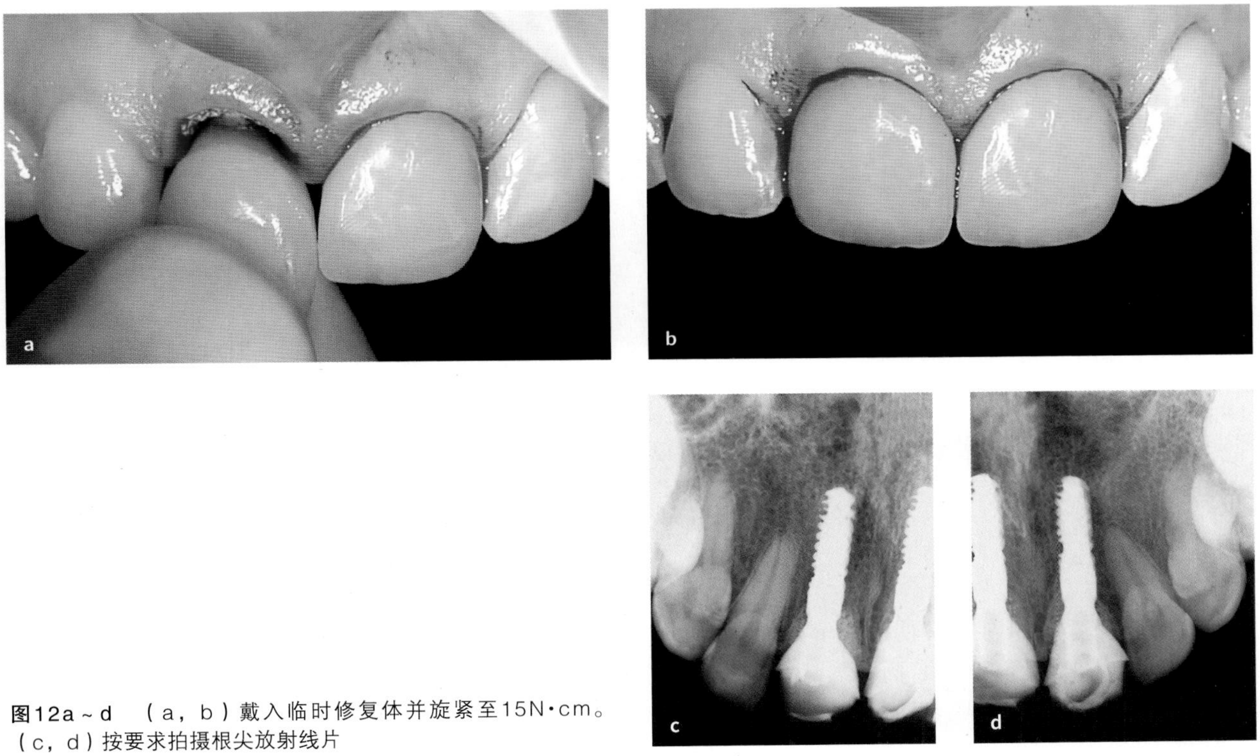

图12a～d （a，b）戴入临时修复体并旋紧至15N·cm。（c，d）按要求拍摄根尖放射线片

螺钉通道用聚四氟乙烯（PTFE）胶带和复合树脂（Tetric N-Ceram Flow; Ivoclar Vivadent）覆盖封闭。检查咬合，以确保临时修复体在最大牙尖交错位和侧方运动中没有接触。在2个牙冠的唇侧覆盖一层复合树脂，以改善并遮盖金属基台（Tetric N-Ceram, Ivoclar Vivadent）的浅灰色。

术后评估根尖放射线片以确认修复体完全就位（图12a～d）。酮洛芬100mg，每天2次（Profenid; Sanofi-Aventis, Bridgewater, NJ, USA），连续3天；阿莫西林875mg，每天2次（Optamox; Pharma-Investi, Santiago, Chile），连续7天。患者出院并在第3、15、21、30天和第4个月时进行随访。无并发症发生。

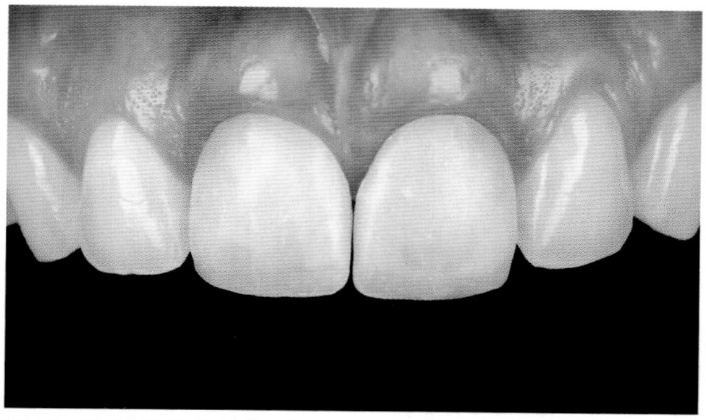

图13 临时修复体就位4个月。在临时修复基础上，获得了所需的穿龈轮廓

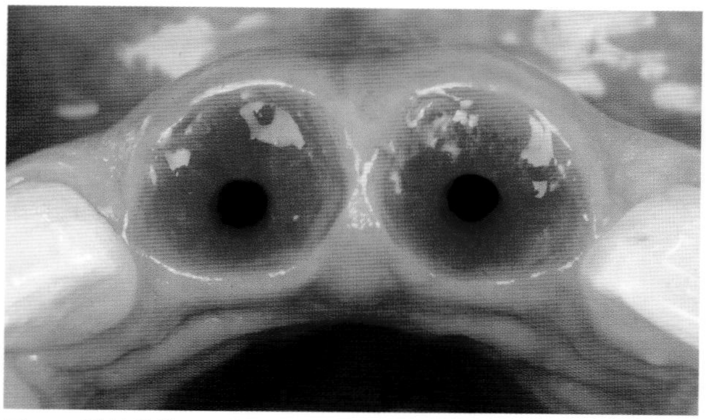

图14 种植体植入4个月后取出临时修复体

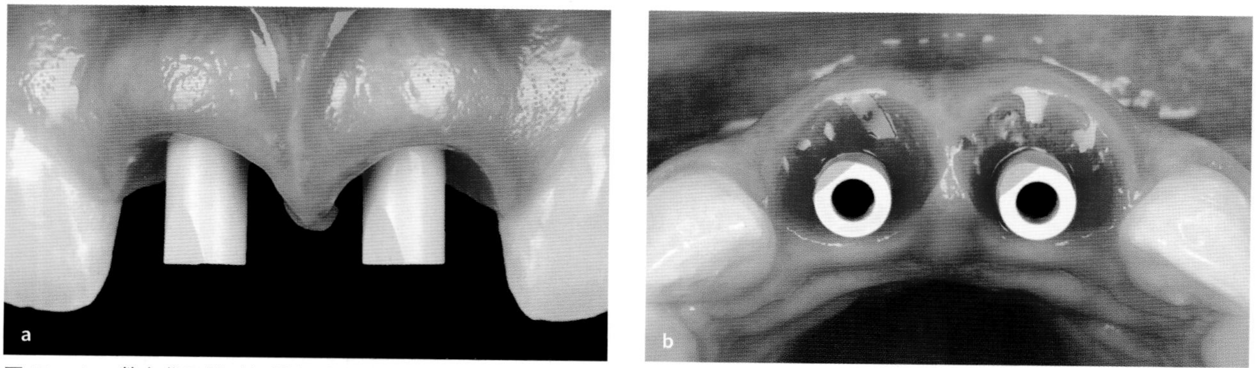

图15a，b 数字化取模时扫描杆就位

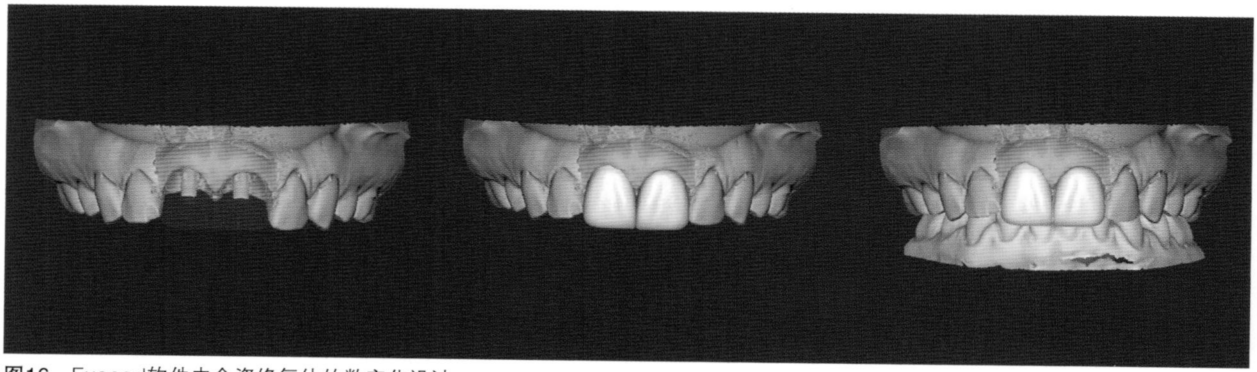

图16 Exocad软件中全瓷修复体的数字化设计

在第4个月时，两颗中切牙形成了所需的穿龈轮廓。摘除临时修复体（图13和图14）并进行数字化取模（Trios 2; 3Shape, Copenhagen, Denmark, and RB Scan Body; Institut Straumann AG）（图15a，b）。

数字化信息导入CAD软件（Exocad; Align Technology, Darmstadt, Germany）。全瓷冠在腭侧通过螺钉固位于钛基基台（图16）。

导出文件并切削修复体（Emax CAD MO; Ivoclar Vivadent）。生成3D打印模型，用于调整和改善全瓷冠的最终美学效果（Emax Ceram; Ivoclar Vivadent）（图17a~c）。

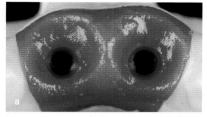

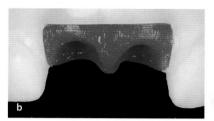

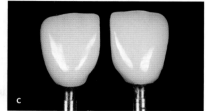

图17a～c　3D打印模型和最终修复体

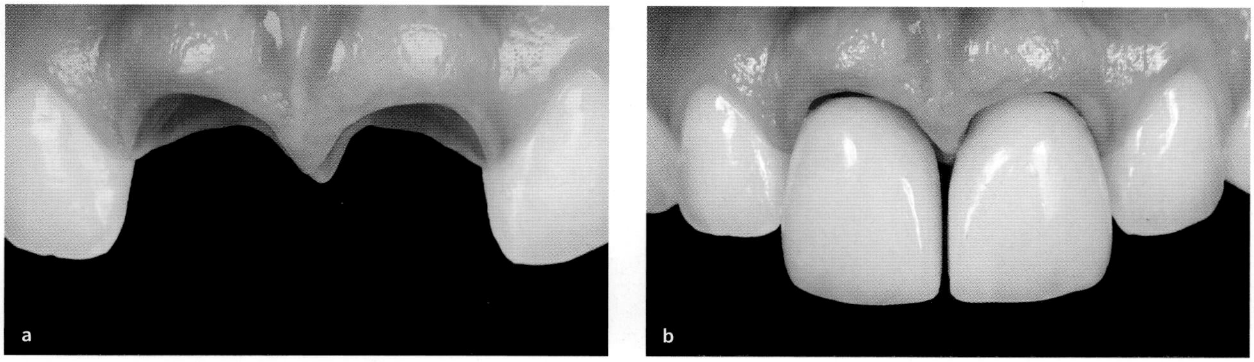

图18a，b　试戴最终修复体进行最终检查。进行小幅调整

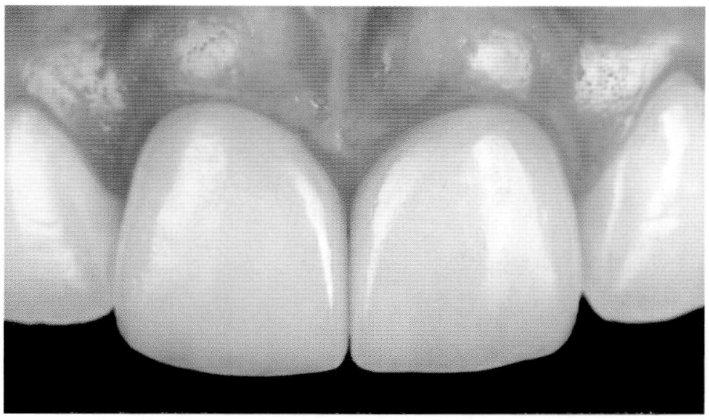

图19　戴入最终修复体并拧紧基台螺钉

将全瓷冠安装在种植体上进行试戴，技工室对其进行细微修改（图18a，b）。

在下一次预约时，试戴最终修复体。经患者同意后，将最终全瓷冠粘固到种植体基台（Variobase RB; Institut Straumann AG, and Multilink Hybrid; Ivoclar Vivadent）。将粘固基台的牙冠戴入种植体，并将基台螺钉拧紧至35N·cm。螺钉通道用PTFE和复合树脂封闭（图19和图20）。

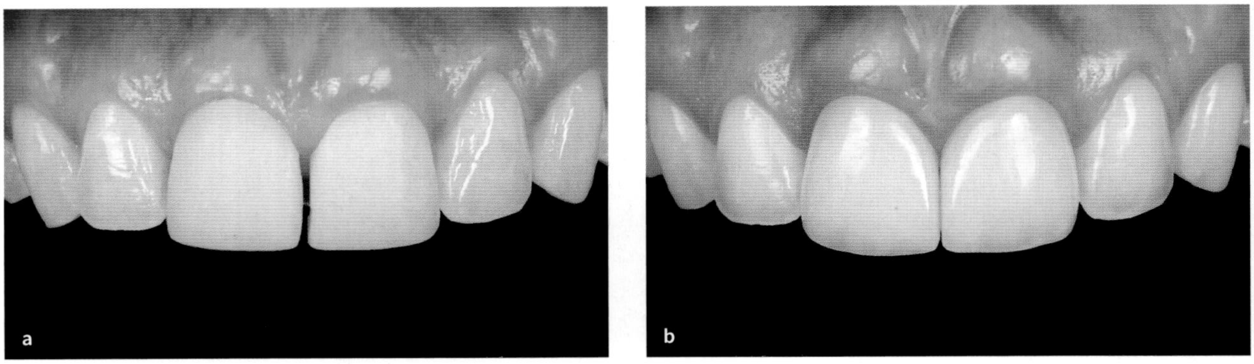

图20a，b　初始情况与最终修复体戴入后情况的对比

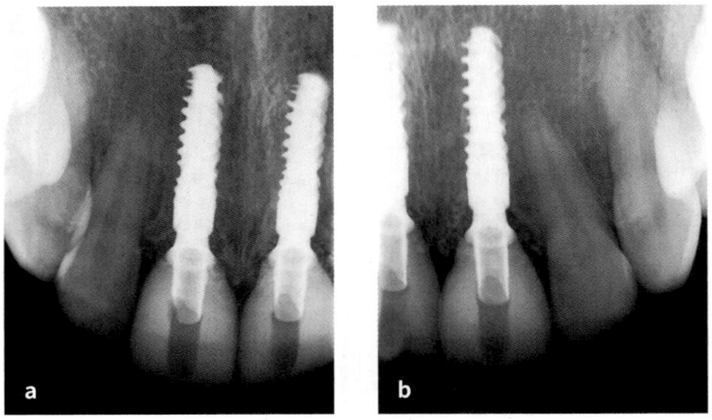

图21a，b　修复体戴入后的根尖放射线片

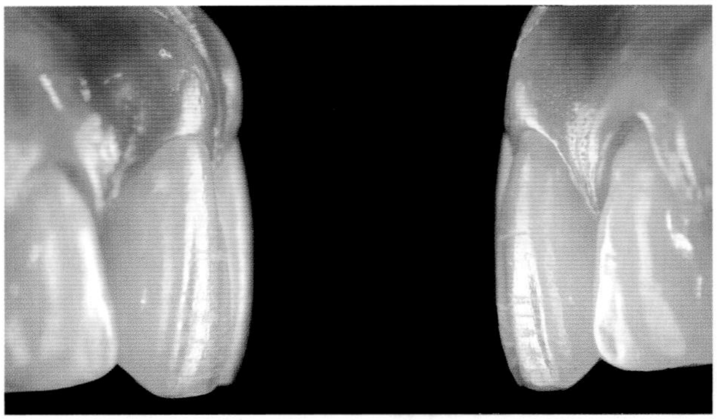

图22　6个月随访。最终修复体的侧面特写

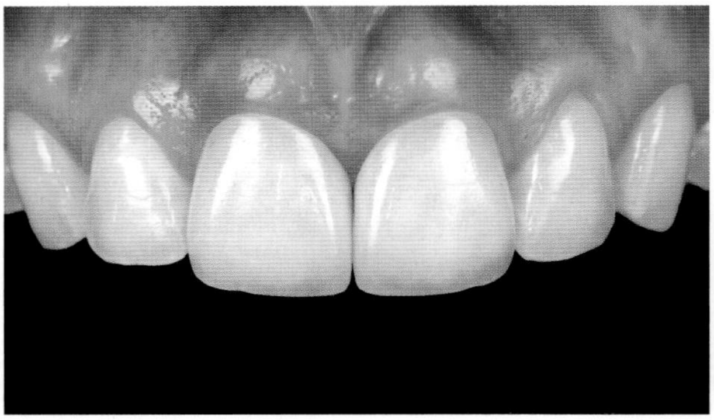

图23　2年随访。口内正面观

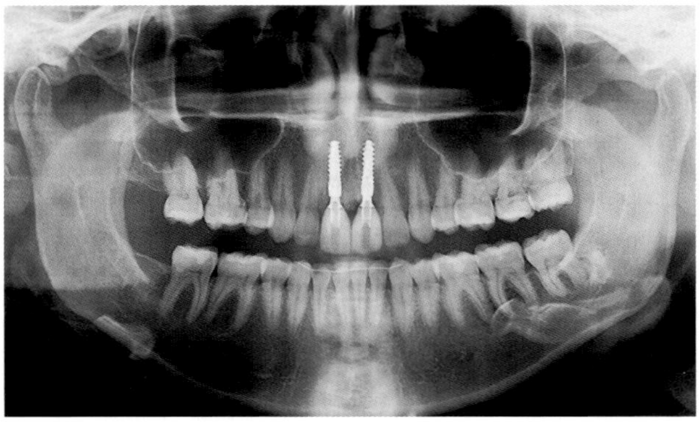

图24　2年影像学随访。正位全景片

按要求拍摄根尖放射线片（图21a，b）。患者定期随访2年，无并发症报告（图22～图24）。

讨论

有充分证据表明，美学区即刻种植的长期成功取决于多种因素（Morton等，2018；Gallucci等，2018；Levine等，2017）。正确的患者筛选和充分的治疗是实现种植体修复理想美学效果的基础。手术部位的解剖条件被认为是治疗可预期性的关键因素（Chappuis等，2013；Belser等，2009）。在所描述的临床情况下，由于晚期牙根外吸收，两颗上颌中切牙表现出Ⅰ～Ⅱ度松动，患者感觉非常不适。在上颌两颗中切牙位点，患牙表现出完整的唇侧骨板、厚龈生物型、无急性感染迹象，并且骨量充足能够支持即刻种植。因此，决定继续执行1A型临床方案，例如第六次ITI共识研讨会所示（Gallucci等，2018）。

使用特定的减径种植体，保证肩台与唇侧骨壁间距离，为牙槽骨增量提供更多空间，有助于减少唇侧骨壁吸收（Evans和Chen，2008；Fürhauser等，2005；Araújo等，2005；Chappuis等，2017；Li等，2018）。

同样，利用低吸收率骨代用品充填间隙，防止拔牙后的组织吸收（Kuchler等，2016；van Nimwegen等，2018；Frizzera等，2019；Noelken等，2018）。在这种特殊情况下，由于拔牙部位存在较厚的牙龈表型，因此不适合使用结缔组织移植。

新型种植体允许超过60N·cm的植入扭矩，为即刻负荷提供了足够的初始稳定性（Papaspyridakos等，2014；Javed等，2013）。

由于钻头倾向于遵循阻力最小的路径，因此对种植体的精确植入产生阻碍。牙槽窝腭侧皮质骨更致密，导致种植体植入位置比预期更靠近唇侧（Arcuri等，2019；Buser等，2000；Tarnow等，2000）。因此，使用刚性外科导板可以减少在种植窝预备和植入种植体时产生的误差，避免致密的腭侧骨壁对种植体产生阻力（Lanis等，2017；Matta等，2017）。

该协同概念旨在将修复和手术领域融合在同一个模拟场景中，以便在种植体植入前设计并制作修复体。能够提供详细的以修复为导向的种植规划、缩短手术过程和降低患者发病率（Lanis等，2017）。

通常，直到最终修复体制作完成后，种植体位置不佳对美学效果的负面影响才会体现出来。目前的方法允许在治疗前可视化最终种植修复效果，这将有助于最大限度地减少美学并发症。

由于技术原因，在种植体植入前，修复体制作高度依赖基于数字化规划的种植体位置。在所描述的临床情况下，种植体按照引导精确植入模拟位置。由于修复体连接位置决定牙冠位置，因此种植体植入的近远中和唇舌位置、植入角度、旋转和植入深度都至关重要。为了应对这一挑战，建议使用种植导引支架，并设计特定旋转标记集成至外科导板中。确保在植入种植体时，引导支架和外科导板的参考标记重合。此外，手术过程必须极其谨慎，参考从规划软件获得的引导手术方案。

结论

在即刻种植时，综合s-CAIS和虚拟种植规划可以使种植体获得理想的植入位置。本病例报告证明，可以根据虚拟设计种植体植入位置来制作和戴入修复体。

致谢

术中摄影

Dr. Orlando Álvarez – Santiago, Chile

5.5 使用一次性戴入一体式基台的方法进行上颌左侧尖牙骨水平锥形种植体即刻种植并粘接牙冠

K. Chmielewski, B. Roland

一位42岁女性患者，在我院行常规维护。在随访和保健预约时，发现上颌左侧尖牙的唇侧根面有外吸收的现象（图1和图2）。

进行详细检查，包括CBCT和美学风险评估。该患者无吸烟史，全身状态良好。

口内检查显示，上颌左侧尖牙周围软组织轻微退缩。其根部吸收陷窝，顶部软组织下充满肉芽组织，无明显牙本质屏障。根据增生性侵袭性牙吸收的Heithersay临床分类（Heithersay，2007），由于缺乏可见的牙本质屏障，本病例符合3级侵袭性颈部吸收的初始阶段。

Heithersay 3级情况的推荐疗法包括局部使用90%三氯乙酸治疗再吸收组织、刮除术、择期牙髓切除术和根管预备；使用Ledermix糊剂（Esteve; Torre Esteve, Barcelona, Spain）进行根管封药，然后进行根管充填，最后使用玻璃离子水门汀修复。在某些情况下，必须考虑牙周翻瓣才能更好地修复（Heithersay，2007）。

在与患者讨论了这种治疗的预期结果，包括潜在的再吸收复发和美学并发症后，患者决定拔牙并通过种植治疗修复此牙。

在锥束计算机断层扫描（CBCT）的横断面图中，唇侧的牙根外吸收清晰可见（图3）。

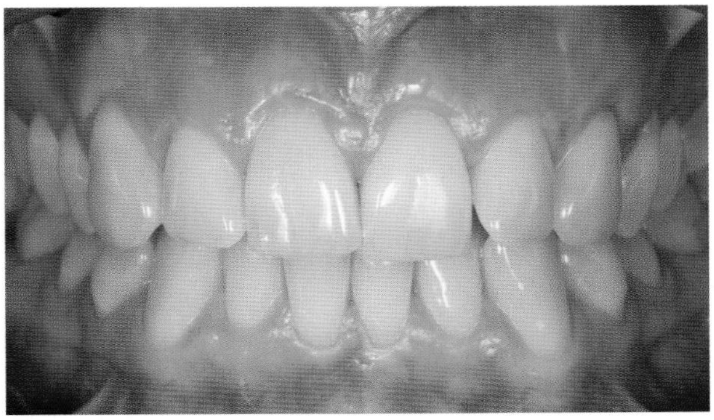

图1 初始情况口内观

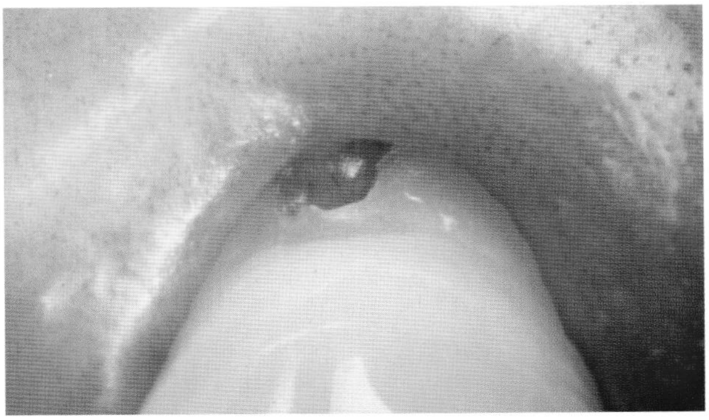

图2 上颌左侧尖牙颈部特写。可见外吸收

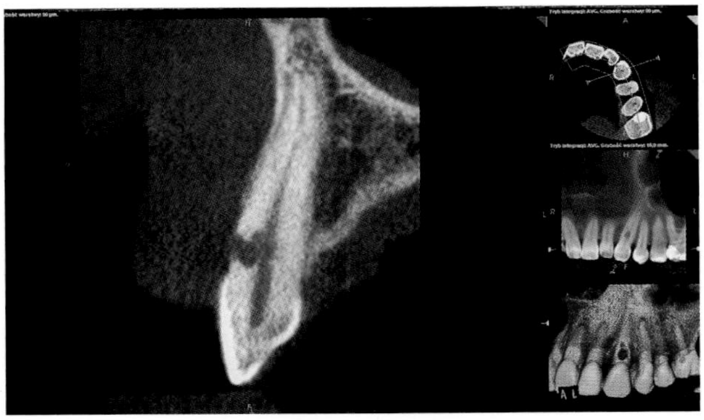

图3 上颌左侧尖牙横截面显示，牙根外吸收

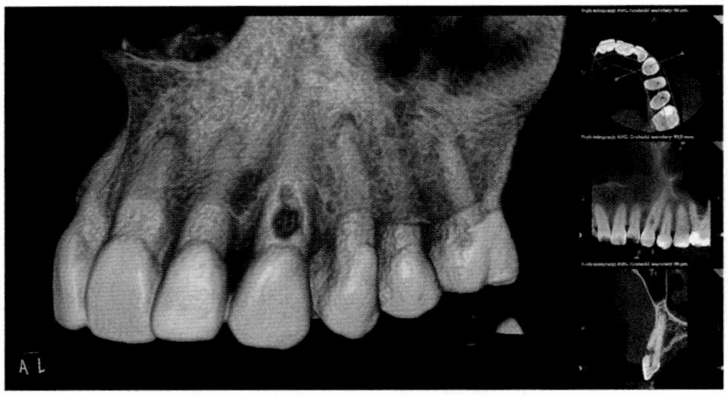

图4 CBCT三维重建。上颌左侧尖牙牙根外吸收

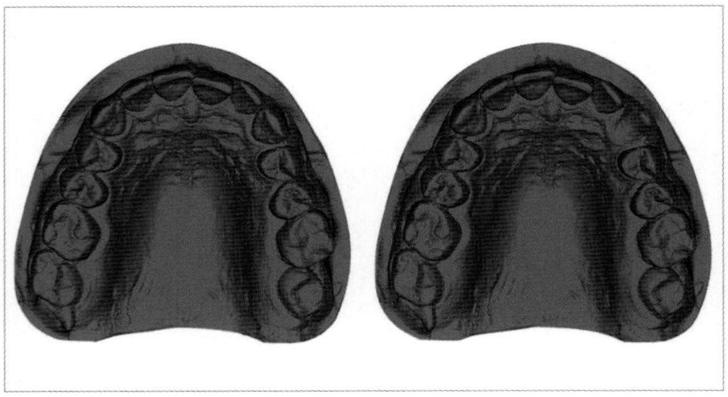

图5 STL文件（右：无上颌左侧尖牙）

三维重建突出显示了缺损大小（图4）。

该患牙位于美学区，并且患者的笑线较高。因此，根据ITI美学风险评估（ERA），本病例被评估为“高风险”（Martin等，2017）。

表1与表2显示出与本病例相关的风险因素。

假设可以实现种植体最佳三维位置植入并获得较好的初始稳定性，则可以即刻负荷，这种情况则可以归于“中等难度”。主要风险因素为美学和解剖学表型（组织表型），包括牙齿在牙弓中的位置。

治疗计划

与患者讨论具体情况及可供选择的治疗方案，结果如下：

- 计划植入位点。
- 制作外科导板。
- 规划与制作最终基台与临时修复体。
- 拔除上颌左侧尖牙。
- 外科导板辅助下即刻植入种植体。
- 使用异种移植物进行拔牙后的牙槽窝骨增量。
- 戴入最终复合基台并粘接临时修复体，种植体即刻非功能性负荷。
- 在负荷4个月后，对种植体骨结合与软组织成形进行评估。
- 再过5个月，完成全瓷冠最终修复体粘接。

手术方案要求即刻种植（1A型；Gallucci等，2018）和即刻负荷。

然而，当初始稳定性不足时，应选择替代方案（1C型；Gallucci等，2018）：

- 即刻种植，用替代率低的生物材料充填剩余的牙槽间隙。
- 临时粘接桥。
- 4个月后临时修复并逐渐负荷，完成软组织成形。
- 6个月后行最终修复。

制取上下颌藻酸盐印模，用牙科石膏灌模。技工室台式扫描仪对模型进行扫描与数字化处理，得到标准细分曲面语言（STL）文件。为设计种植体位置及引导外科导板，需从上颌模型中移除上颌左侧尖牙。再次扫描得到数字化STL文件（图5）。

表1 单颗牙即刻种植的风险评估

	低风险	中风险	高风险
术前评估			
患者相关因素			
全身状态	健康，不影响愈合		影响愈合
美学风险	低/中美学风险	高美学风险	预期有严重美学缺陷
位点相关因素			
龈缘位置	无退缩	轻度龈缘退缩	龈缘退缩≥2mm
软组织质量	厚龈表型	薄龈表型或角化龈不足	角化龈缺如
骨质量	骨质量充足，可实现初始稳定		骨质量不足，难以获得初始稳定
唇侧骨壁	唇侧骨壁厚度≥1mm	唇侧骨壁厚度＜1mm，或小的开窗式或裂开式缺损	唇侧骨壁显著的开窗式或裂开式缺损
黏骨膜瓣	牙槽嵴骨量充足，允许采用不翻瓣术式		需要翻黏骨膜瓣进行骨增量
牙槽窝在骨弓轮廓内的位置	牙槽窝位于骨弓轮廓内		牙槽窝和唇侧骨壁突出于骨弓轮廓
牙髓感染	无感染	慢性根尖周感染	急性感染
牙周感染	牙周健康	已控制的牙周病	活动性牙周病
种植体三维位置	三维位置理想，长轴穿过舌隆突或切缘		种植体位置偏唇侧或角度过大或植入过深
唇侧骨板与种植体之间的间隙	≥2mm	1～2mm	＜1mm
术中评估			
拔牙	微创拔牙	周围软组织受损，包括龈乳头被切断/分离	软组织和周围骨组织被严重破坏
种植体初始稳定性	获得初始稳定性		初始稳定性不足
种植体最终位置	三维位置理想		种植体位置偏唇侧或角度过大或植入过深

表2 单颗牙即刻种植与即刻负荷的风险评估

	低风险	中风险	高风险
术前评估			
患者相关因素			
𬌗型	无直接𬌗接触	轻微𬌗接触和/或共同引导𬌗	前牙引导𬌗为主
副功能𬌗	无		有
位点相关因素			
骨质量	骨质量充足，可以抵抗负荷力		骨质量不足，难以抵抗负荷力
牙位	切牙、前磨牙	尖牙	磨牙
术中评估			
种植体初始稳定性	植入扭矩30 ~ 45N·cm	植入扭矩20 ~ 30N·cm	植入扭矩 < 20N·cm

规划植入位置与设计导板

使用虚拟种植设计软件包（coDiagnostiX; DentalWings, Montreal, Canada）规划种植体植入位置并设计外科导板。从CBCT检查中导入未压缩的医学数字成像和通信（DICOM）文件后，遵循以下步骤：

第一步。分割数据以创建骨骼和牙齿的上颌三维数字模型。选择绿色以便更好区分各层（图6）。

第二步。将上颌STL模型与牙齿（蓝色）叠加在分割的DICOM模型（绿色）上（图7）。

第三步。叠加第二个上颌STL模型（未去除上颌左侧尖牙）：复合模型（图8）。

第四步。在上颌左侧尖牙位点规划种植体最佳三维位置，以获得修复体最佳轴线并且提供足够的骨锚固。STL模型也可显示软组织，可将种植体修复平台调整至软组织水平。选择BLT SLA Roxolid RC种植体（4.1mm × 14mm; Institut Straumann AG, Basel, Switzerland）。

第五步。计划使用直径5mm的引导环预备至深度H4，确保位置正确并避免软组织损伤。H4表示引导环距种植体平台的距离为4mm，在提供的可用钻头长度的情况下，这是14mm种植体的最大距离（图9）。

第六步。基于上颌模型STL文件设计导板。按照屏幕上的说明，为获得正确位置，考虑有关种植体引导位置的附加信息来设计导板（图10）。为在手术过程中易于安装导板，打印之前在导板上开窗（图11）。

第七步。使用虚拟种植软件（coDiagnostiX; DentalWings），将计划发送给牙科技师。

牙科技师（Björn Röland）通过文件传输服务（WeTransfer, Amsterdam, Netherlands）接收模型STL文件。

导板可根据设计进行打印或切削。在本病例中，用医用树脂在SLA打印机（Form 2; Formlabs, MA, USA）上打印导板。将导板置于新鲜异丙醇中漂洗并固化，以最大限度地提高其机械性能。

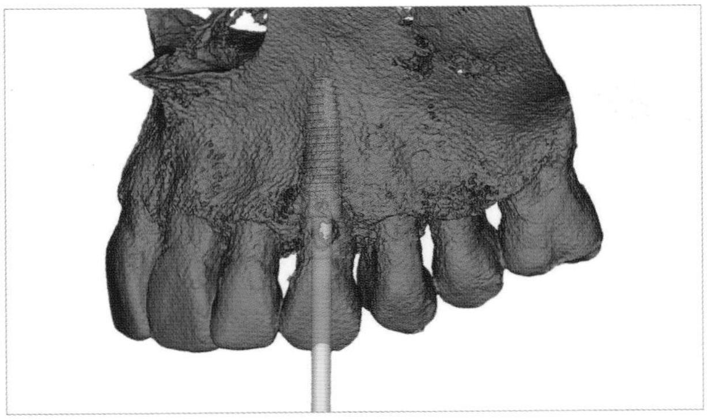

图6 硬组织与种植体位置的三维分割

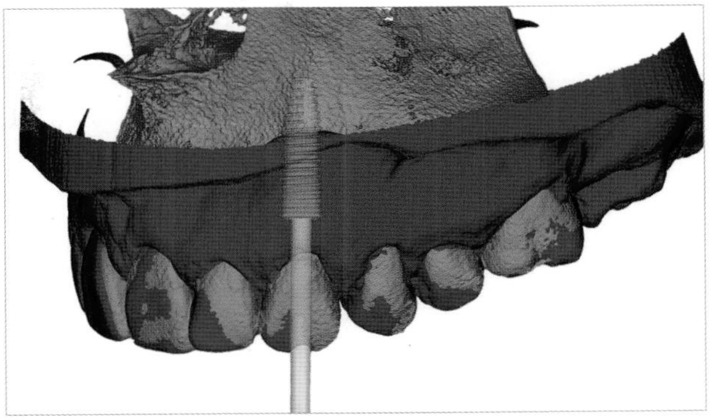

图7 显示种植体位置的DICOM和STL叠加文件

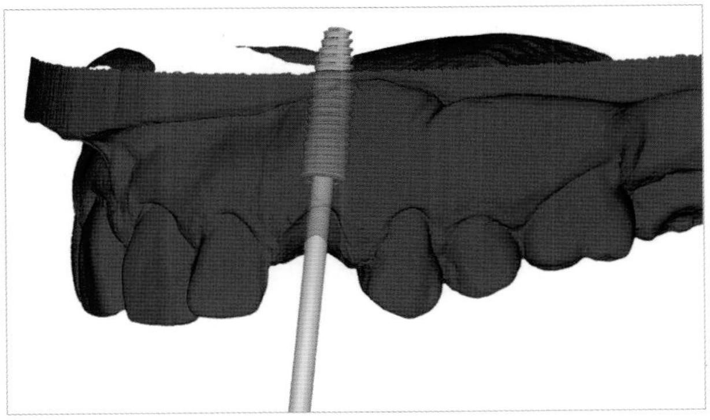

图8 去除上颌左侧尖牙的上颌三维数字模型

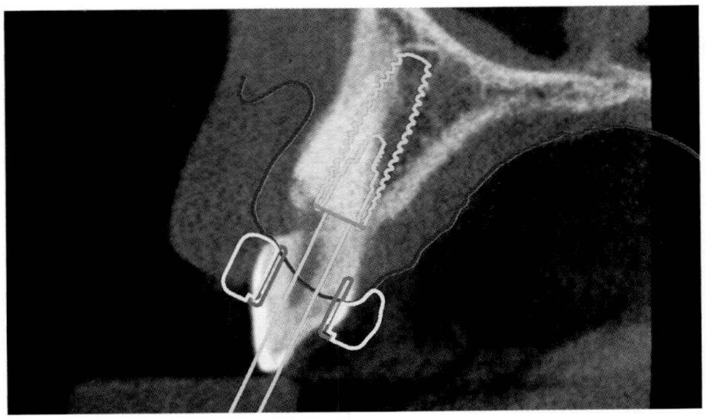

图9 上颌左侧尖牙种植体横断面图。绿色轮廓可视化了引导环钻与软组织（蓝色）的关系。种植体计划植入在软组织顶端下3.5mm处

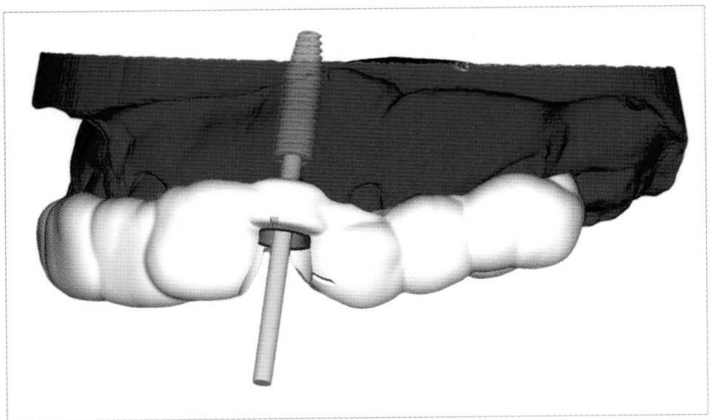

图10 外科导板设计（侧面视图）

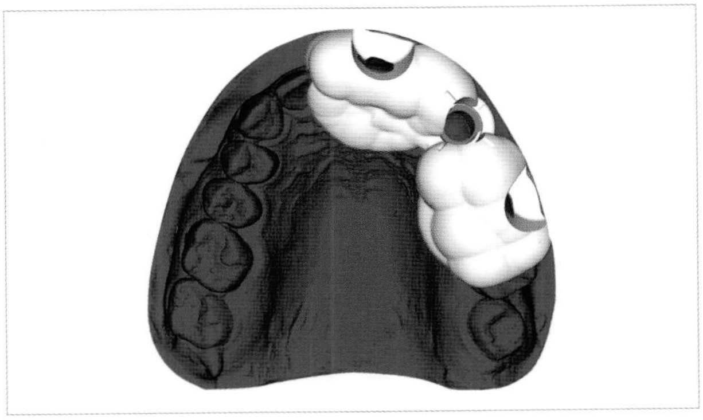

图11 外科导板开窗设计

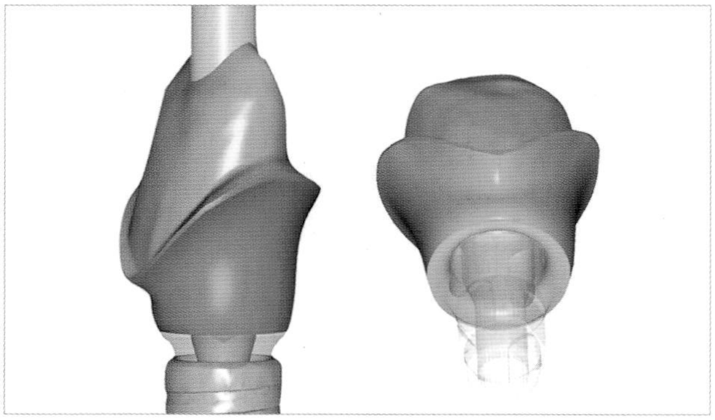

图12 基于RC Variobase基台的个性化基台设计

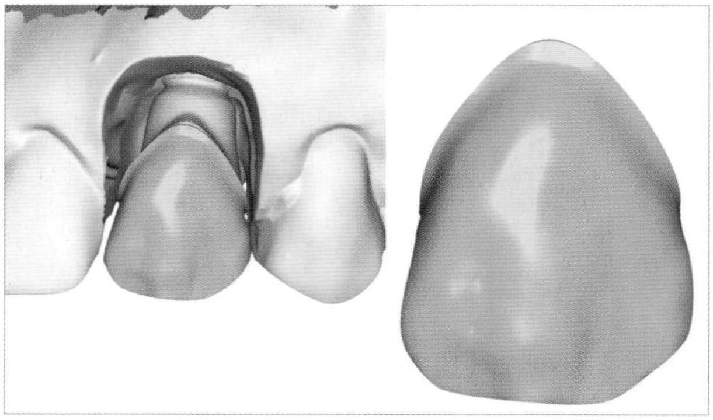

图13 最终修复体的内冠设计

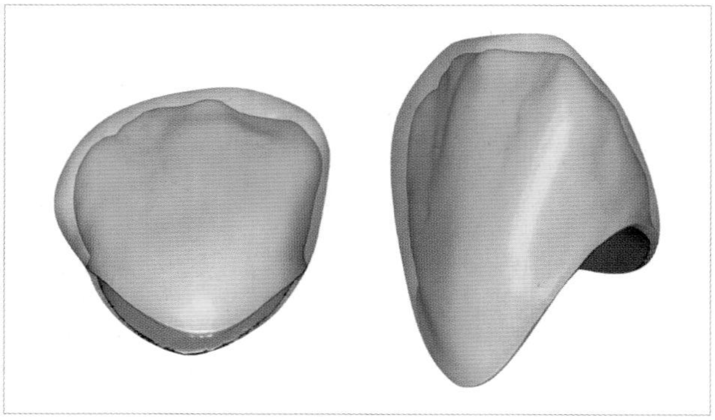

图14 去除表面瓷层的最终内冠设计

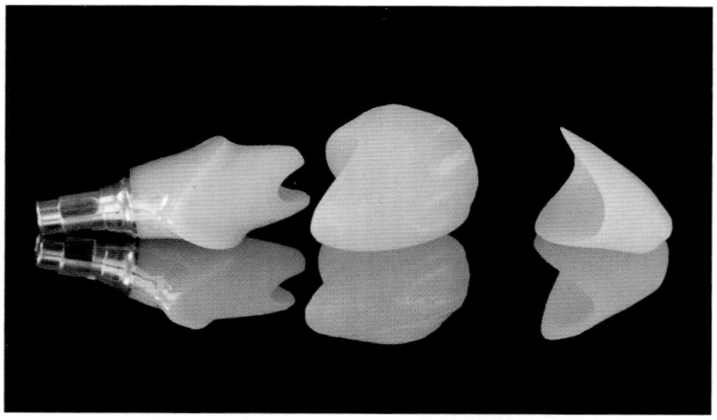

图15 最终修复体的个性化基台、临时修复体和氧化锆内冠

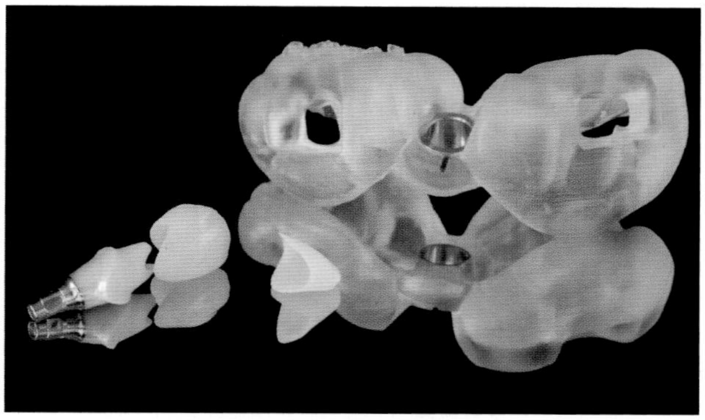

图16 最终修复体的个性化基台、临时修复体、氧化锆内冠和外科导板

基台、临时修复体、最终修复体内冠的制备

在CAD软件（Exocad，Darmstadt，Germany）中设计具有最佳穿龈轮廓的个性化基台形态（图12）。

考虑最终美学效果设计临时修复体与最终修复体（图13和图14）。

使用氧化锆材料（Katana HT 12；Kuraray Noritake，Hattersheim，Germany）制作个性化基台，用不透明粘接剂（Panavia V5；Kuraray Noritake）粘接钛基基台（RC Variobase；Institut Straumann AG）。

临时修复体由复合材料（HIPC A2；Bre-dent，Poznań，Poland）切削而成。

牙科技工室提供了外科导板、个性化基台、临时修复体与氧化锆内冠（图15）。

将引导环与金属导板组装在一起，术前做好消毒。为了使视野更清晰，在打印导板上用黑色进行标记（图16）。

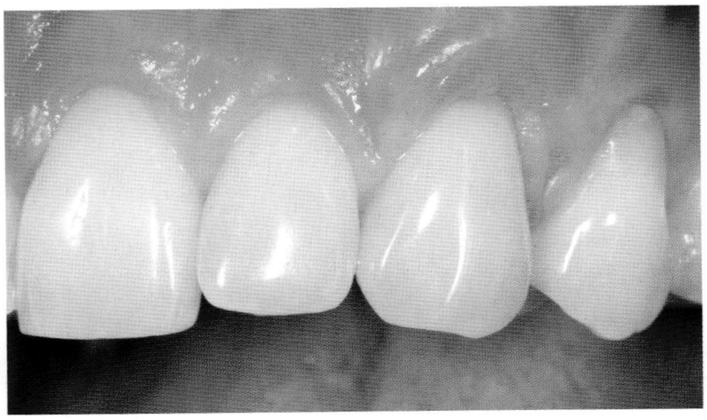

图17　手术当天初始口内观

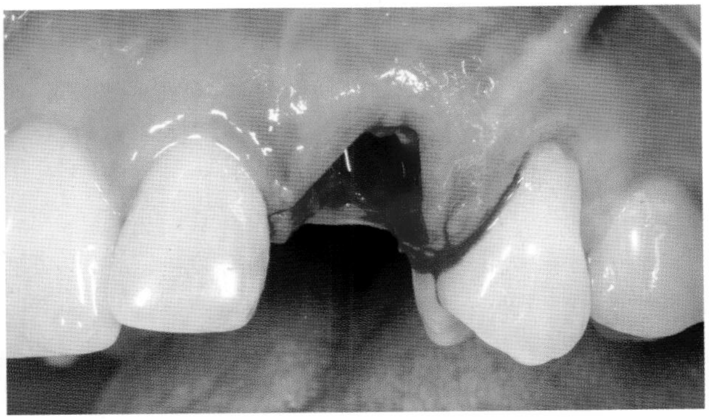

图18　分离上颌左侧尖牙牙冠

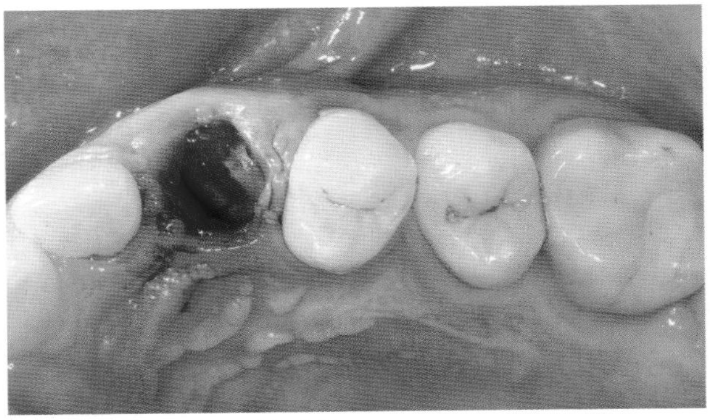

图19　上颌左侧尖牙剩余牙根

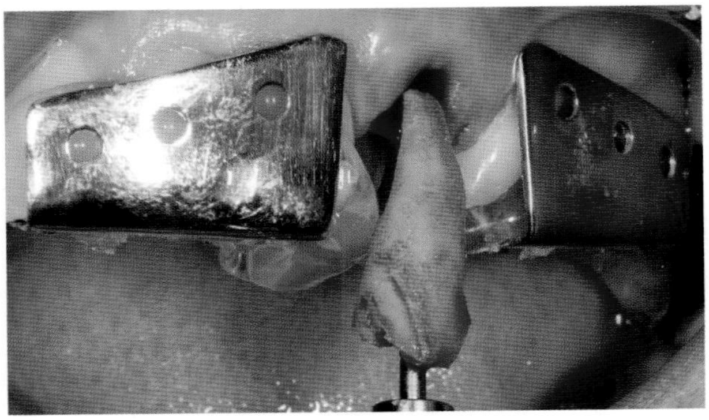

图20　用微创拔牙系统拔除上颌左侧尖牙牙根

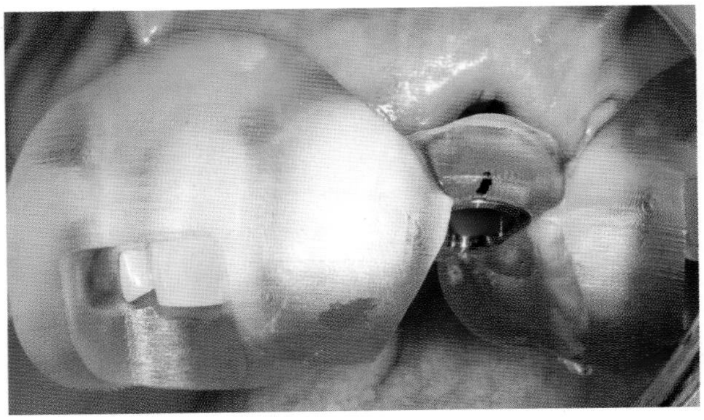

图21　检查外科导板的密合性

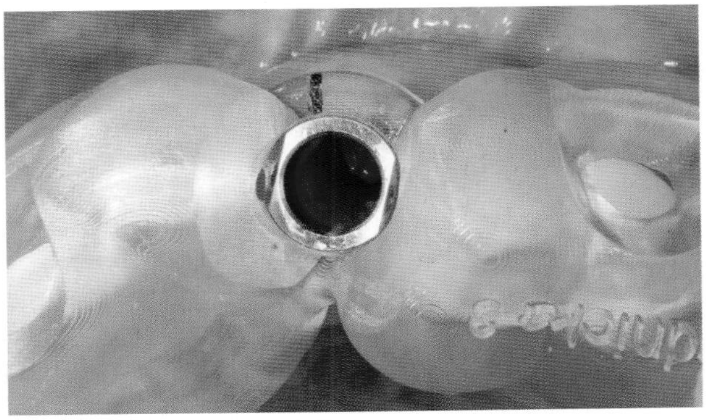

图22　检查钻引导环的密合性

外科手术阶段

手术当天未发现任何手术禁忌证。软组织情况健康、稳定（图17）。

局部麻醉（Ubistesin Forte, 4% articaine with adrenaline 1：100000; 3M Espe, Seefeld, Germany）后，拔出牙冠（图18）。

由于牙颈部区域的牙根外吸收，牙冠易与剩余牙根分离（图19）。

使用微创拔牙系统移除上颌左侧尖牙牙根（图20）。

拔除断根后，即刻检查外科导板的密合性（图21和图22）。

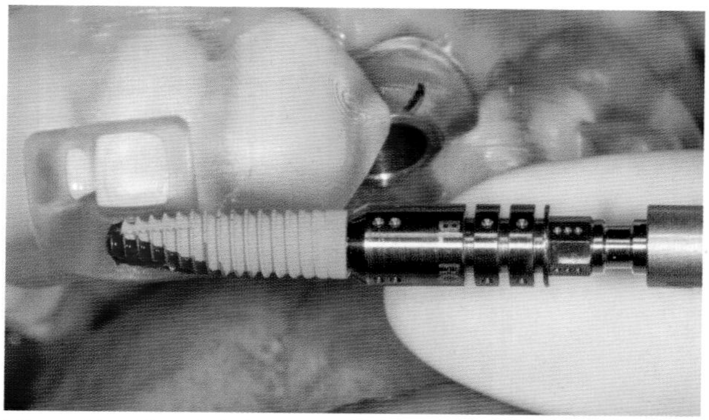

图23 植入前，种植体及预安装的导板适配器

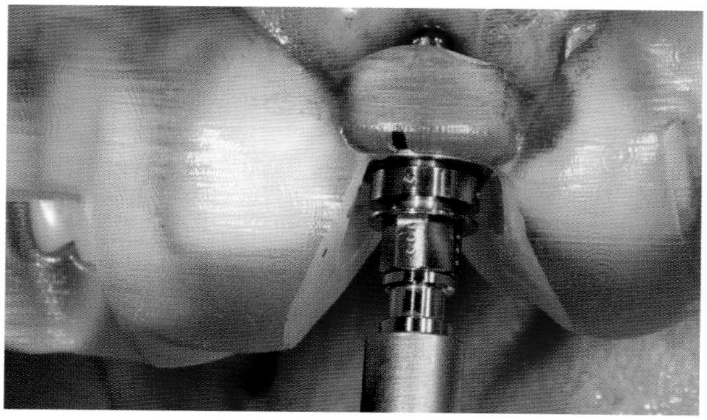

图24 H4深度定位器作为种植体植入深度参考

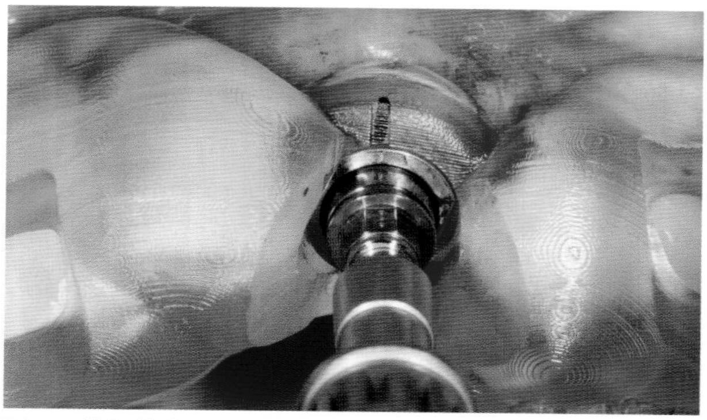

图25 将携带体位点与导板上黑色标记对齐得到引导位置

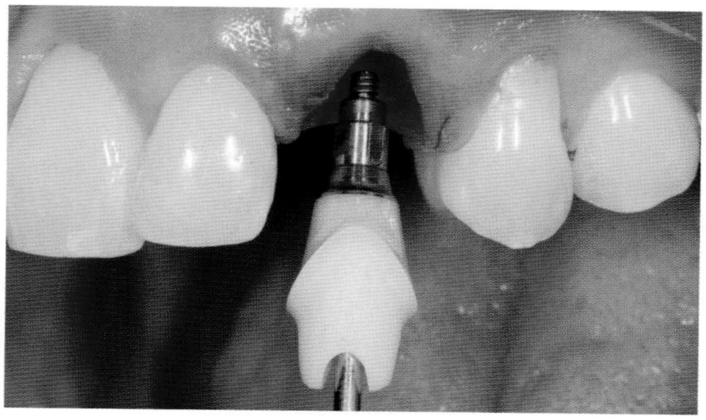

图26 置入复合基台

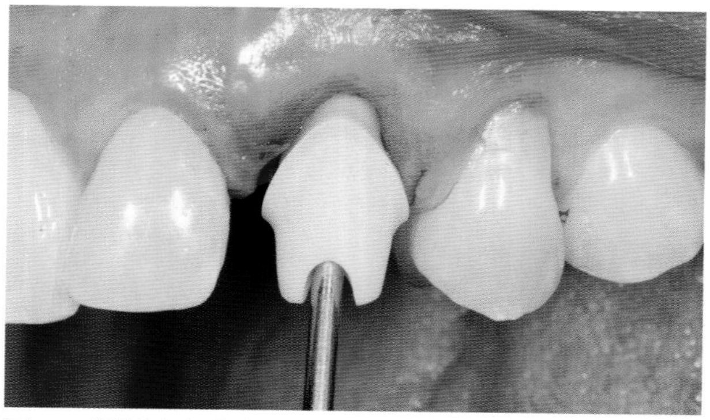

图27 遵循软组织轮廓设计基台的扇形边缘

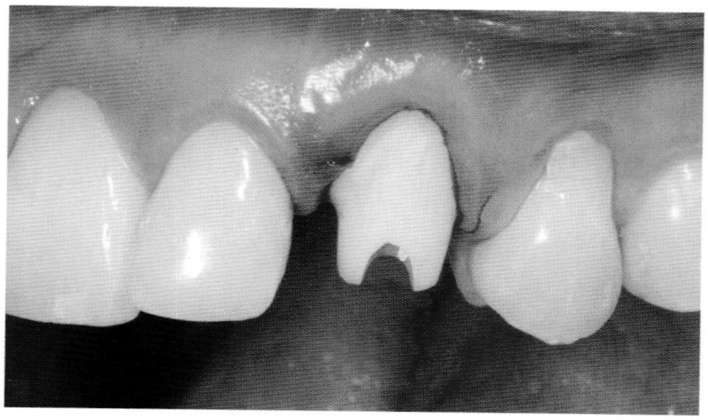

图28 基台肩台位于龈缘下0.5～1mm

根据coDiagnostiX软件创建的手术方案，用外科导板在无翻瓣入路下进行种植窝预备。

准备植入种植体（BLT SLA Roxolid RC, 4.1mm×14mm; Institut Straumann AG, Basel, Switzerland）（图23）。

为了最大限度地减少植入过程的偏移，通过导板植入种植体。H4深度定位器指示植入深度（图24），通过将携带体位点与导板上黑色标记对齐得到引导位置（图25）。用手术仪器测量得到最终扭矩为38N·cm。

在取下导板及种植体携带体后，可见种植体植入最佳位置。在种植体与唇侧骨板间空隙充填异种移植材料（Cerabone; Botiss Biomaterials, Zossen, Germany），以保存种植体周软硬组织。

骨增量后，置入个性化基台（图26和图27）。

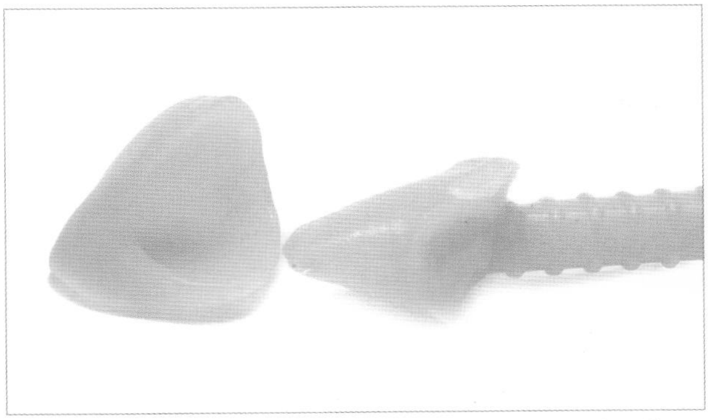

图29　使用双丙烯酸复合材料制备临时修复体与模拟定制基牙

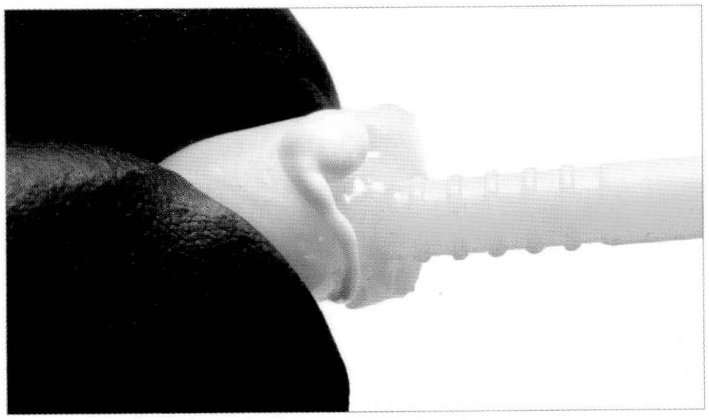

图30　去除模拟基牙周围多余粘接剂

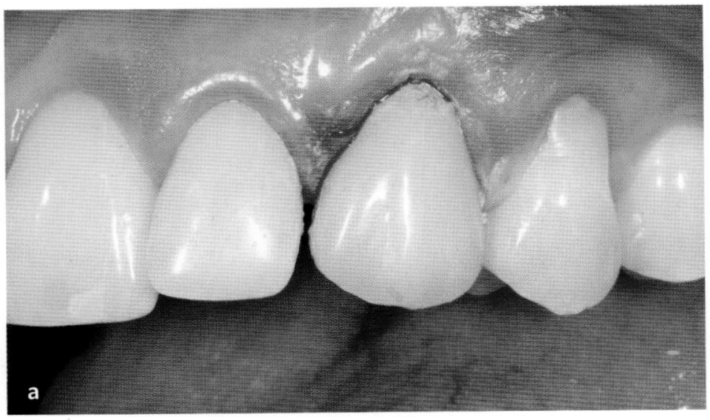

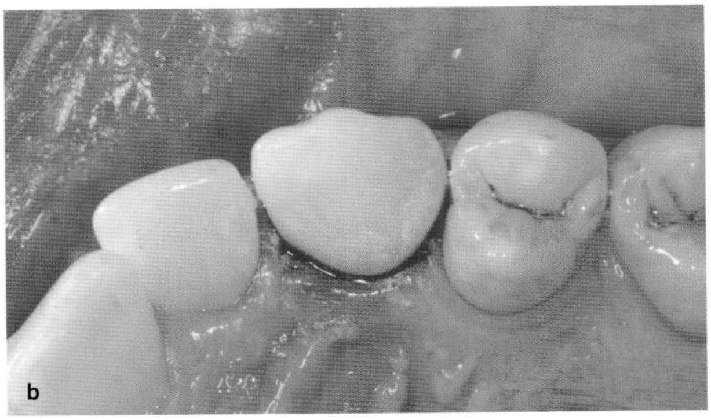

图31a，b　彻底清除残留的临时粘接剂

将基台拧紧至30N·cm扭矩。基台肩台位于龈缘下0.5～1mm（图28）。用PTFE胶带（USA Dental tape; Milledgeville, GA, USA）封闭基台螺钉通道。

临时修复

术后用临时粘接剂（Temp-Bond; Kerr Dental, Rastatt, Germany）对临时修复体进行粘接固位。为尽量减少创口中的多余粘接剂，用双丙烯酸复合材料（Luxatemp; DMG, Hamburg, Germany）制备模拟基牙（图29）。

使用临时粘接剂（Temp-Bond; Kerr），在进行口内粘接前，应将模拟基牙压入临时修复体以去除多余粘接剂（图30）。

粘接后，彻底清除所有软组织中残留的粘接剂（图31a，b）。

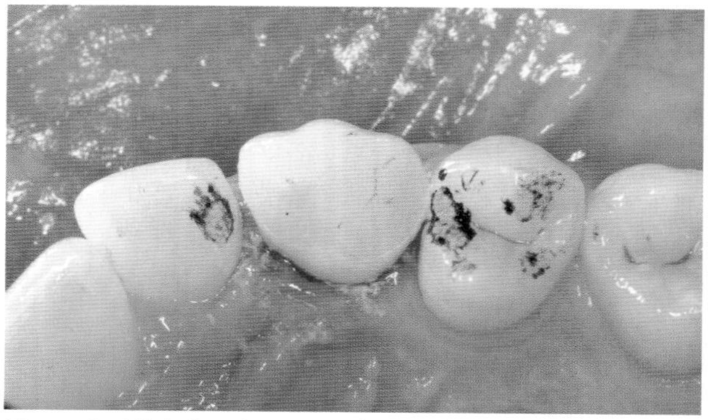

图32 临时修复体调磨至轻咬合

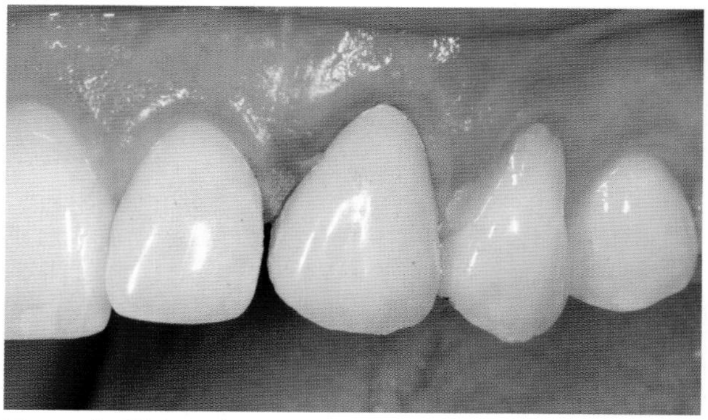

图33 术后软组织情况

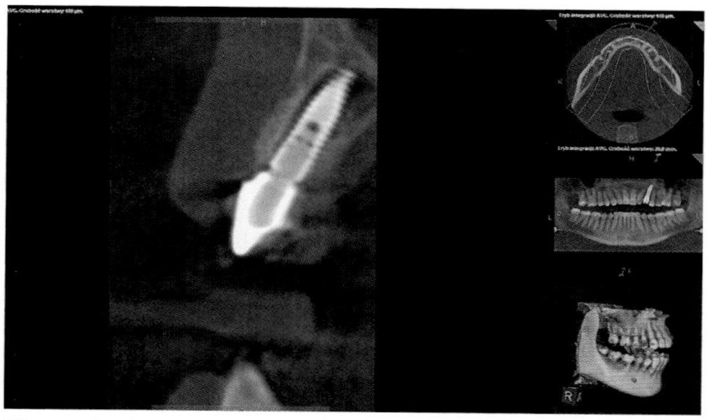

图34 术后CBCT对照

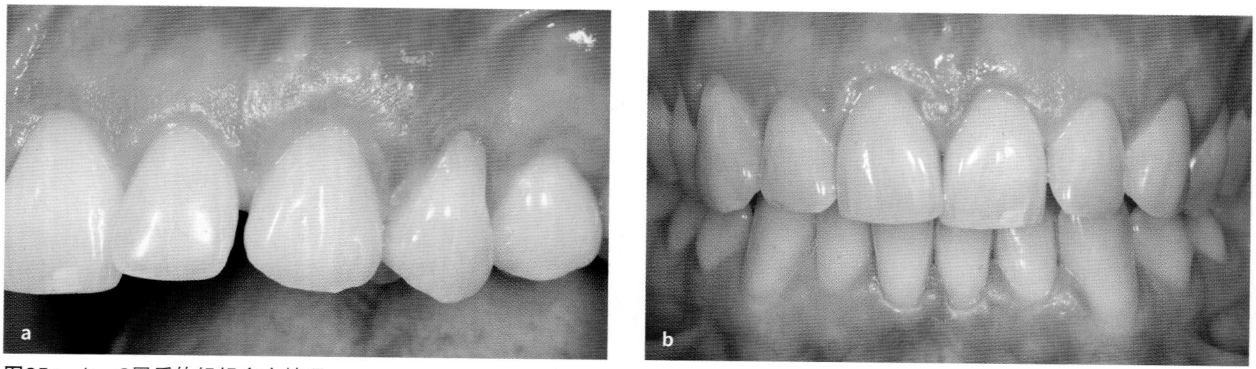

图35a，b 2周后软组织愈合情况

在咬合运动过程中，用200μm咬合纸（Bausch）标记咬合接触点进行调殆以避免牙冠功能负荷（图32）。牙冠同样没有近中接触点。

戴入临时修复体后，软组织边缘恢复良好（图33）。

术后CBCT检查种植体三维位置（图34）。横断面图显示了正确的植入位置及最终个性化基台，拔牙窝内充填骨增量材料。

在2周（图35a，b）、2个月（图36a，b）、4个月（图37a，b）后评估软组织愈合情况。

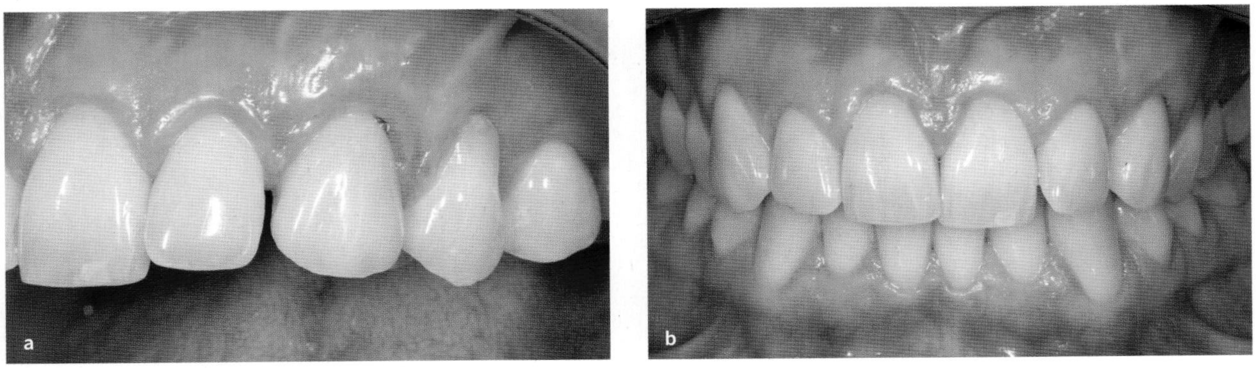

图36a，b 2个月后的软组织愈合情况

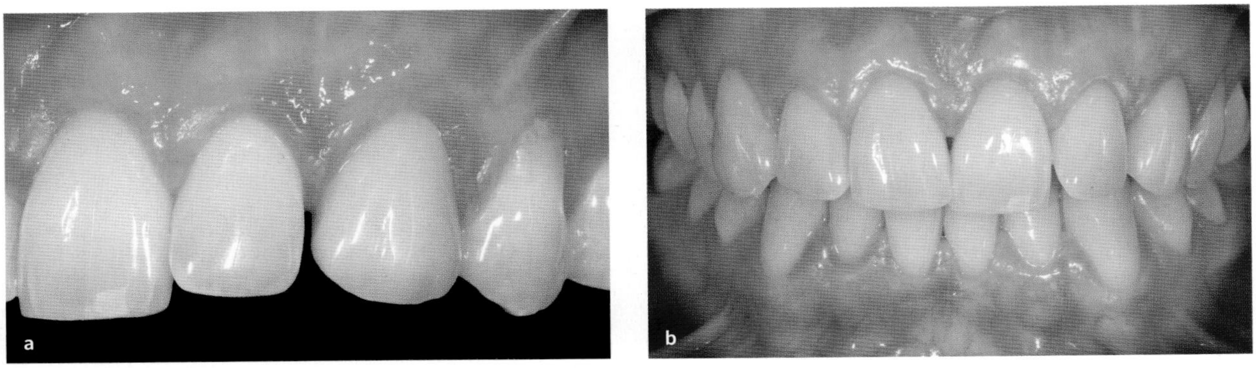

图37a，b 治疗4个月后，软组织情况稳定

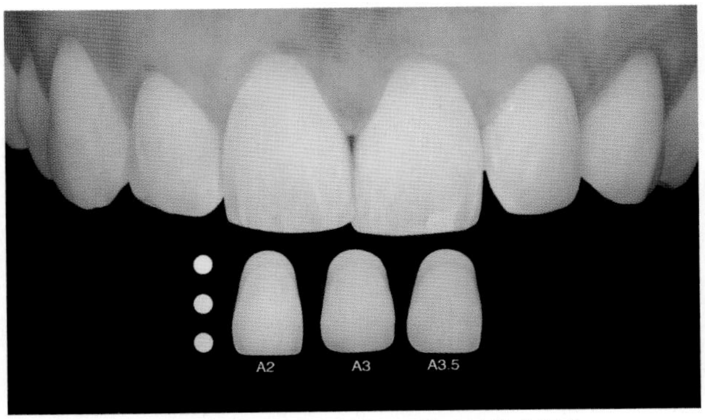

图38 使用正交偏振摄影技术拍摄阴影反射参考照片

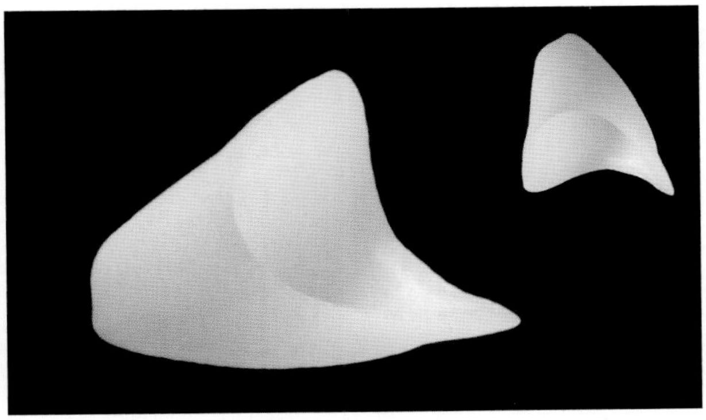

图39 最终修复体的氧化锆内冠

最终修复

为了获得更好的美学效果，使用带专用偏振滤光片的正交偏振摄影技术（Polar Eyes; Emulation Lab, Freiburg im Breisgau, Germany）与Vita经典遮光片（Vita Zahnfabrik, Bad Säckingen, Germany）拍摄阴影反射参考照片（图38）。

“一次性戴入一体式基台”（one-abutment one-time）原则即“OAOT”原则，指在术中一次性安装基台并且不再拆除。但是，需要转移基台位置以制作最终修复体。

在本病例中，通过术前设计、制作，完成了一个与基牙完全匹配的氧化锆内冠（图39）。

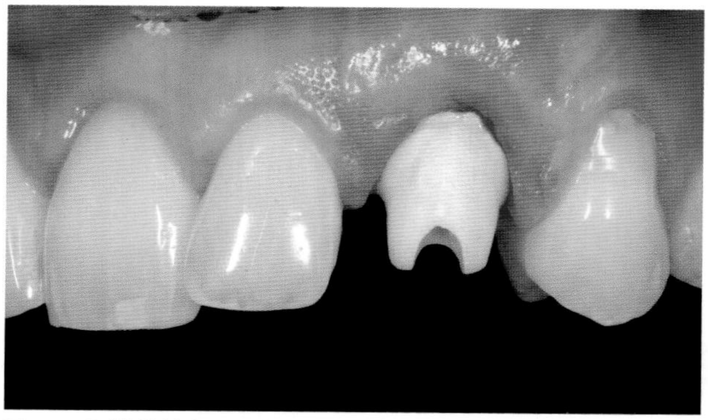

图40 印模前基台周围软组织边缘

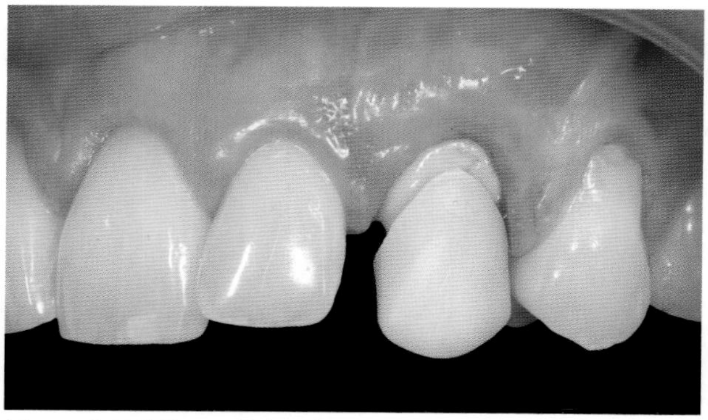

图41 内冠边缘匹配基台形状

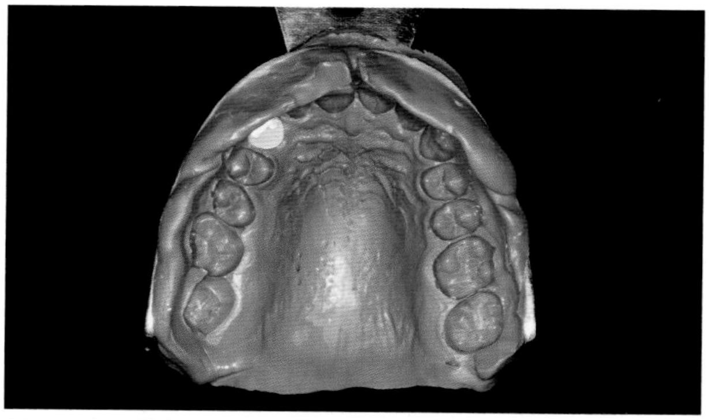

图42 内冠就位于硅橡胶印模

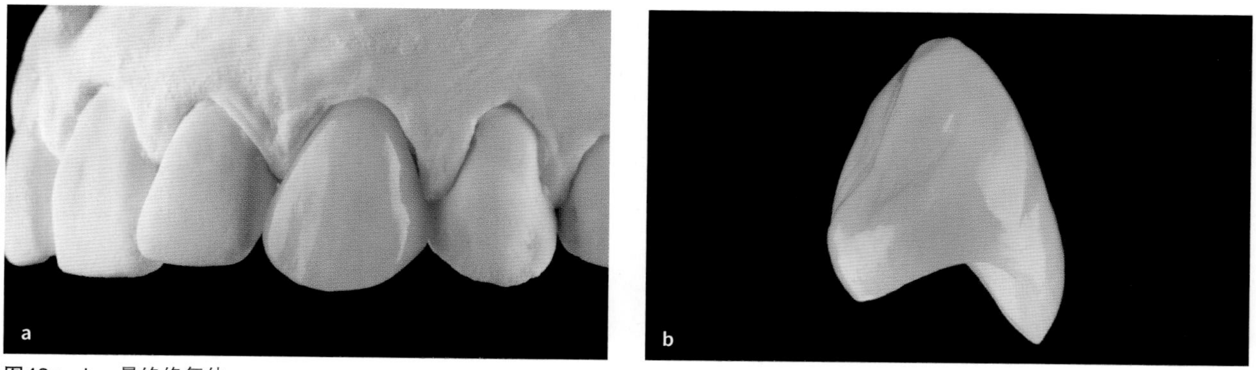

图43a，b 最终修复体

去除临时修复体和残留临时粘接剂（图40），检查内冠吻合情况（图41）。

内冠形态确保了软组织边缘形态可以得到最佳转移。在印模之前，没有使用排龈线或其他技术手段来隔离个性化基台周围的软组织，避免了软组织受到刺激。为了避免印模过程中内冠移位，使用少量临时粘接剂进行固位。使用金属托盘进行硅橡胶印模（图42）并送往技工室。

对于基台饰面瓷的制作，根据厂商的说明，使用A2/A3（Kuraray, Germany）色调的CZR陶瓷在Dekema Austrat 624熔炉（Kulzer, Hanau, Germany）中烧制完成（图43a，b）。

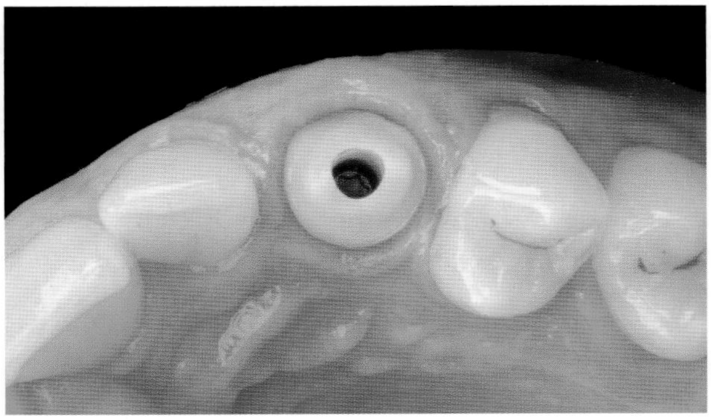

图44　基牙与软组织关系

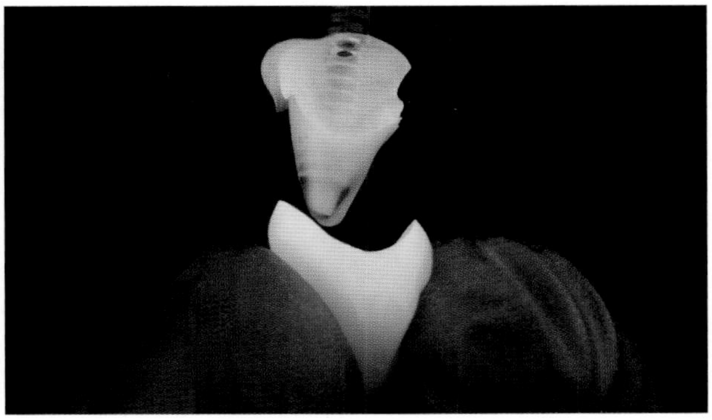

图45　制作个性化基台代型

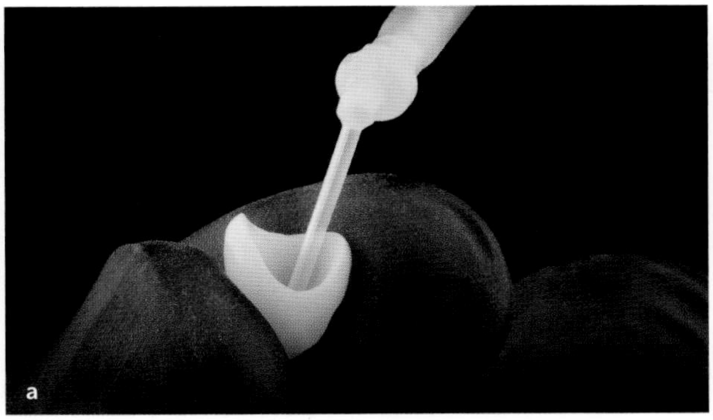

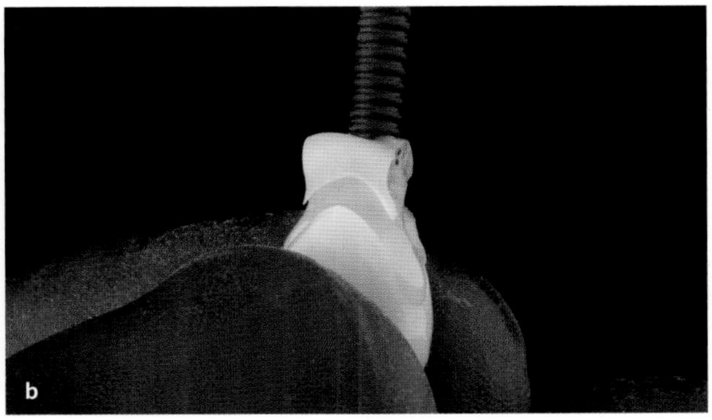

图46a，b　（a）使用树脂粘接剂粘接牙冠与个性化基台代型。（b）去除残留粘接剂

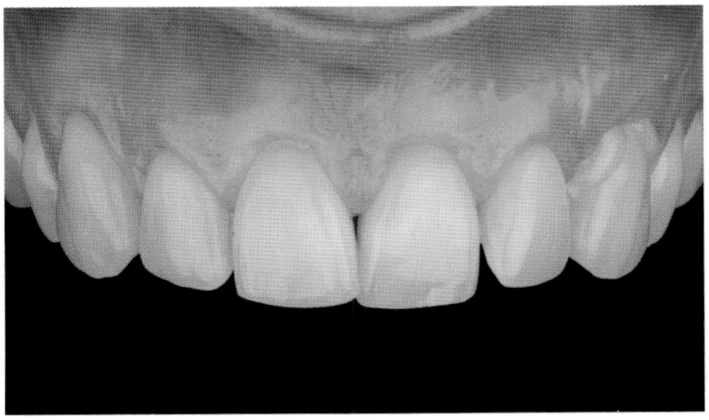

图47　龈沟溢出树脂粘接剂

在最终修复体粘接之前清洁基台（图44），周围软组织健康、稳定，无炎症迹象。使用PTFE胶带（USA Dental Tape）封闭基台螺钉通道。

制备新的个性化基台代型，防止戴冠时粘接剂残留（图45）。

使用细套管注入双固化RelyX U200 Automix自粘接树脂粘接剂（3M Espe）固定牙冠，以避免气泡产生（图46a）。去除个性化基台周围多余粘接剂（图46b）。

轻轻戴入牙冠，多余粘接剂随之溢出（图47）。

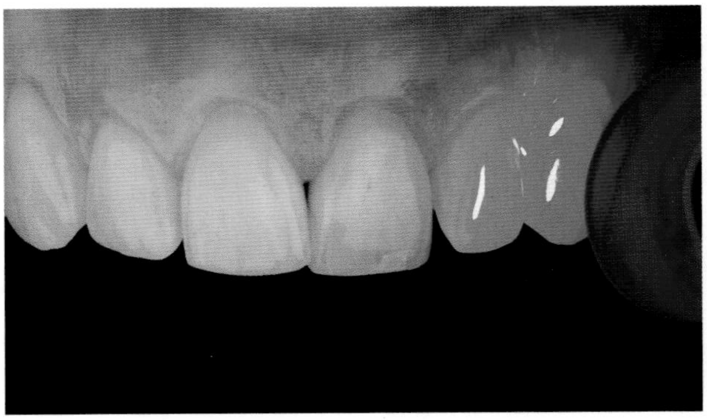

图48 光固化粘接剂

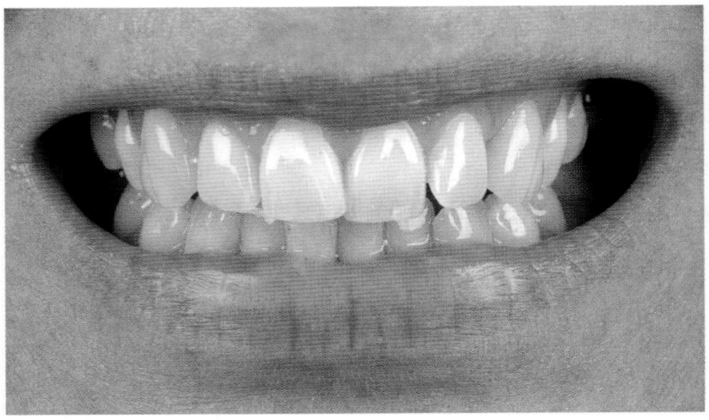

图49 最终修复体戴入后的口内情况

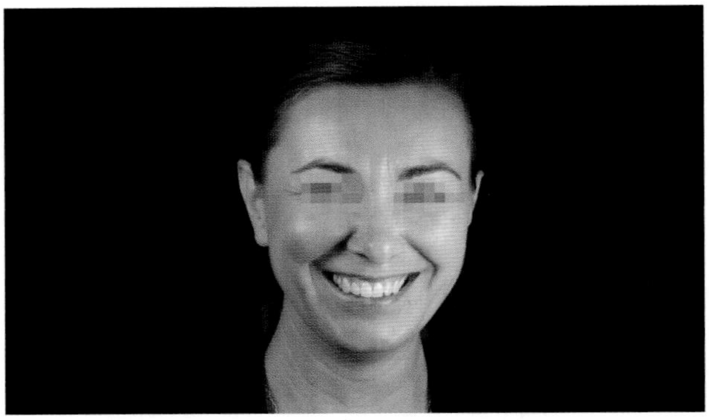

图50 最终治疗效果（面部视图）

牙冠短暂暴露于固化光下，去除多余粘接剂（图48）。

特写照片可见，种植体支持式冠在口内完美融合（图49）。

修复美学效果与周围软组织形态良好（图50）。

种植体负荷4年、5年后CBCT显示，骨组织情况稳定（图51）。

最终修复体戴入3年、5年后口内观显示，软组织情况稳定及美学效果良好（图52）。

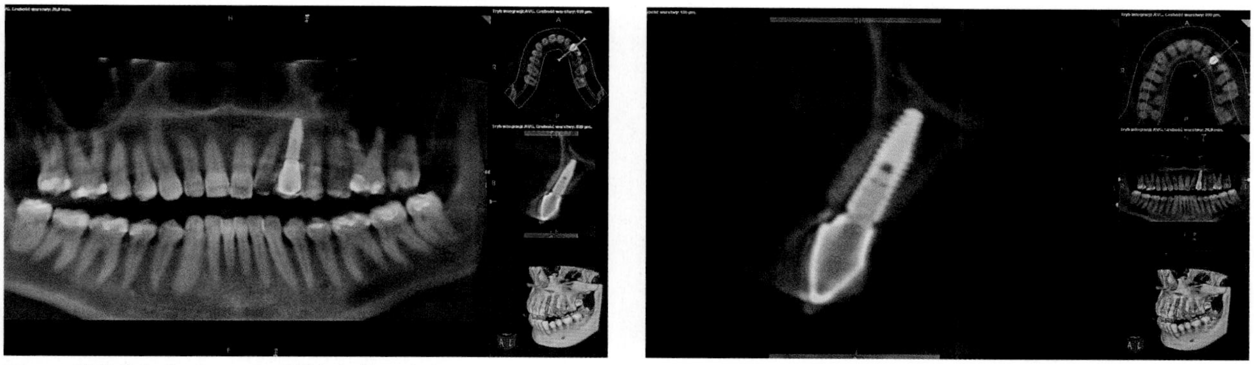

图51 种植体负荷4年、5年后骨组织情况稳定

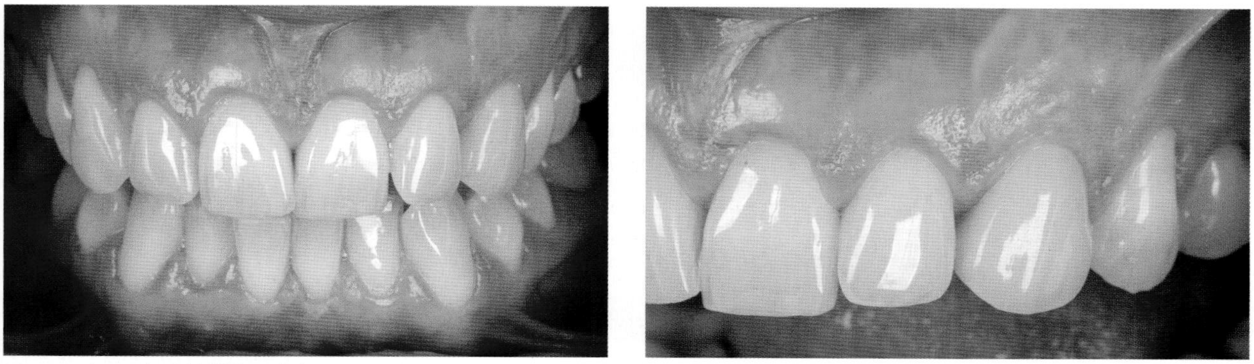

图52 3年、5年后美学效果稳定

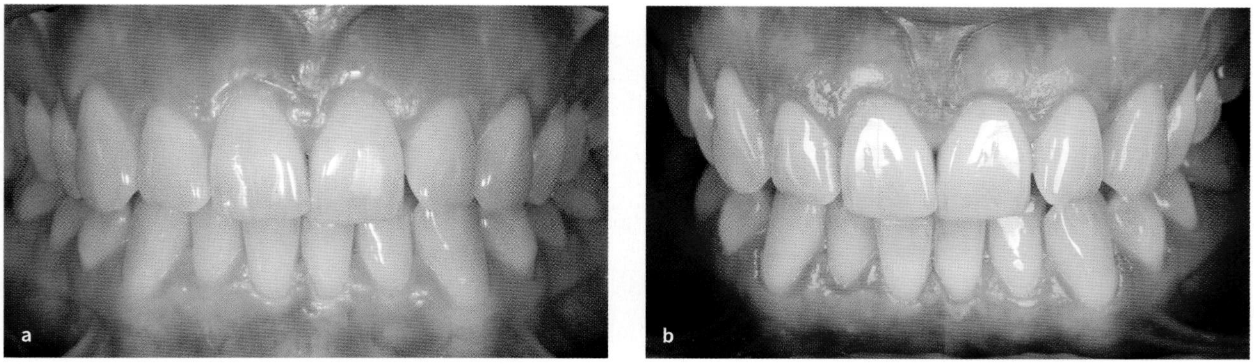

图53a，b 初始情况（a）与治疗近5年后（b）的效果比较

将初始情况（图53a）与上颌左侧尖牙最终修复体戴入近5年后（图53b）进行比较，可见软组织最高点结构及龈乳头情况稳定。

在2021年5月的随访中，拍摄了放射线片（RVG），以进一步确定种植位点的骨水平情况（图54）。目前结果显示，骨组织稳定，预测长期治疗效果优异。

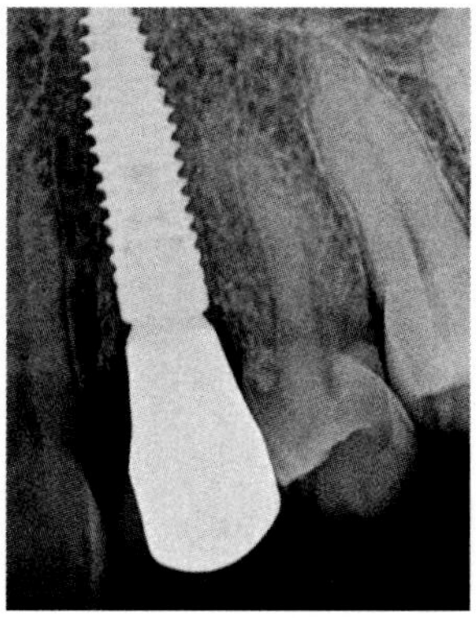

图54 种植体与最终基台放置5年后骨水平稳定

讨论

即刻种植（Chen和Buser，2009；Chen等，2004；Hämmerle等，2004）是一种有据可查的治疗手段。本病例即代表符合Gallucci 1A型的分类标准（Gallucci等，2018）的即刻种植和即刻修复/即刻负荷。

为了稳定种植体周黏膜，选择了“一次性戴入一体式基台”方法。该方法的目的是避免干扰基台与种植体连接处的种植体周黏膜屏障界面。在常规重建过程中，戴入最终修复体前，我们会多次分开种植体与修复部件。在种植体植入后直接戴入基台似乎对软组织成形有积极影响（Canullo等，2018）。

现今，数字化技术与CAD/CAM可以规划种植体的最佳植入位点，并且设计与患者临床情况相匹配的个性化基台。一次性戴入一体式基台成功的基础是，它能确保种植体精准植入术前设计的三维位置，尤其是在制作个性化基台时。

尽管最初临床情况对美观要求很高，目前的治疗仍取得了令人满意的美学效果。在这些病例中，高位笑线导致患者暴露牙冠上方的软组织，是一个重要的风险因素。

该患者的治疗计划包括拔除患牙、导板辅助即刻种植及一次性戴入一体式基台。即刻种植与即刻骨增量的一次性手术显著缩短了疗程并减少了患者创伤。

5年随访记录了种植体周软硬组织的三维稳定性。

5.6 上颌右侧第二前磨牙即刻植入陶瓷种植体并使用CAD/CAM制作临时修复体即刻修复

A. Chen

拔牙会引起一系列软硬组织体积及线性变化（Araújo等，2019；Grunder，2011）。

近年来，牙种植学旨在研究牙槽窝/骨重建的生物学，以尽量减少对其线性和体积参数的影响，降低发病率和减少美学问题（Atieh等，2015）。

即刻种植是一种在适宜的临床指征下，可以减轻大多数拔牙后牙槽骨变化的治疗方式（Tarnow等，2014）。

二氧化钛是最早用于骨结合研究的金属氧化物之一（Brånemark等，1969）。近期，患者对其他种植体材料类型的需求，促使临床医生和研究人员研发其他可促进骨结合的替代生物材料，例如陶瓷材料（Miani等，1993；Akagawa等，1993）。

一般来说，根据市场上陶瓷种植体的随机临床试验报告显示（Balmer等，2020；Grassi等，2015），总体成功率不会超过5年。系统评价和w-分析记录了种植体1年、2年成功率分别为98.3%、97.2%（Röhling等，2018a）。

近年来，新型表面处理技术和微几何形貌技术的发展推动了陶瓷种植体技术领域的发展，从而改善陶瓷植种体的生物学和生物力学性能。

前期临床研究（Röhling等，2019）和临床研究（Röhling等，2018b）显示，陶瓷材料的钝化层能够促进骨结合，提供骨-种植体接触及其他类似于钛种植体的组织形态学作用。

由于生物力学特性的改进，氧化钇稳定氧化锆陶瓷（Y-TZP）成为最常用的陶瓷种植体材料。其他材料，例如氧化铈（二氧化铈，Ce_3O_4）也被引入并有望提供更好的力学效果（Miyazaki等，2013；Lopez-Píriz等，2017）。

许多陶瓷种植体的临床特性都支持其应用，例如低炎症反应（Cionca等，2016），菌斑堆积减少（Röhling等，2017），以及最终修复体（Thoma等，2016）和愈合基台（Pitta等，2020）光度特征增强，使陶瓷材料成为种植体支持式修复的有力选择。

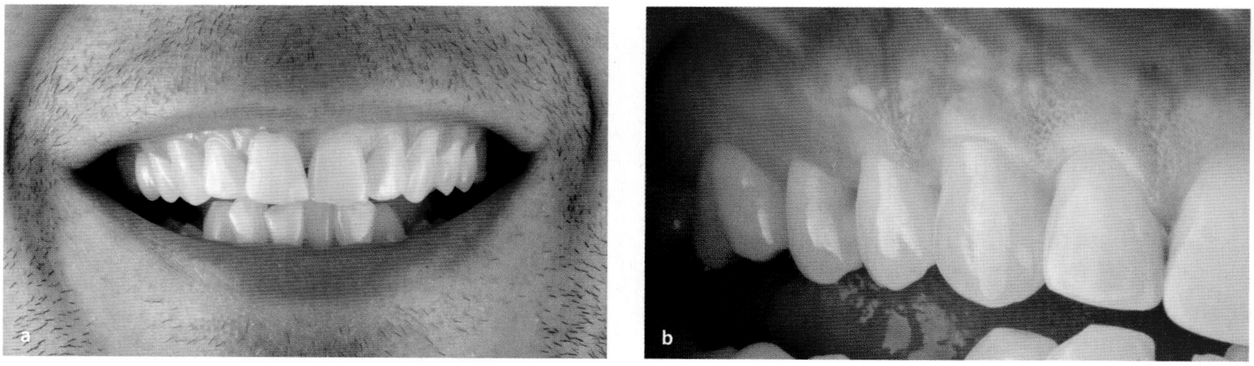

图1a，b 口腔内外的初始情况

软组织反应一直是应用陶瓷种植体所要考虑的关键因素之一。虽然没有确切的证据表明其效果更好，但一些线性软组织参数（例如龈乳头高度）大致相当于钛种植体（Kniha等，2016）。临床研究表明，由于种植体周上皮和结缔组织成熟得更快（Liñares等，2015），使种植体龈乳头形成的Jemt指数得分显著提高（Spies等，2015），并改善了牙龈组织附着（Shahramian等，2020），使陶瓷材料具有更优异的表现。有研究报道了陶瓷材料对红色美学评分（Fürhauser分类）的有利影响，显示其评分在植入2年后仍持续升高（Payer等，2013；Payer，2015）。

对于钛或普通金属过敏的患者，陶瓷种植体被认为是一种可预期及实用的替代方案。患者对无金属修复体的需求使陶瓷材料成为种植体的更佳选择。

病例报告

一位37岁男性患者，上颌右侧第二前磨牙疼痛并伴有较大面积龋坏。经牙体牙髓科会诊，诊断为牙纵折，预后差。患者无明显病史，无基础病或其他重大疾病史，无急慢性药物治疗，无已知过敏史。静息血压（125/60mmHg）和脉搏（58bpm）在正常范围内，无吸烟、酗酒或其他异常。患者的期望值高。口外分析显示，高位笑线伴有龈乳头和牙颈部轮廓暴露（图1a，b）。

牙周状况健康。对上颌右侧前磨牙和第一磨牙进行牙周探诊，探诊深度不超过4mm，牙槽嵴水平保持良好，为软组织支撑提供了良好支持（图2a～c）。

全口出血指数＜25%（Ainamo和Bay，1975）。牙龈表型记录为中厚型，中弧线形，尖圆形牙齿。

牙周解剖轮廓尚存，邻牙有修复体，上颌右侧第一磨牙为Ⅰ类洞型𬌗面汞合金充填，第一前磨牙远中为复合材料充填（图2a～c）。

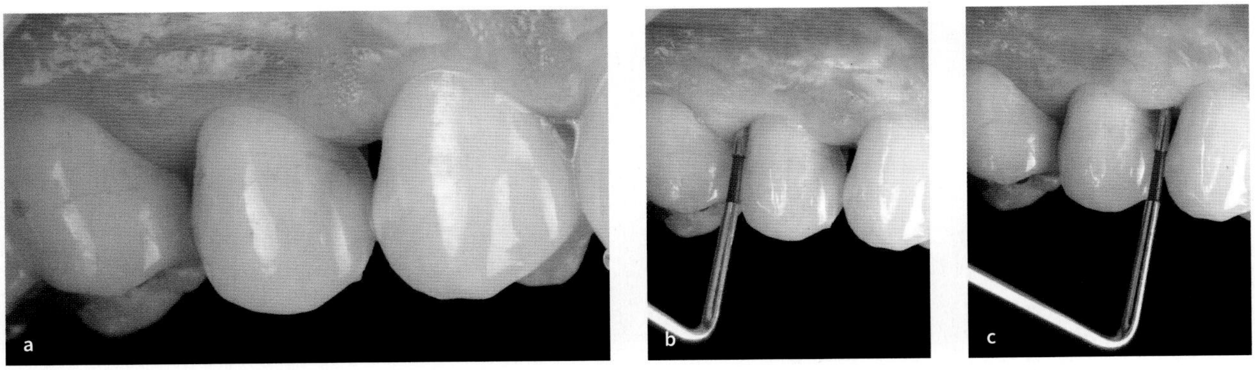

图2a～c 口内检查，牙周检查

影像和辅助诊断

使用口内扫描仪（IOS）生成用于3D打印的标准细分曲面语言（STL）文件（Formlabs 2; Formlabs, Somerville, MA, USA），生成初始研究模型。

影像学检查（cone-beam computed tomography, Romexis; Planmeca, Helsinki, Finland）显示，所有皮质骨（颊、舌及周围）均完好无缺损，无急慢性根尖周疾病病变（图3a～e）。

将CBCT的DICOM文件与IOS的STL文件合并，用于种植体支持式修复设计（Implant Studio: 3Shape, Copenhagen, Denmark）和解剖评估（图4a～d）。

参考所有解剖和临床参数，决定立即实施即刻种植。临时修复体设计在中心或偏中心位置且无咬合接触，需实现约30N·cm的植入扭矩获得初始稳定性以制作上部修复体。

与患者讨论了既定的治疗方案，患者不想植入钛或其他金属种植体。因此，选择陶瓷种植体进行手术，他同意并签署了种植体植入知情同意书和医疗表格。

治疗方案采用了可粘接固位的单型（一体式）氧化锆种植体，基台高度为4mm（Pure Ceramic Monotype ZLA, 3.3mm×12mm; Institut Straumann AG, Basel, Switzerland）。

使用一体式种植体是基于其没有分体式的金属接口，不含任何金属。

一体式种植体的应用很难使其获得完美修复位置，并且可能产生中长期问题。在生物力学方面，它不能通过直基台或角度基台来纠正牙冠长轴偏移。只能缩小基台或在颊腭侧制作较大的牙冠，但这种修复并不理想。

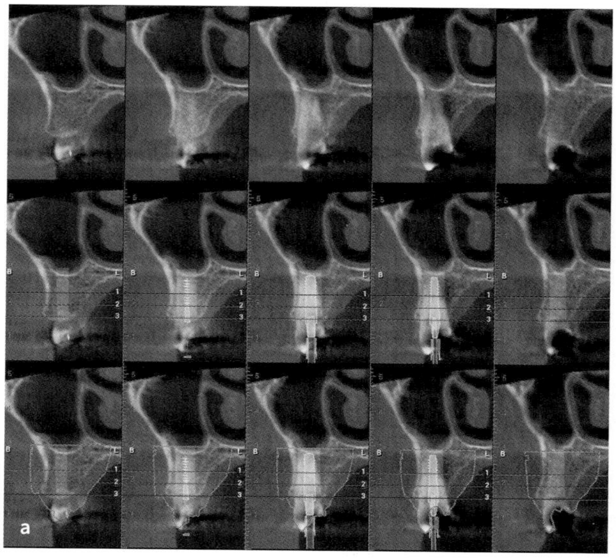

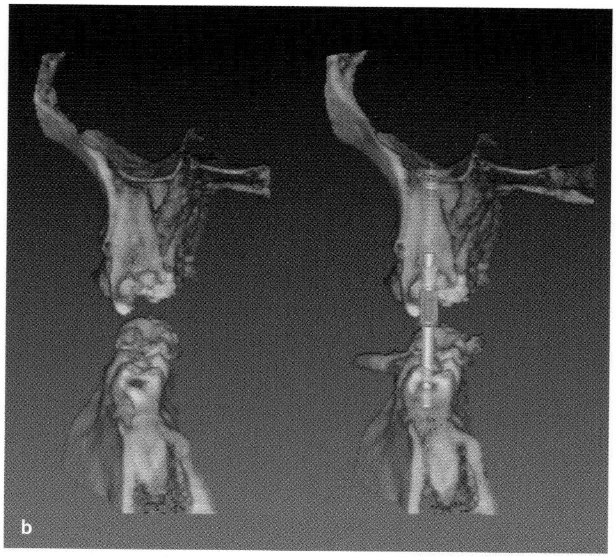

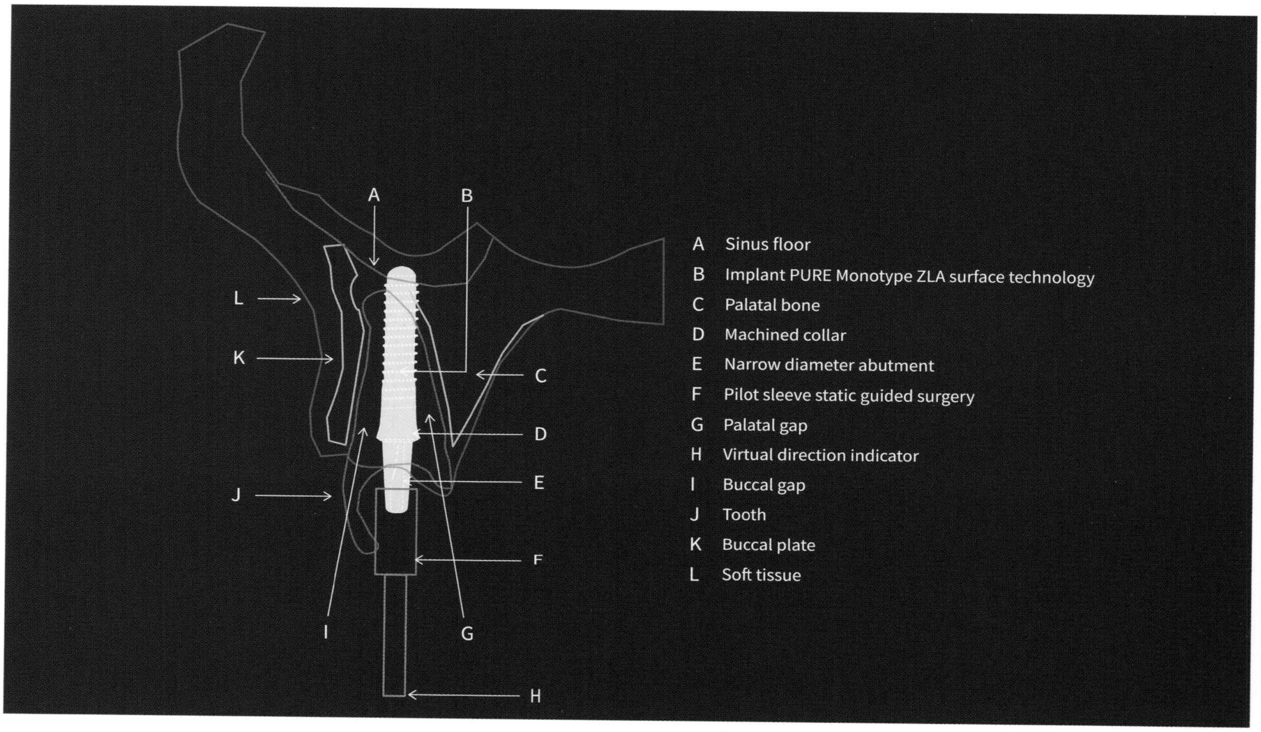

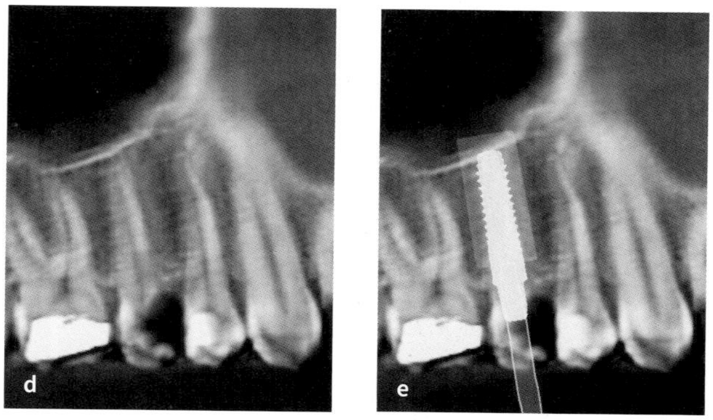

图3a～e （a）CBCT合并STL评估。（b）用于种植规划的三维图像诊断工具。（c）即刻陶瓷种植体的三维图解。（d，e）侧面观，种植体和邻间骨位置

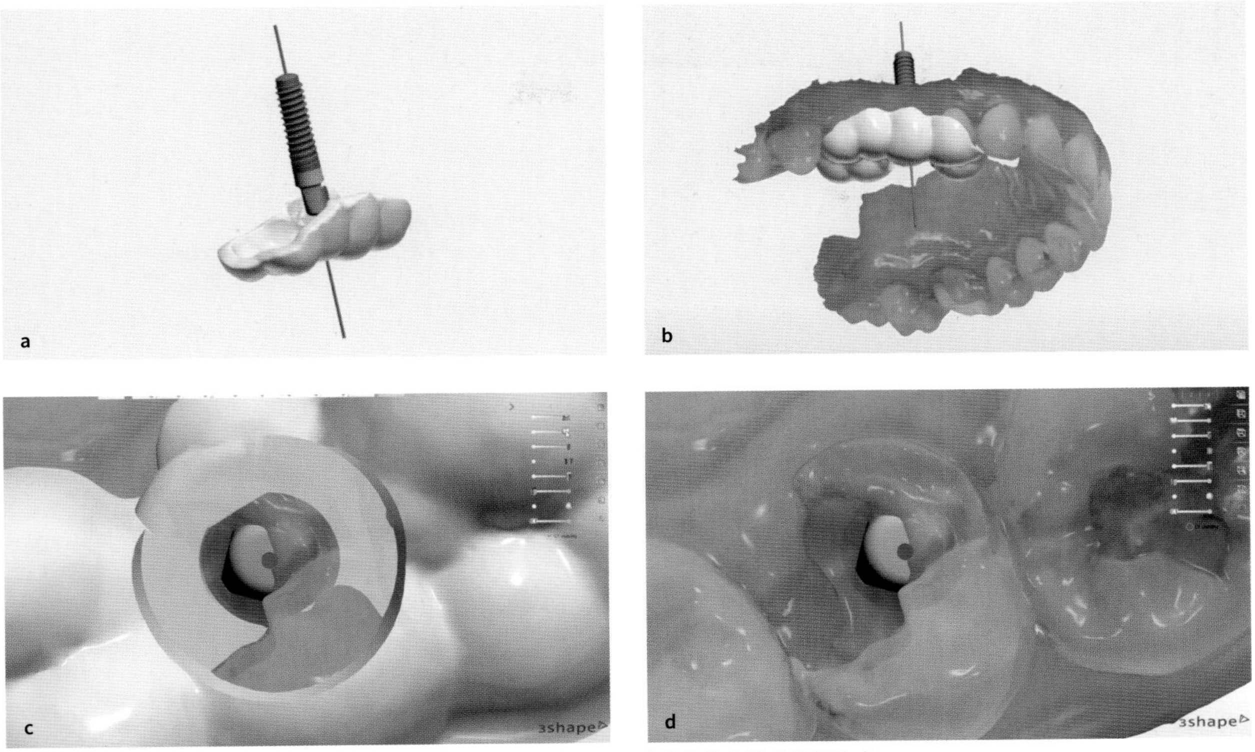

图4a～d 将STL文件与DICOM文件合并，用于模拟患者情况和设计种植体支持式修复治疗

在生物学水平上，种植体三维位置不正确可能会对愈合过程中的软组织和硬组织重建产生不利影响；如果其位置离颊侧太远，可能会发生附着龈根向移位，这可能会产生不理想的美学效果。

在软件中选择种植体类型，确定其最佳位置，并制做外科导板（图5）。

获得明确病史并对病例评估，使用单颗牙即刻种植+即刻修复/即刻负荷风险评估表确定治疗风险（表1和表2）。

本病例被评估为“低风险”。将基于STL文件设计的外科导板发送到3D打印机（Formlabs 2; Formlabs）上进行制作。

本病例的治疗计划包括先锋钻引导手术/半程静态导板手术。使用CAD/CAM（Coritec, Imes-Icore, Eiterfeld, Germany）在PEEK材质的预成部件上制作临时修复体，并对其颊侧进行调改预备用于粘接患者该天然牙余留的颊侧部分，以实现美观效果（图6）。

表1 单颗牙即刻种植的风险评估

	低风险	中风险	高风险
术前评估			
患者相关因素			
全身状态	健康，不影响愈合		影响愈合
美学风险	低/中美学风险	高美学风险	预期有严重美学缺陷
位点相关因素			
龈缘位置	无退缩	轻度龈缘退缩	龈缘退缩≥2mm
软组织质量	厚龈表型	薄龈表型或角化龈不足	角化龈缺如
骨质量	骨质量充足，可实现初始稳定		骨质量不足，难以获得初始稳定
唇侧骨壁	唇侧骨壁厚度≥1mm	唇侧骨壁厚度＜1mm，或小的开窗式或裂开式缺损	唇侧骨壁显著的开窗式或裂开式缺损
黏骨膜瓣	牙槽嵴骨量充足，允许采用不翻瓣术式		需要翻黏骨膜瓣进行骨增量
牙槽窝在骨弓轮廓内的位置	牙槽窝位于骨弓轮廓内		牙槽窝和唇侧骨壁突出于骨弓轮廓
牙髓感染	无感染	慢性根尖周感染	急性感染
牙周感染	牙周健康	已控制的牙周病	活动性牙周病
种植体三维位置	三维位置理想，长轴穿过舌隆突或切缘		种植体位置偏唇侧或角度过大或植入过深
唇侧骨板与种植体之间的间隙	≥2mm	1～2mm	＜1mm
术中评估			
拔牙	微创拔牙	周围软组织受损，包括龈乳头被切断/分离	软组织和周围骨组织被严重破坏
种植体初始稳定性	获得初始稳定性		初始稳定性不足
种植体最终位置	三维位置理想		种植体位置偏唇侧或角度过大或植入过深

表2 单颗牙即刻种植与即刻负荷的风险评估

	低风险	中风险	高风险
术前评估			
患者相关因素			
殆型	无直接殆接触	轻微殆接触和/或共同引导殆	前牙引导殆为主
副功能殆	无		有
位点相关因素			
骨质量	骨质量充足，可以抵抗负荷力		骨质量不足，难以抵抗负荷力
牙位	切牙、前磨牙	尖牙	磨牙
术中评估			
种植体初始稳定性	植入扭矩30～45N•cm	植入扭矩20～30N•cm	植入扭矩＜20N•cm

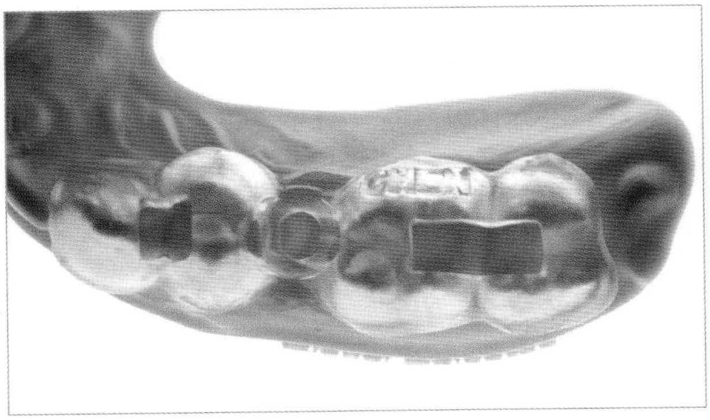

图5 模拟设计种植体和牙齿位置

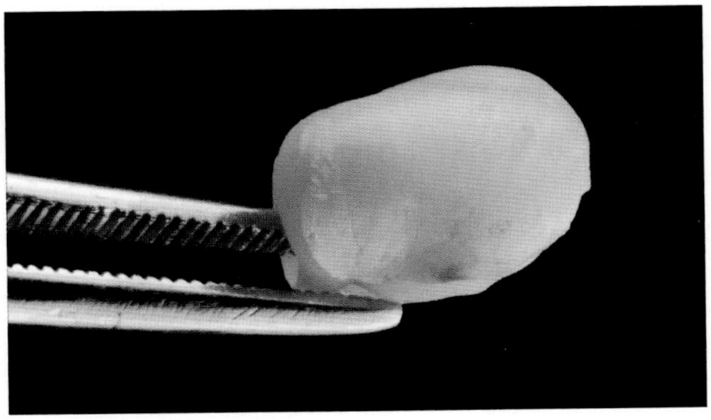

图6 临时修复体制作

手术过程

使用此二维码可观看精彩视频。视频为手术过程。

手术当天，在无菌条件下进行微创拔牙，保留颊侧骨壁和软组织轮廓（图7a，b）。放置外科导板，遵循厂商说明及导向钻静态引导手术流程（Straumann Pure Ceramic Drilling Protocol）进行种植体植入（图8a～d）。

初始稳定性取决于3个主要因素：原始骨的质和量、钻孔方案、种植体微观几何形状。

即刻种植受到骨量的限制，但可用骨量往往不足。通常采用不同策略来实现种植体的初始稳定性。在本病例中，种植体通过依靠根尖/腭侧的0.75mm处剩余骨壁获得固位，包括上颌窦皮质骨和近远中骨壁。由于前磨牙牙根为圆锥形，其骨壁能够与3.3mm直径的种植体相匹配，可以实现良好的初始稳定性。

使用2.8mm钻头预备种植窝形成级差，植入直径3.3mm的陶瓷种植体，获得35N·cm扭矩。

仔细考虑以上所有因素，直径3.3mm的氧化锆种植体通常能够获得良好的初始稳定性。但当剩余骨为Ⅳ型骨时，将无法获得足够植入扭矩。此时，增加种植体直径可能是提高其根尖处固位能力的首选。

有些情况下，术区剩余骨量不足，无法维持种植体的初始稳定性；此时，应改变治疗方法并采用延期种植治疗。

种植体植入扭矩达35N·cm，并使用外科导板确认颊腭侧位置（图9）。

使用去蛋白牛骨矿物质（DBBM，Bio-Oss；Geistlich，Wolhusen，Switzerland）充填颊侧间隙（图10），去除牙冠颊侧面并将其粘接至CAD/CAM丙烯酸树脂临时修复体上进行临时修复（图11a，b）。

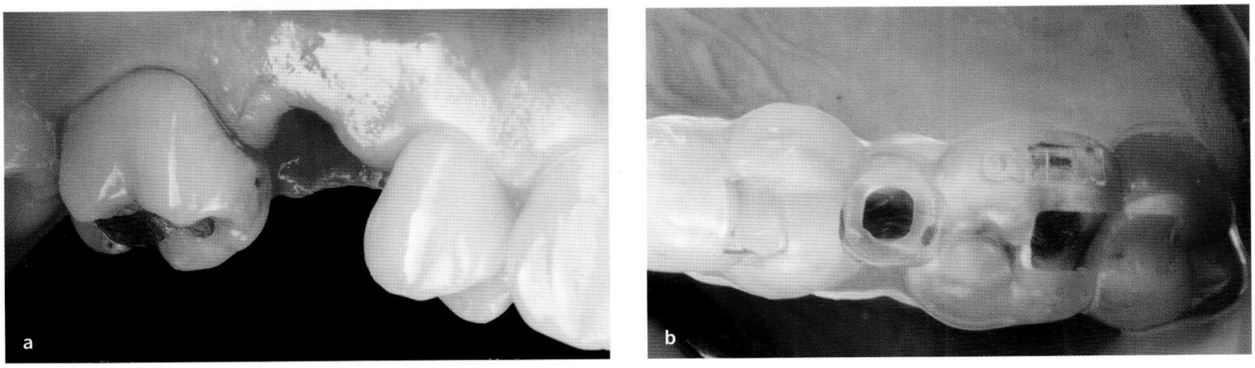

图7a，b 微创拔牙以维持牙周轮廓和外科导板试戴

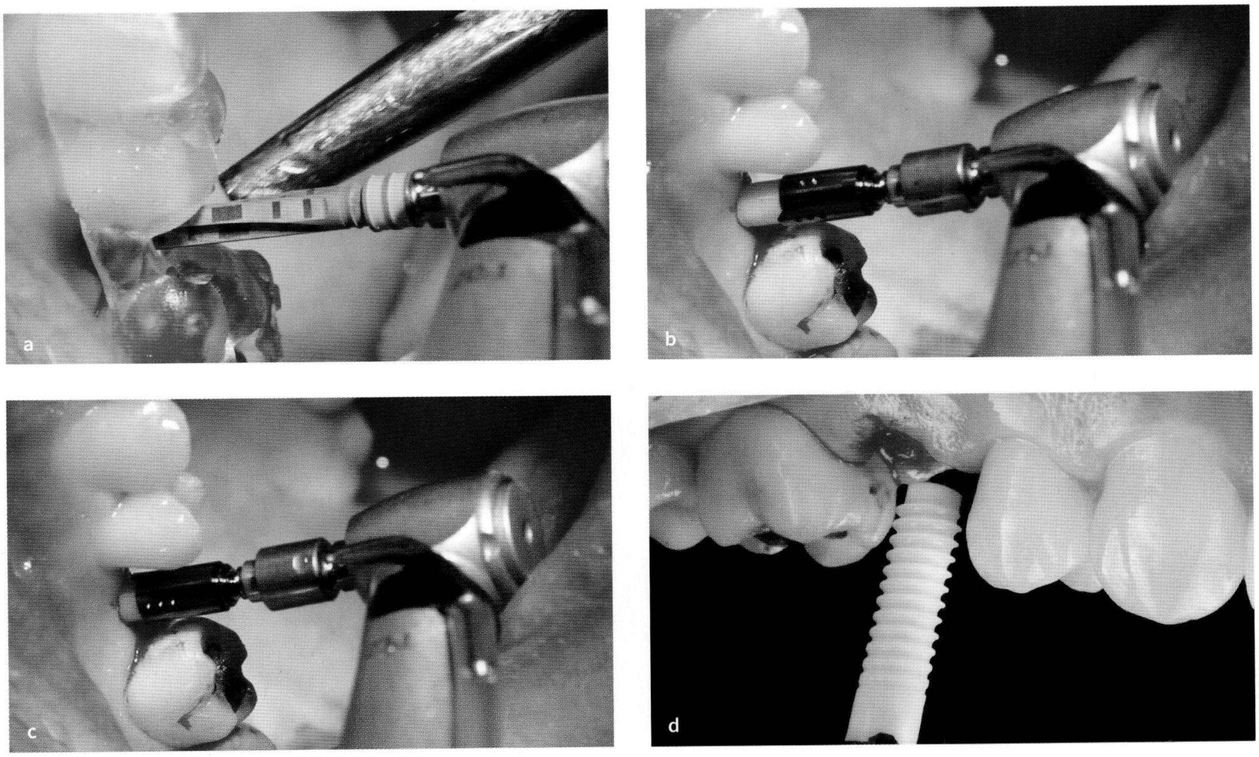

图8a～d 预备种植窝用于导向钻引导手术和种植体植入

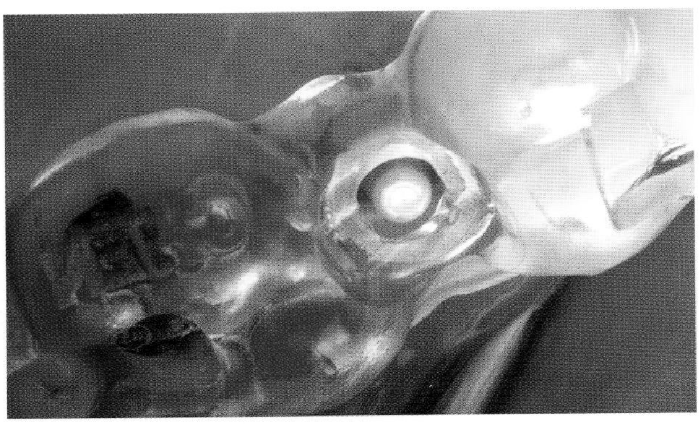

图9 用导向钻外科导板确定种植体植入位置

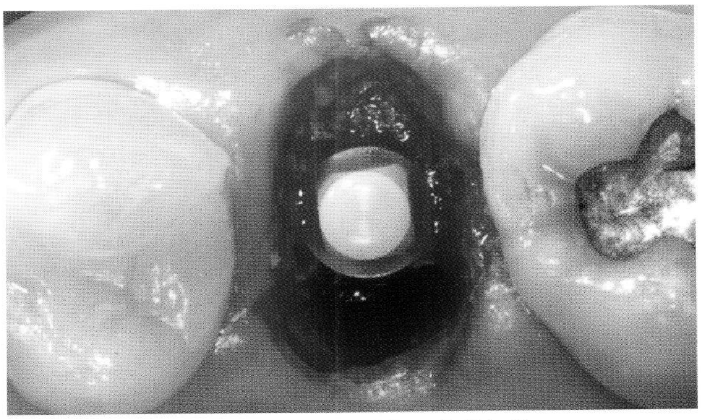

图10 在植入位点，用无机羟基磷灰石充填间隙

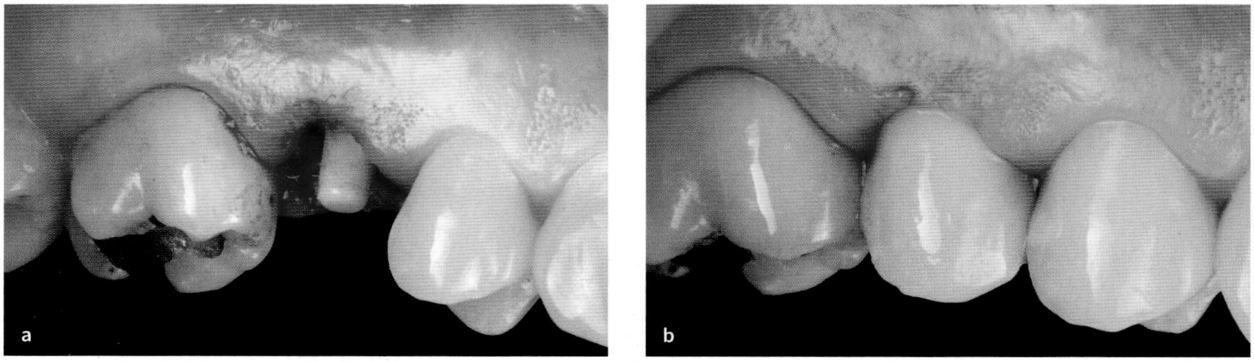

图11a，b　种植体位置和临时修复体粘接

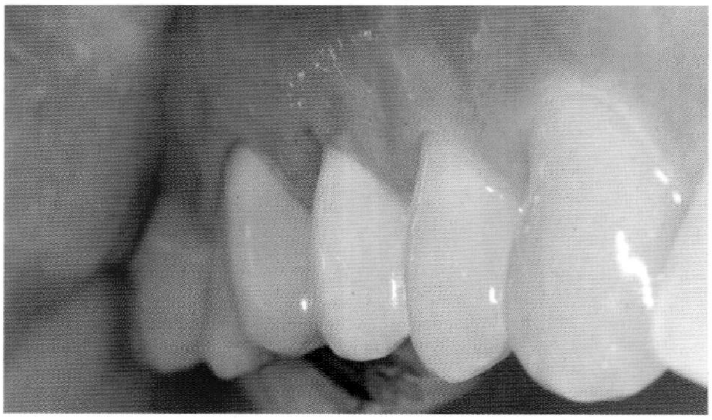

图12　手术完成及调𬌗后结果

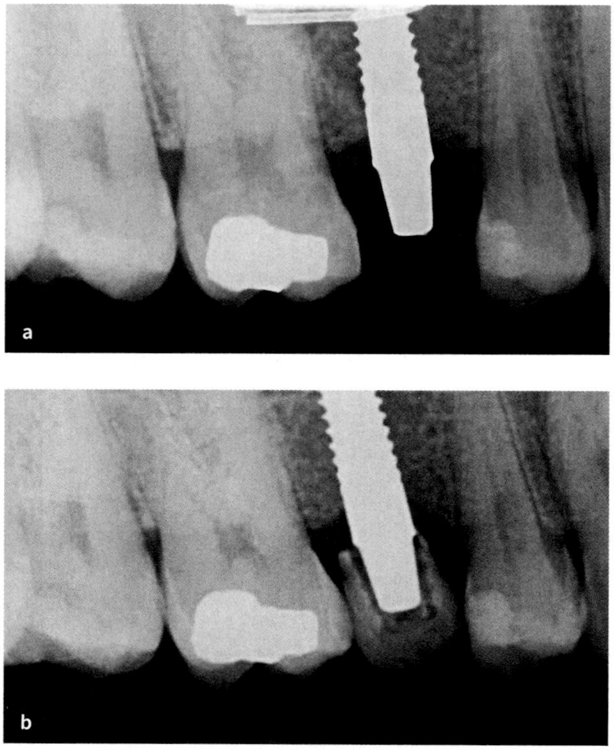

图13a，b　手术完成后影像学情况。PEEK基台和CAD/CAM临时修复体

用临时氧化锌-丁香酚粘接剂（Temp Bond; Kerr, Orange, CA USA）进行粘接，清除全部残留粘接剂（图12）。检查咬合以确保在任何下颌运动过程中没有咬合或侧方𬌗接触。

术前1小时给予患者阿莫西林2g，每8小时给予对乙酰氨基酶1g。术后行口内根尖放射线片检查（图13a，b）。

修复过程

使用此二维码可观看精彩视频。视频为修复过程。

植入种植体3个月后（骨结合完成时），软组织和周围骨组织轮廓完全愈合（图14a～c）。

用IOS（Trios; 3Shape）制取最终口内印模，并发送到3D打印机进行模型和基台制作。对种植体进行数字化扫描，并在技工室软件中确定基台肩台完成制作（Dental Design; 3Shape）（图15a～d）。

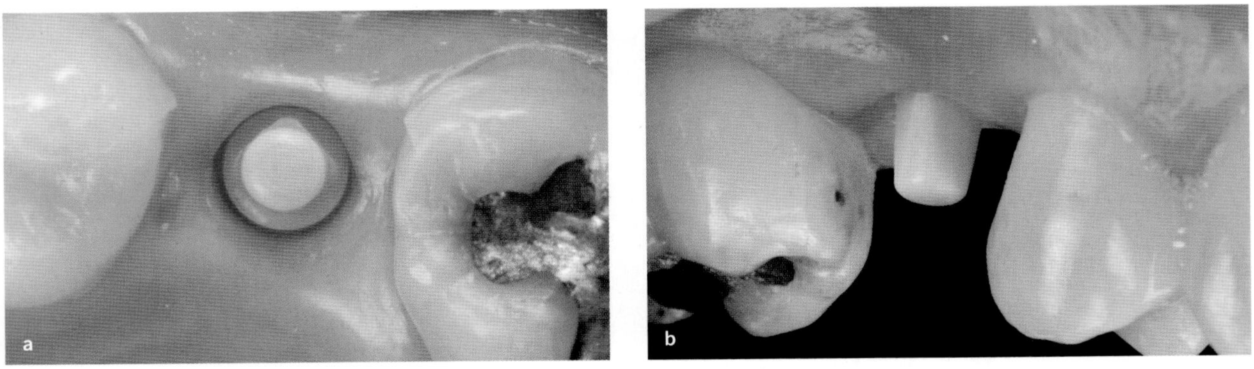

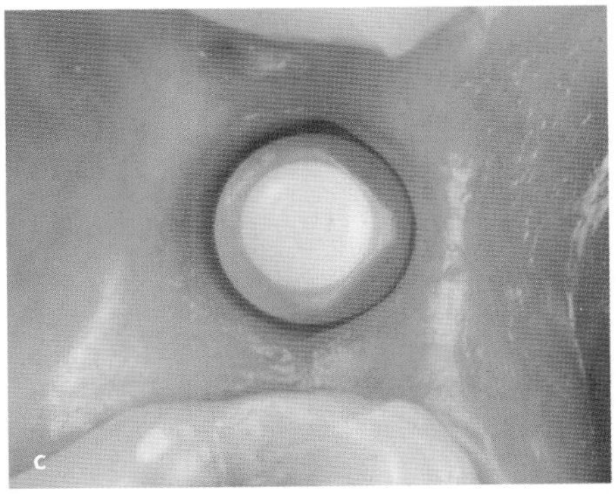

图14a ~ c　种植3个月后口内观

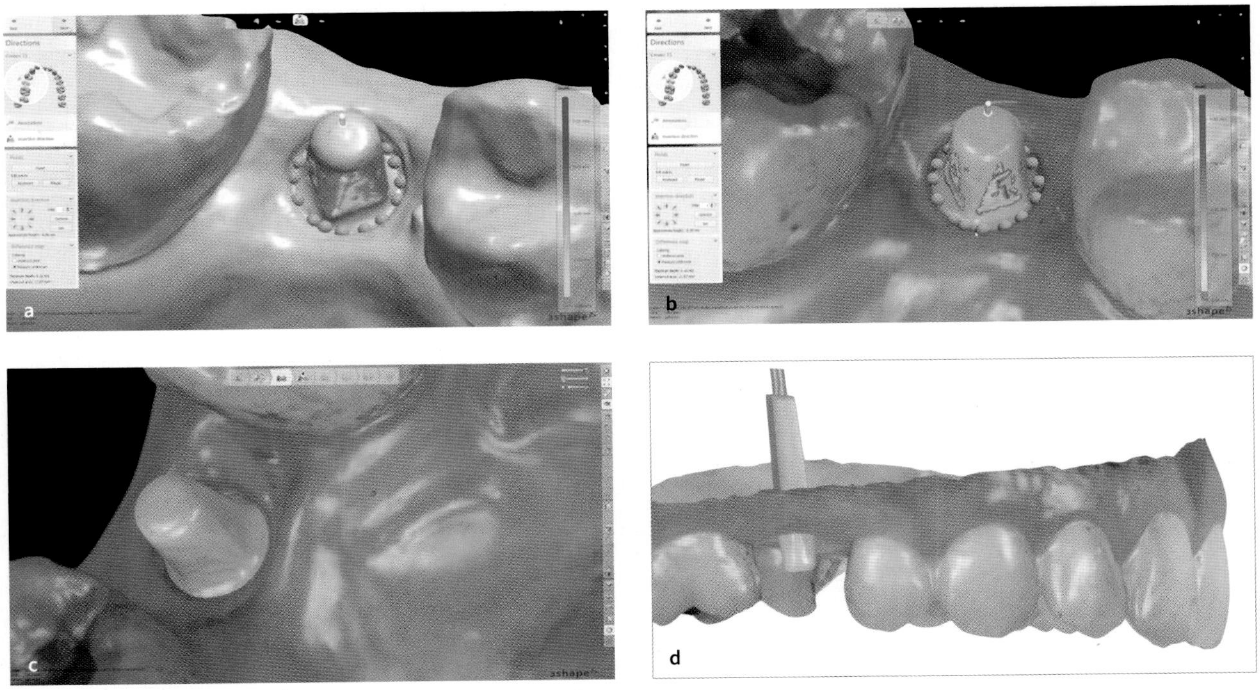

图15a ~ d　三维规划最终修复

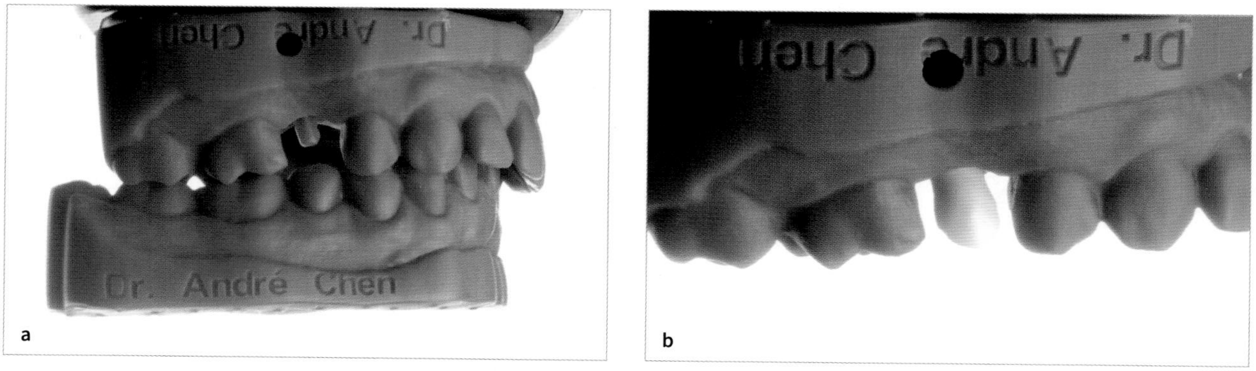

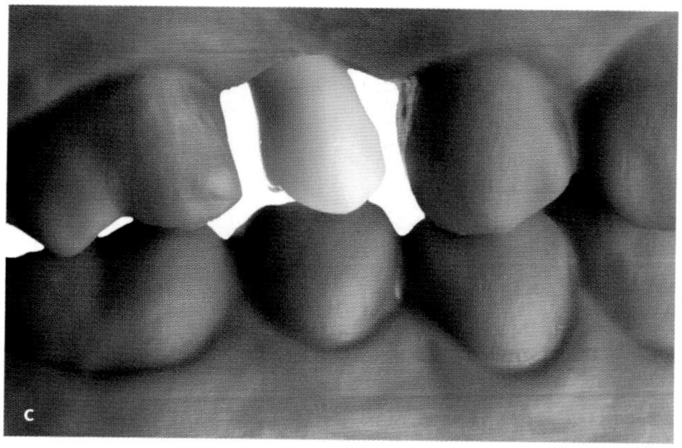

图16a～c 设计并使用CAD/CAM切削陶瓷内冠结构

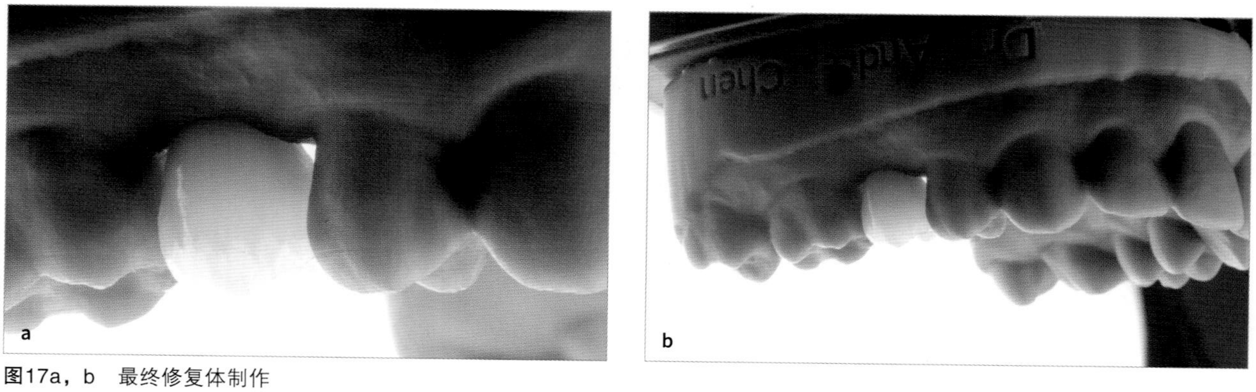

图17a，b 最终修复体制作

由于制作时没有纯陶瓷单型数据库，因此使用外部STL后期制作程序定制模型。生成STL文件（模型和种植体替代体）进行3D打印（Formlabs 2; Formlabs）（图16a～c）。

参照对侧前磨牙，在计算机上设计CAD/CAM内冠结构（Coritec; Imes-Icore），并在模型上进行调整。最终修复体上饰面瓷（图17a，b）。

戴入修复体并使用玻璃离子粘接剂粘固（Ketac Cem; 3M, St. Paul, MN, USA）（图18a～c）。

最后，拍摄根尖放射线片作为对照（图19）。

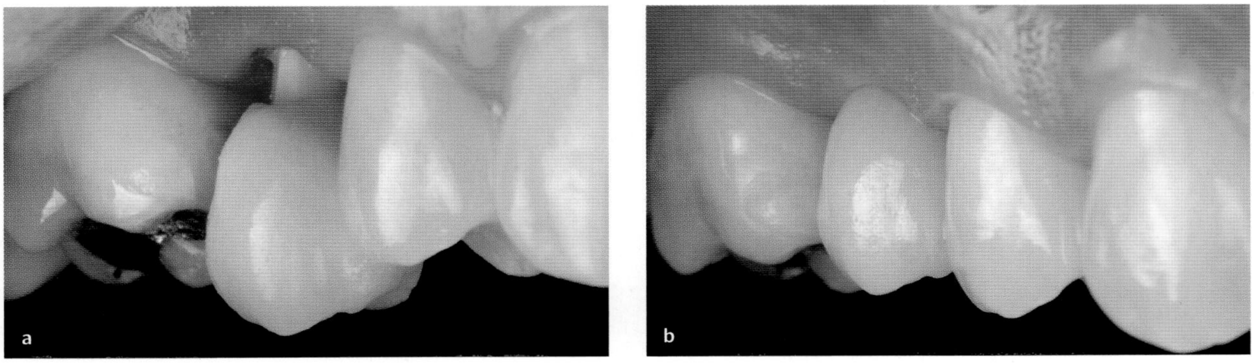

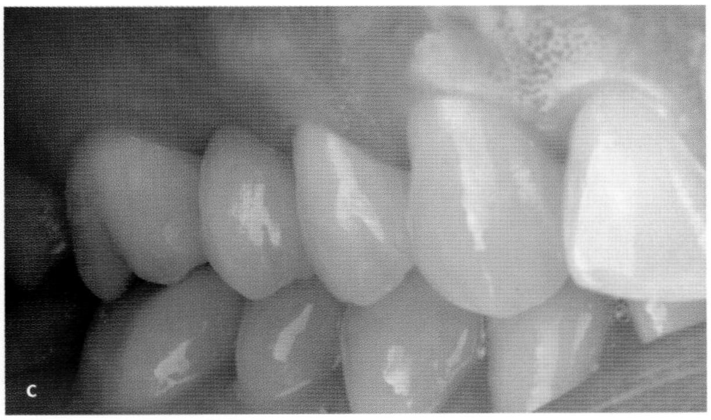

图18a～c　粘接氧化锆全瓷冠（a）和最终氧化锆全瓷冠修复效果（b，c）

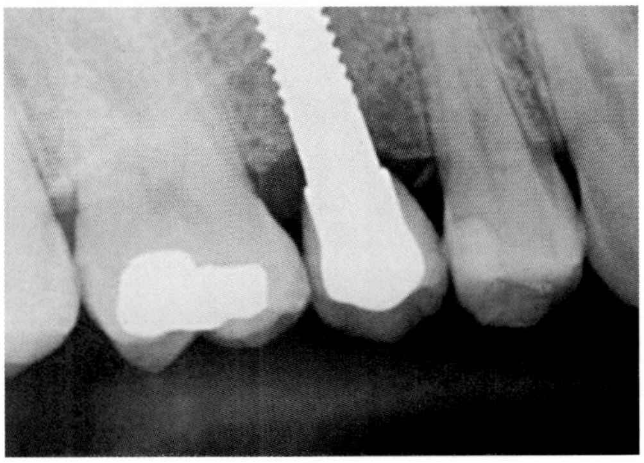

图19　拍摄氧化锆全瓷冠放射线片进行最终确认

后续

患者接受预防性口腔维护，每年复诊1次。在4年的随访中，通过IOS印模和局部CBCT进行常规复查。CBCT显示，陶瓷种植体周骨组织稳定（图20a～d）。

临床检查证明种植体支持式修复治疗稳定（图21a，b）。

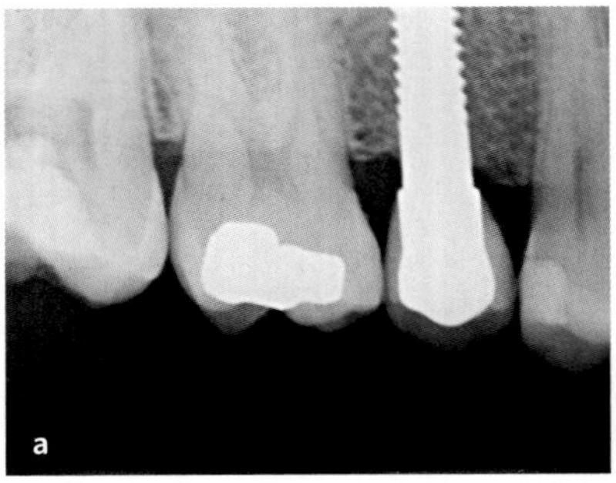
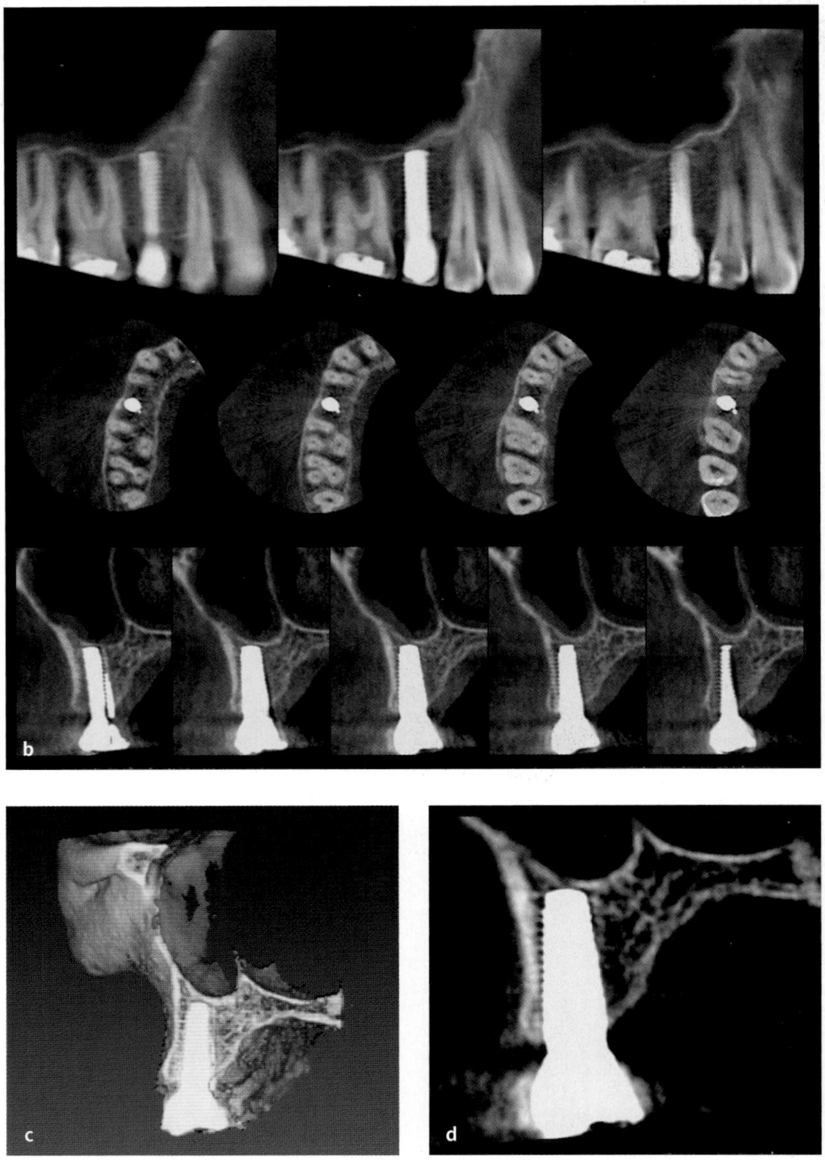

图20a ~ d　4年临床及影像学随访

讨论

本病例及4年随访数据展示了在单颗牙即刻种植一体式陶瓷种植体的效果。

近期研究表明，种植体设计、负荷方案、同步骨增量和修复重建类型等因素对陶瓷种植体的成功率没有显著影响（Röhling等，2018a）。因此，我们认为，虽然本病例存在一些变量，但其临床选择仍是对的。如果应用钛种植体，即刻种植作为一种成熟技术也将获得较高的成功率和良好的预后。

本病例被归类为Gallucci 1A型（即刻种植+即刻修复/即刻负荷）（Gallucci等，2018）。

在本病例中，种植体的选择基于患者的偏好，由口腔医生确认并有数据支持。就骨-种植体接触方面而言，陶瓷种植体在已愈合的牙槽嵴处表现出良好的生物相容性和骨结合能力（Pieralli等，2017；Röhling等，2019），但在循证研究中陶瓷种植体即刻种植低于钛种植体；针对一些临床数据，目前还没有中期或长期随访。

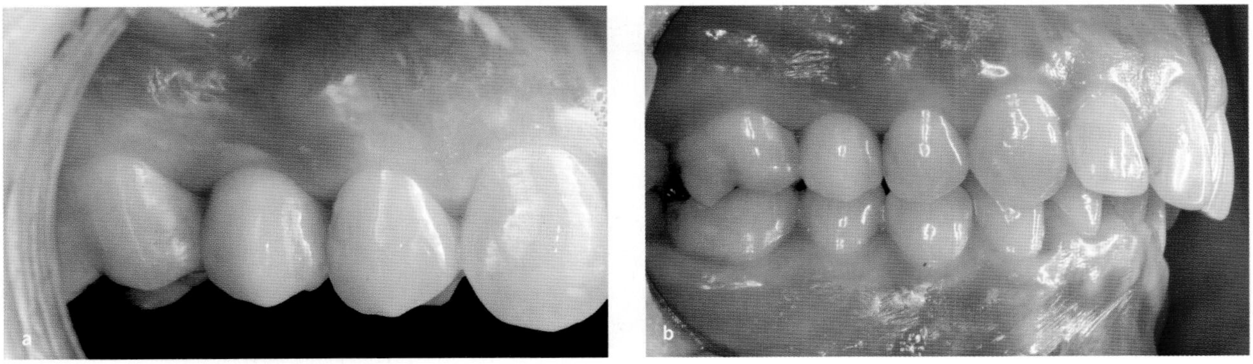

图21a，b 4年临床随访显示软硬组织稳定

组织学方面数据显示，陶瓷种植体即刻种植的骨结合良好。在前期临床研究中，其表现与钛种植体相似（Calvo-Guirado等，2014），但也同样具有一些局限性和并发症。

系统综述中，对愈合牙槽嵴的一体式陶瓷种植体周骨重建进行了总结，包括观察期长达7年的11篇论文。研究显示，种植体周牙槽骨平均骨吸收为0.98mm（Haro Adánez等，2018）。在第二篇综述中，有19篇论文证实了此结果（Borges等，2020）。

即刻种植的成功需要如下临床步骤：在无翻瓣情况下进行微创拔牙（保持牙槽骨、颊侧骨板和软组织完整）（Fickl等，2008）、正确的冠向和颊舌向三维位置、初始稳定性，以及正确的穿龈轮廓（Gallucci等，2018）。

种植体支持式修复治疗的成功和可预期性取决于种植体正确的三维位置。一体式种植体具有生物学优势——无微间隙、无种植体-基台界面——但从修复的角度来看，将它们放置在正确的位置仍然是一个挑战。

为了克服这一挑战，使用外科导板能够将软件设计模拟的最佳种植体位置精准地转移到临床上。

另一个与材料无关的因素是初始稳定性。这是一体式即刻种植的关键，并且可能影响种植体的植入位置。

在进行即刻种植时，为确保初始稳定性，根尖处或侧壁骨的骨锚固是关键。临床医生不仅需要确保种植体在修复导向下植入骨内正确位置，且必须即刻加载足够植入扭矩以实施即刻负荷。为了达到足够的植入扭矩，种植设计方案至关重要，在本病例中，种植体获得35N·cm扭矩能够实现临时修复。

即刻种植修复被认为是减缓（但不能防止）软组织体积变化的关键临床步骤。尽管即刻修复的美学优势在文献中一直存在争议，但使用一体式种植体时，即刻修复被认为是一种常见的修复方案（Chan等，2019；Kan等，2018；van Nimwegen等，2018；Wang等，2020）。

在这种类型的一体式粘接修复治疗过程中，种植体颈部位置是至关重要的——无论是从生物学的角度，还是从粘接固位去除多余粘接剂的角度。种植体位置绝不能过深，这会导致口腔清洁困难，提高种植体周病变的易感性及与穿龈轮廓相关问题（Sailer等，2012）。

在正中或非正中殆位没有咬合接触的情况下，当陶瓷种植体即刻负荷时，应采用常规修复指南。应对患者进行适当指导和教育，以促进种植体的无干扰骨结合和创口愈合。文献表明，当遵循指南时，即刻种植+即刻修复/即刻负荷作为一种经临床证明的治疗方案，其成功率可达到98%（Gallucci等，2018）。

在使用一体式种植体情况下，无论种植体是何种材料，其穿龈轮廓都可能受限制，所以为一体式种植体选择正确基台是十分关键的。本病例的第二前磨牙近远中穿龈轮廓薄，因此需要窄直径种植体。然而，如果为中切牙，出于美学、生物学和清洁考虑，就必须选择更宽的基台。

据报道，与钛种植体相比，即刻种植陶瓷种植体可以产生良好的短期效果（Kniha等，2017），但中期效果证据较少。护理标准需要遵循钛种植体，但口腔循证医学也需要考虑另外两个方面：患者的需求和期望，以及临床专业知识。在本病例中，患者明确要求使用陶瓷种植体和全瓷冠进行非金属的、基于陶瓷的修复治疗。

氧化锆或二氧化锆（ZrO_2）容易与金属锆（Zr）混淆，金属锆是元素周期表中钛（Ti）下方的金属。牙科用氧化锆可以从硅酸锆（Ⅳ）（$ZrSiO_4$）中提取，从而产生一种与金属或金属合金完全不同的陶瓷材料。

影响陶瓷材料生物力学和生物学行为的两个主要特征是离子键（相对于金属键），由于没有电子从材料中释放出来，因此不存在腐蚀等不良相互作用。

使用陶瓷种植体时，拔牙窝颊侧骨板和即刻种植体间的间隙是否需要充填也是一个值得讨论的问题；与钛种植体相比，陶瓷种植体在生物材料的选择和效果方面相关文献数据较少。填补这一空白需要在拔牙窝愈合的生理学背景下进行讨论。尽管有报告显示，在没有特定牙槽窝处理的情况下，1型牙槽窝愈合和骨-种植体接触良好（Tarnow和Chu，2011），但大多数论文（系统综述和共识会议记录）显示，拔牙后的组织重建（骨和软组织）可能导致美学效果不佳（Chen和Buser，2014；Hämmerle等，2004）。

在本病例中，植入直径3.3mm的陶瓷种植体，使种植体和颊侧骨板之间留下间隙。

在钛种植体周牙槽窝间隙内放置无机羟基磷灰石的预后可预期，可以减少前牙、单根牙（Tarnow等，2014）和后牙、多根牙（Ragucci等，2020）拔牙后的组织重建。

本病例中生物材料的选择是基于（较匮乏的）现有证据。在即刻植入氧化锆种植体的动物模型中，种植体和颊侧骨板之间间隙内植入的异种移植物能够提供额外的硬组织，获得良好的体积增量效果（Alves等，2021）。

然而，在4年随访中，牙冠颈缘根向的颊侧轮廓有轻微丧失，但对患者没有临床影响。我们将这种丧失归因于戴冠后的颊侧骨重建（厚龈生物型）。导致此结果的因素可能是：在4年时间里，部分嵌入结缔组织的异种移植颗粒吸收，一体式种植体的基台直径过小。

在过去，陶瓷种植体的生物力学性能存在局限性，但由于出现了新的生物材料和技术，现在氧化锆种植体的力学性能有所改善。与其他氧化物陶瓷（例如氧化铝）相比，二氧化锆具有较高的弯曲强度和断裂韧性，以及较低的弹性模量。这些性能的改进有利于氧化锆种植体更好地抵抗咀嚼力（Christel等，1989；Andreiotelli和Kohal，2009；Silva等，2009；Monzavi等，2020；Bethke等，2020）。

制造和表面技术对改善陶瓷种植体的断裂率有积极影响（Gahlert等，2012；Osman等，2013）。

这两个因素的结合使陶瓷种植体，特别是氧化锆种植体，现在的断裂率与钛种植体相似，从2004年的3.4%改良至2017年的0.2%（Röhling等，2018b）。

陶瓷材料的老化或相变是多数种植体厂商关注的问题。不正确的处理使其易损性从低（四方相）变高（单斜晶相），这很难避免。但厂商已经开发了新型表面技术和更严格的生产工艺，使陶瓷种植体产品随着时间的推移能够保持稳定（Monzavi等，2020）。

钛基种植体植入术的后期疗效也可能出现问题，例如黏膜炎和种植体周疾病。研究指出，黏膜炎的发病率为43%，种植体周炎的发病率为22%（Derks和Tomasi，2015）。

陶瓷种植体的选择不是由短期效果决定的［例如骨结合或即刻软组织反应（我们知道这是相似的）］，而是取决于这种治疗在降低长期种植体周炎发病率上的潜力。CBCT矢状面显示，4年后陶瓷种植体周骨和软组织表现优异。

一旦使用陶瓷种植体进行修复治疗获得良好的前期疗效，其远期疗效将取决于边缘骨吸收、骨质疏松和组织感染等影响因素。

文献中提到的所有致病因素（例如菌斑堆积、炎症模式、离子释放或白细胞介素表达），似乎更倾向于陶瓷种植体，而不是钛种植体。即使在活动性感染的情况下，陶瓷种植体周疾病的进展似乎与钛种植体不同（Röhling等，2019）。

结论

本病例报告表明，在单颗牙即刻种植模型中，陶瓷种植体具有良好的依从性。

陶瓷种植体为牙科种植体领域引入了新的概念和临床效果标准，例如轻炎症模式、低细菌计数和更好的美学效果。所有这些因素构成了其相对于钛种植体更优异的生物学性能。

基于循证临床程序，即刻植入陶瓷种植体是钛种植体的可替代方案。虽然短期数据支持这一观点，但还需要更多的临床证据，特别是中期（例如5年）数据。

5.7 使用一体式氧化锆种植体进行下颌中切牙即刻种植

S. Röhling, T. Borer

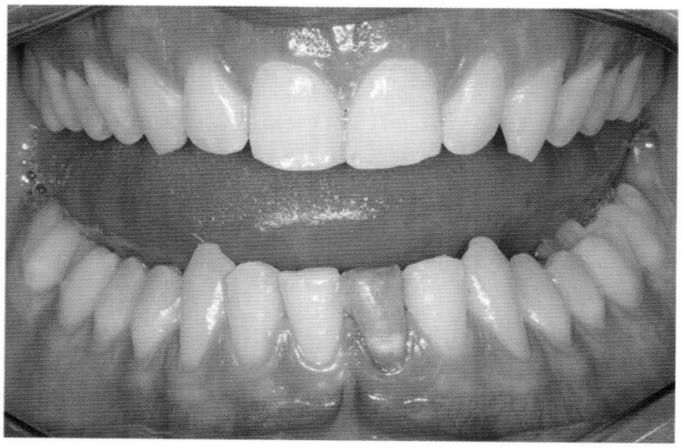

图1 口腔卫生指导和菌斑清除前的初始口内情况。在种植体植入前，患者接受基础口腔卫生指导，并进行牙周治疗去除菌斑，使BPE评分达到0分

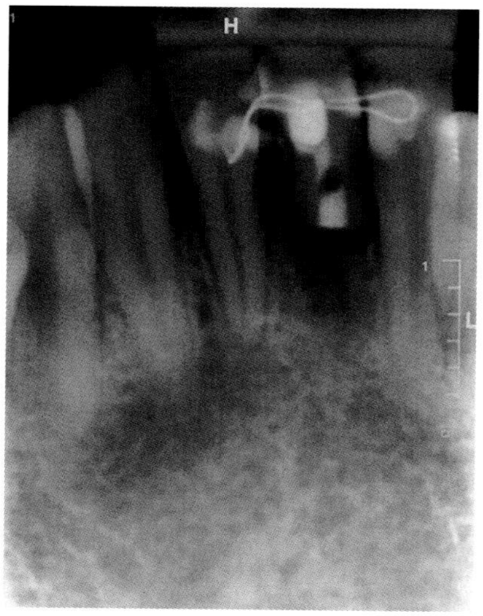

图2 术前拍摄放射线片检查情况

一位25岁男性患者，儿童时期下颌左侧中切牙创伤性脱落。轻度吸烟者（每天<10支），全身状态良好，无其他异常病史。

下颌左侧中切牙曾行牙再植，但未进行根管治疗，导致牙根外吸收。随后，牙齿接受根管治疗；切除根尖部分，复合材料固定牙冠，并使用金属丝固定于邻牙上。

由于患牙为临时固位且牙齿变色，患者对临床效果不满意，要求种植治疗修复患牙，以保证其行使正常功能并改善美观效果。患者从口腔医生处了解过陶瓷种植体，并明确想要接受氧化锆种植体修复。

临床检查显示，上下颌牙列完整。在第一次临床检查时，单颗牙周围可见明显菌斑，但未探诊到病理探诊深度（BPE评分为2分）（图1）。下颌左侧中切牙稳固，但有明显变色（图1）。下颌左侧中切牙周围牙龈无明显炎症；邻牙健康，上下颌切牙磨耗，根尖至冠部附着龈3～4mm，呈中厚龈生物型和中弧线形。下颌左侧中切牙及邻牙无病理性探诊深度，未见牙龈退缩或其他软组织缺损。根尖放射线片显示，下颌左侧中切牙切除的根尖部分与邻牙有金属丝附着。垂直向骨量充足，无炎症影像（图2）。

表1 单颗牙即刻种植的风险评估

	低风险	中风险	高风险
术前评估			
患者相关因素			
全身状态	健康，不影响愈合		影响愈合
美学风险	低/中美学风险	高美学风险	预期有严重美学缺陷
位点相关因素			
龈缘位置	无退缩	轻度龈缘退缩	龈缘退缩≥2mm
软组织质量	厚龈表型	薄龈表型或角化龈不足	角化龈缺如
骨质量	骨质量充足，可实现初始稳定		骨质量不足，难以获得初始稳定
唇侧骨壁	唇侧骨壁厚度≥1mm	唇侧骨壁厚度＜1mm，或小的开窗式或裂开式缺损	唇侧骨壁显著的开窗式或裂开式缺损
黏骨膜瓣	牙槽嵴骨量充足，允许采用不翻瓣术式		需要翻黏骨膜瓣进行骨增量
牙槽窝在骨弓轮廓内的位置	牙槽窝位于骨弓轮廓内		牙槽窝和唇侧骨壁突出于骨弓轮廓
牙髓感染	无感染	慢性根尖周感染	急性感染
牙周感染	牙周健康	已控制的牙周病	活动性牙周病
种植体三维位置	三维位置理想，长轴穿过舌隆突或切缘		种植体位置偏唇侧或角度过大或植入过深
唇侧骨板与种植体之间的间隙	≥2mm	1～2mm	＜1mm
术中评估			
拔牙	微创拔牙	周围软组织受损，包括龈乳头被切断/分离	软组织和周围骨组织被严重破坏
种植体初始稳定性	获得初始稳定性		初始稳定性不足
种植体最终位置	三维位置理想		种植体位置偏唇侧或角度过大或植入过深

通过临床和影像学检查数据，对即刻种植与即刻负荷进行风险评估（表1和表2）并进行美学风险评估（Buser等，2017b）。关于即刻种植，大多数参数被评估为“低风险”。“高风险”评估适用于牙槽窝位于牙槽嵴骨弓轮廓的位置（临床调查表明，牙槽窝和唇侧骨壁突出）以及唇侧骨板和计划植入位置间的间隙（根据下颌左侧中切牙狭窄的牙槽窝，预计＜2mm）（表1）。然而，需注意的

表2 单颗牙即刻种植与即刻负荷的风险评估

	低风险	中风险	高风险
术前评估			
患者相关因素			
殆型	无直接殆接触	轻微殆接触和/或共同引导殆	前牙引导殆为主
副功能殆	无		有
位点相关因素			
骨质量	骨质量充足，可以抵抗负荷力		骨质量不足，难以抵抗负荷力
牙位	切牙、前磨牙	尖牙	磨牙
术中评估			
种植体初始稳定性	植入扭矩30～45N·cm	植入扭矩20～30N·cm	植入扭矩＜20N·cm

是，这种评估更适用于大的拔牙窝。在具有狭窄牙槽窝的下颌切牙，由于其邻间骨再生能力强，这种风险并不显著。针对即刻负荷，由于患者存在上下前牙磨耗，咬合功能异常，因此患者相关因素评估为“高风险”：（图1）。此外，深覆盖咬合作为前牙引导的主要决定因素（图20）。其他相关因素均采用“低风险”评估（表2）。

根据临床和影像学检查结果（图1和图2），决定拔除下颌左侧中切牙。我们与患者讨论了各种治疗方案，患者拒绝使用树脂粘接的马里兰桥进行修复治疗。此外，由于上颌切牙的后倾位置、深覆殆和磨耗面，这种治疗方案并不可取（图1和图20）。由于患者要求固定修复治疗，并鉴于存在健康邻牙，计划采用种植体支持式单冠修复来关闭间隙。由于患者有高美学期望，推荐使用全瓷氧化锆种植体，以达到最佳红白美学效果。基于植入位置狭窄，计划使用减径的一体式氧化锆种植体。

告知患者治疗计划，以及手术和修复流程。由于骨量充足，计划行即刻种植即刻临时修复——Gallucci 1A型方案（Gallucci等，2018）。术前告知患者只有在种植体植入后显示出足够的初始稳定性时，才能使用术前制作的临时修复体进行即刻修复治疗。由于临床情况的复杂性，根据ITI SAC分类，本病例在手术和修复方面被分类为“复杂（advanced）”。

种植手术前，患者接受基础口腔卫生指导，并进行牙周治疗去除菌斑，使BPE评分达到0分。

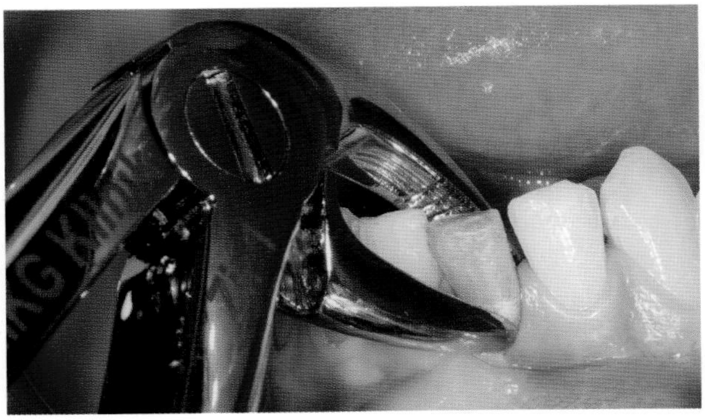

图3　拔除患牙1

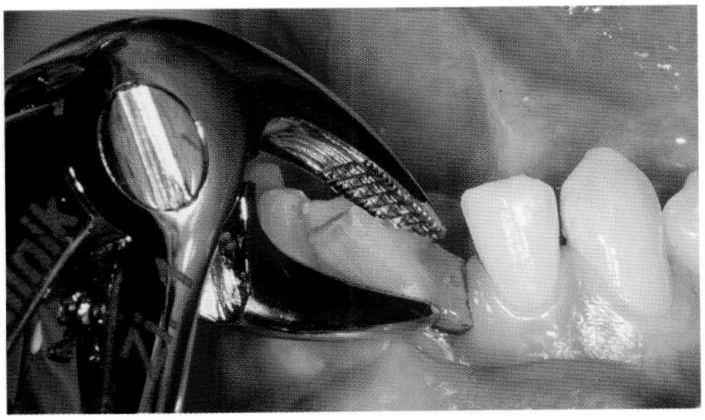

图4　拔除患牙2

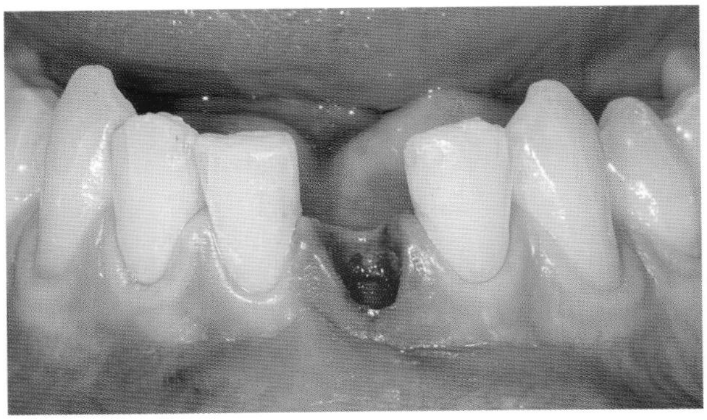

图5　拔牙后拔牙窝

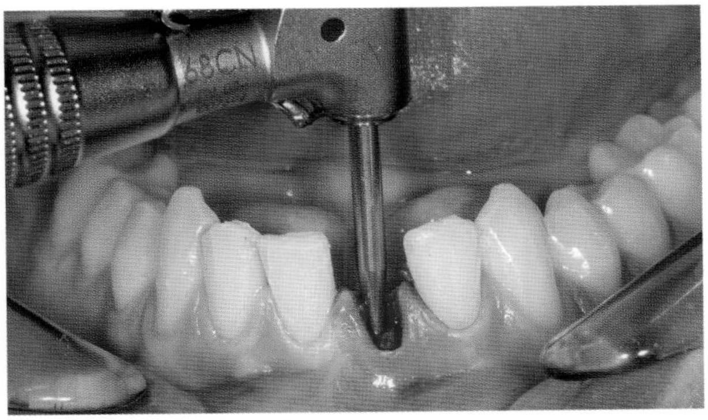

图6　用球钻标记种植体位置

术前，制作外科导板用于引导种植体植入。由于下颌左侧中切牙处于临床上正确的位置，因此在技工室制作了下颌骨印模和外科导板。当植入种植体时，尤其是即刻植入和一体式种植体，外科导板有助于确保种植体植入正确的三维位置。

在手术开始时，移除下颌左侧中切牙上的金属丝/复合夹板。在局部麻醉下，用牙钳小心地拔除下颌左侧中切牙（图3和图4），搔刮拔牙窝，清除肉芽组织。临床上，拔牙窝骨壁完整，未见骨缺损及软组织损伤（图5）。在拔牙和植入种植体过程中，为保证种植体周软组织血供通畅，未切开黏骨膜瓣。

球钻标记种植体位置（图6）。此步骤对于新鲜拔牙窝尤为重要，以确保扩孔钻的稳定位置。使用直径2.2mm和2.8mm的扩孔钻逐级预备种植窝，然后使用定位杆检查种植体位置和方向（图7～图10）。由于植入位置狭窄，我们决定植入减径的全瓷种植体；因此，不需要其他扩孔钻进行种植窝预备。

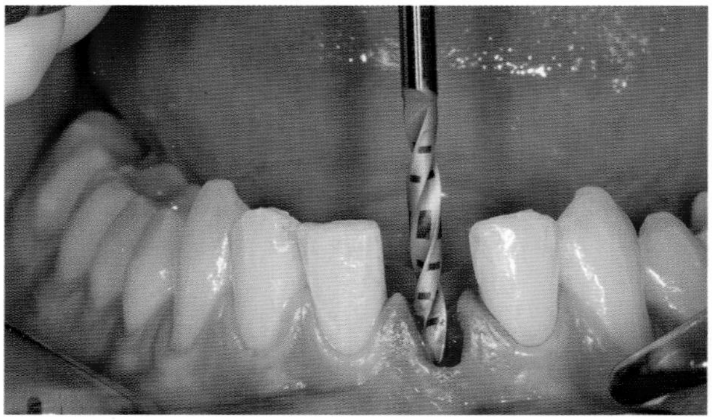

图7 使用2.2mm直径扩孔钻进行种植窝预备

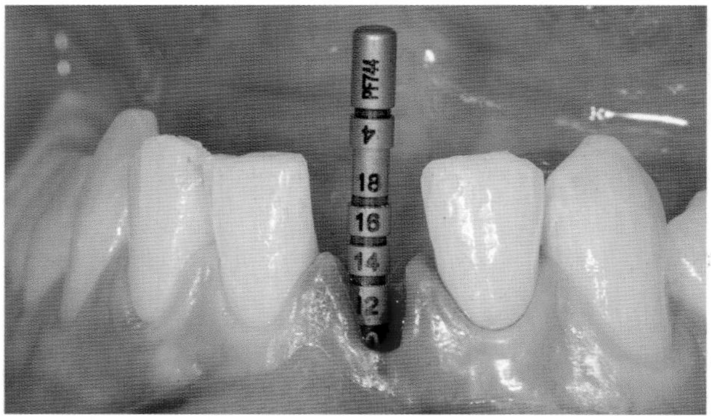

图8 使用定位杆检查种植体位置

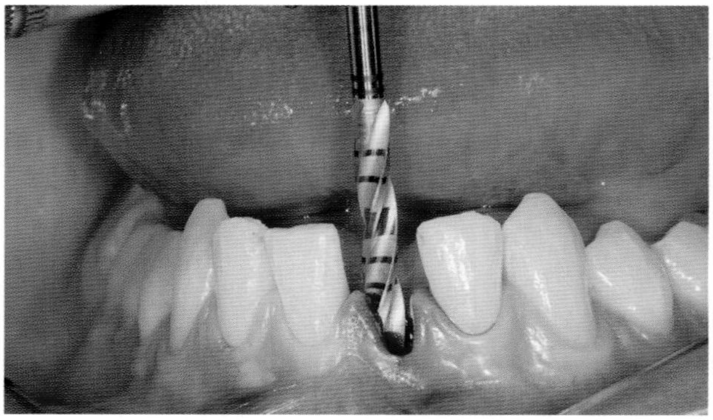

图9 使用2.8mm直径扩孔钻进行种植窝预备

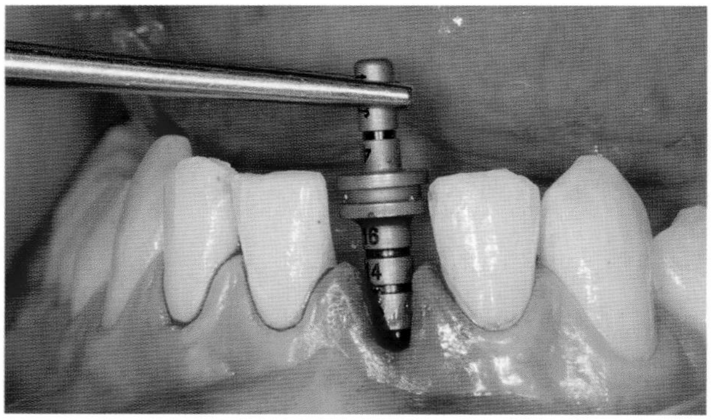

图10 再次使用定位杆检查种植体位置

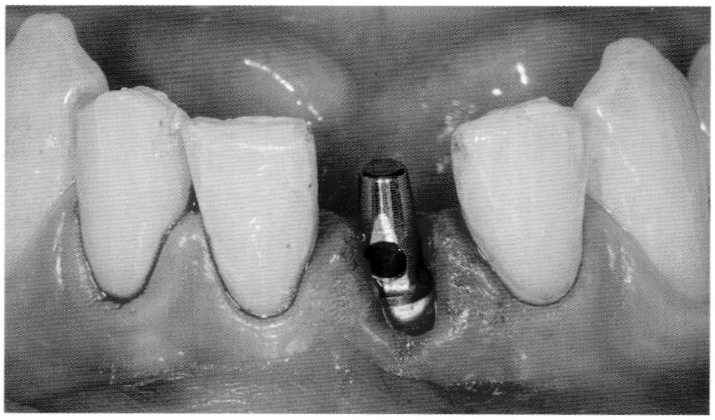

图11 使用一体式定位杆及高度为5.5mm的基台检查种植体的位置（唇面观）

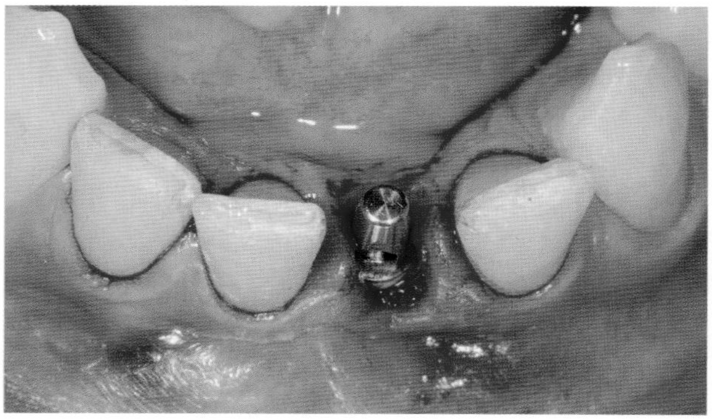

图12 使用一体式定位杆及高度为5.5mm的基台检查种植体的位置（殆面观）

为了正确选择一体式陶瓷种植体的基台高度（4mm或5.5mm）——其高度取决于咬合距离，并确定正确的种植体植入位置和方向，需插入特定的一体式定位杆（图11和图12）。在本病例中，5.5mm的基台高度与现有的咬合距离及计划中的全瓷修复体设计相符。最后，使用直径3.3mm的颈部成形钻进行种植窝预备（图13）。由于目前的氧化锆种植体采用圆锥形的骨内设计，因此无论牙槽骨质量如何，都必须使用颈部成形钻，以确保正确的种植体植入位置。

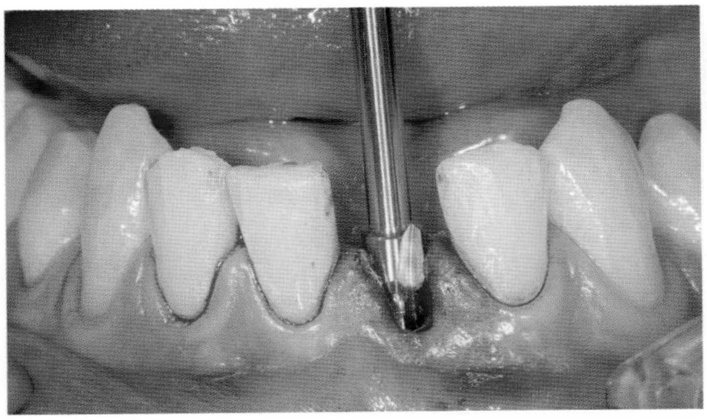

图13 使用直径3.3mm颈部成形钻进行种植窝预备

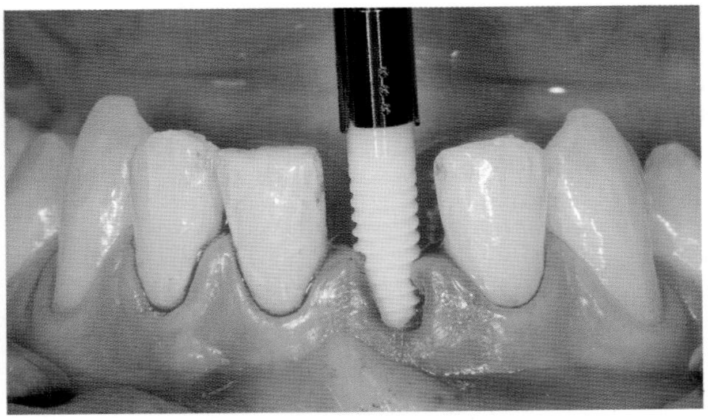

图14 植入直径3.3mm的一体式氧化锆种植体1

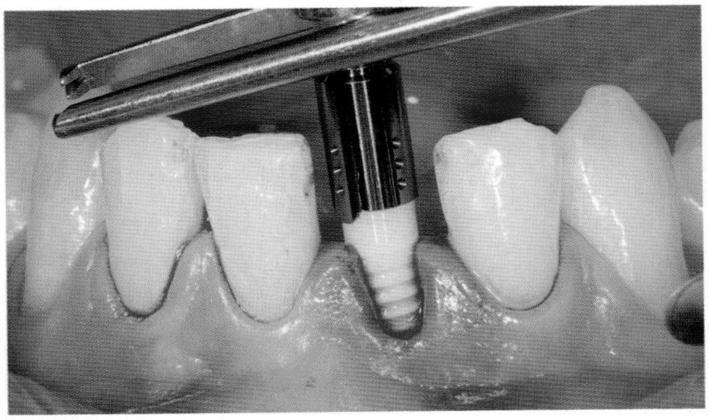

图15 植入直径3.3mm的一体式氧化锆种植体2

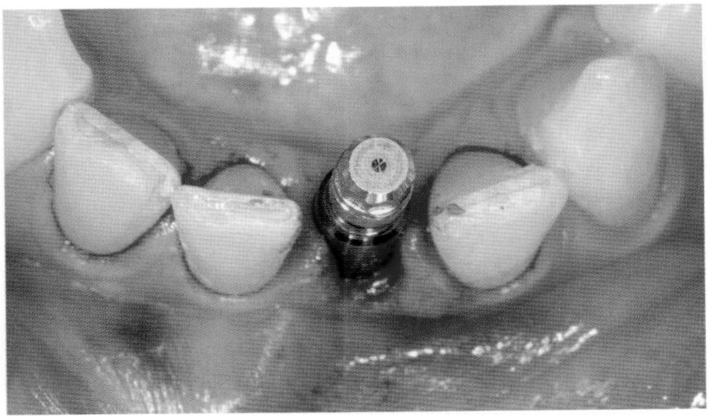

图16 植入工具植入一体式氧化锆种植体（殆面观）

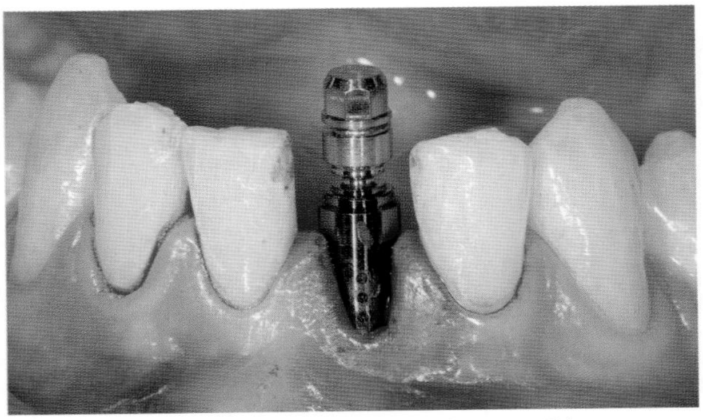

图17 植入工具植入一体式氧化锆种植体（唇面观）

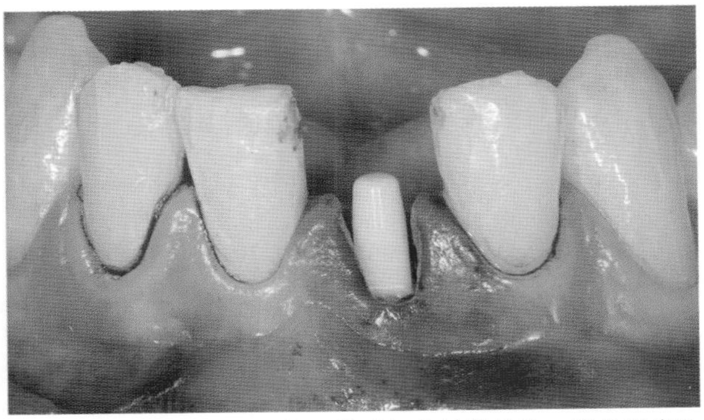

图18 植入直径3.3mm的一体式氧化锆种植体，基台高度为5.5mm（唇面观）

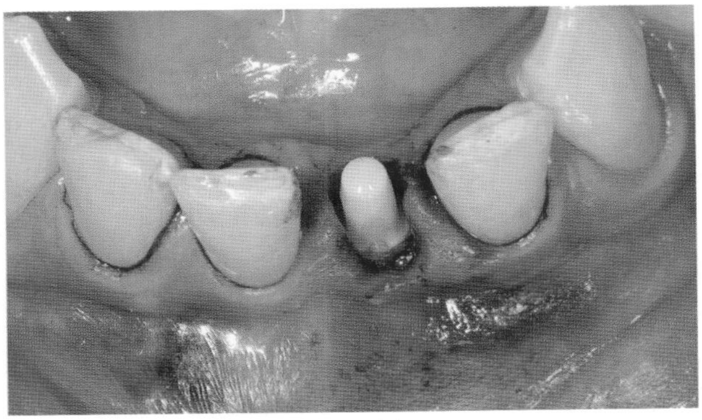

图19 植入氧化锆种植体（殆面观）

一体式全瓷种植体（PURE Ceramic Implant, 3.3mm × 10mm, abutment height 5.5mm; Institut Straumann AG, Basel, Switzerland）植入在最佳的、以修复为导向的三维位置（图14～图20），初始稳定性较高（超过35N·cm）。种植体肩台位于预期最终修复体的龈缘根向约1.5mm处。由于单根牙拔牙窝狭窄并完好、具有稳定的唇侧骨板，因此不需要进行同期骨增量。

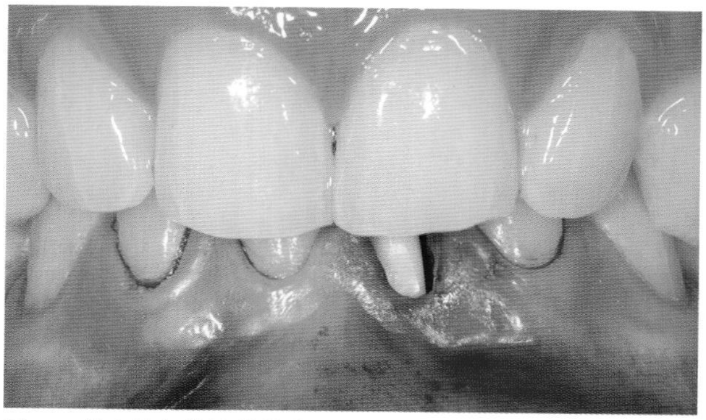

图20 植入的氧化锆种植体

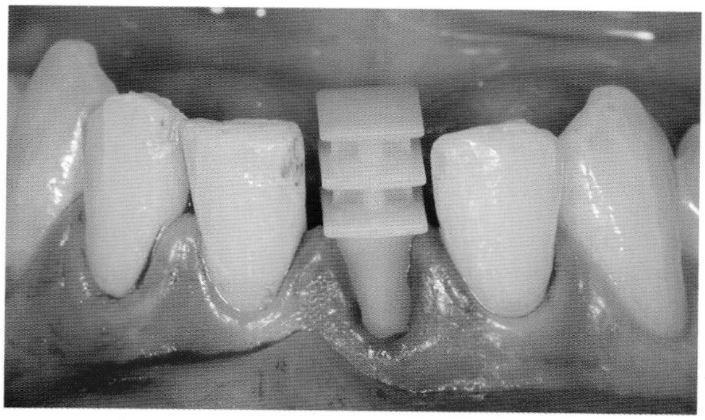

图21 预成印模帽固定在种植体基台和肩台上

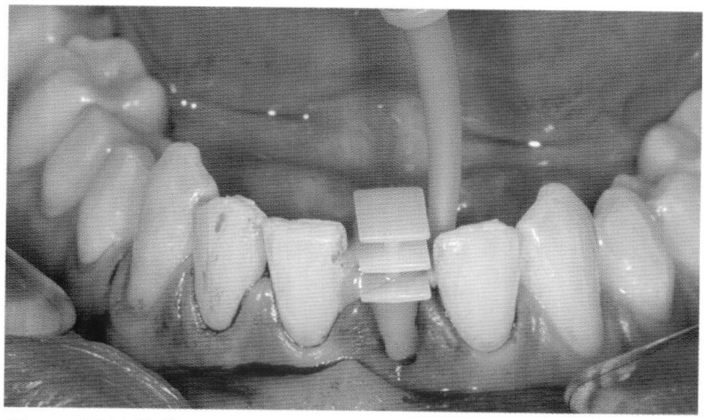

图22 种植体植入后直接取模

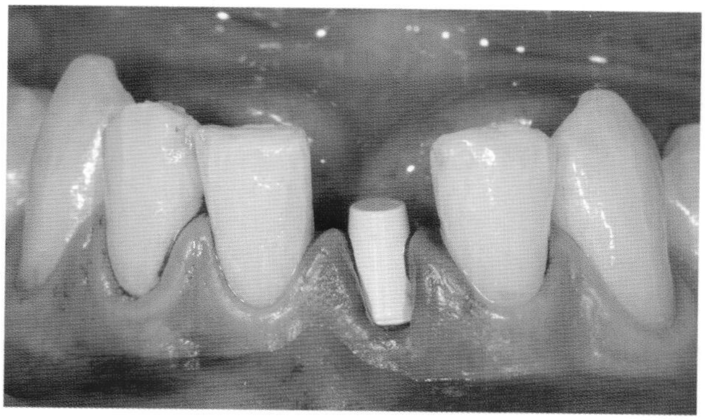

图23 氧化锆种植体戴入保护帽，以避免软组织附着于种植体肩台

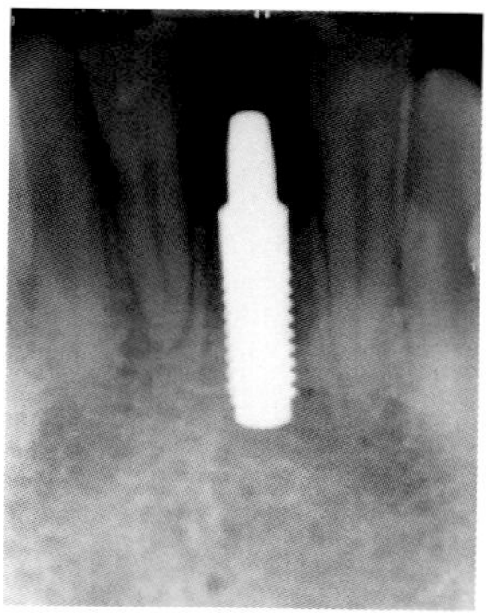

图24 种植体植入后直接进行的影像学检查

种植手术后，将预成印模帽固定在种植体基台和肩台上（图21）。使用硅橡胶（图22）和定制的个别托盘进行传统取模。最后，将保护帽固定在种植体肩台上，以避免软组织附着于种植体肩台（图23）。拍摄根尖放射线片（图24）。

种植体植入2天后，观察创口愈合顺利，种植体周软组织未受到刺激（图25和图26）。取下保护帽，在没有咬合接触的情况下，将制作的丙烯酸树脂临时修复体（Temp-Bond; Kerr, Biberach, Germany）使用临时粘接剂粘固（图27～图30），临时修复体舌侧有粘固剂排溢孔（图28），用以避免在种植体周黏膜残留粘固剂。

经过3个月的完全愈合，种植体没有显示松动的临床迹象；种植体周黏膜未异常（图31和图32）。在骨结合期间，制作的丙烯酸树脂临时修复体定期使用丙烯酸材料进行调整，以重塑种植体周牙龈形状（穿龈轮廓），并模拟最终美学效果。拆除临时修复体（图32），再次将预成印模帽固定在种植体基台和肩台上（图33）。

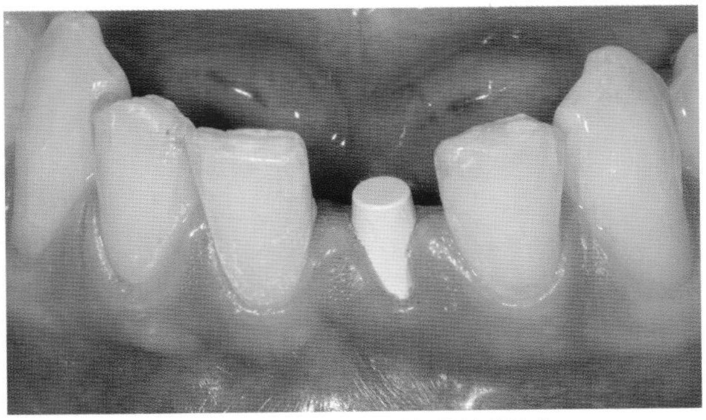

图25 种植体植入2天后。带保护帽的氧化锆种植体

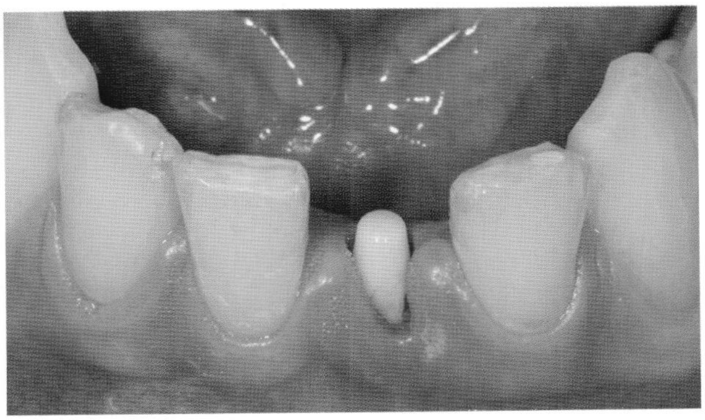

图26 种植体植入2天后

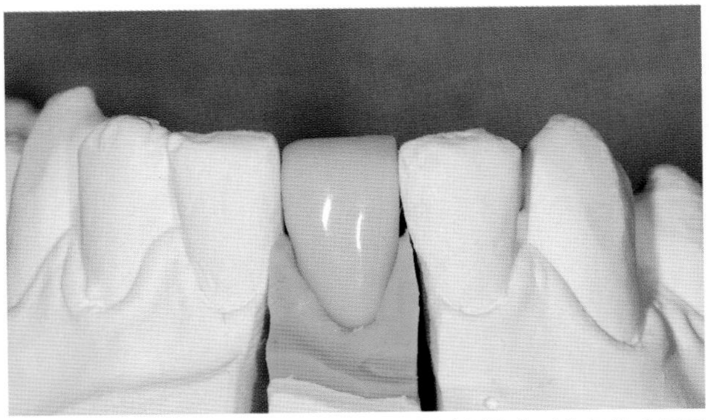

图27 种植体植入2天后技工室自制丙烯酸树脂临时修复体（唇面观）

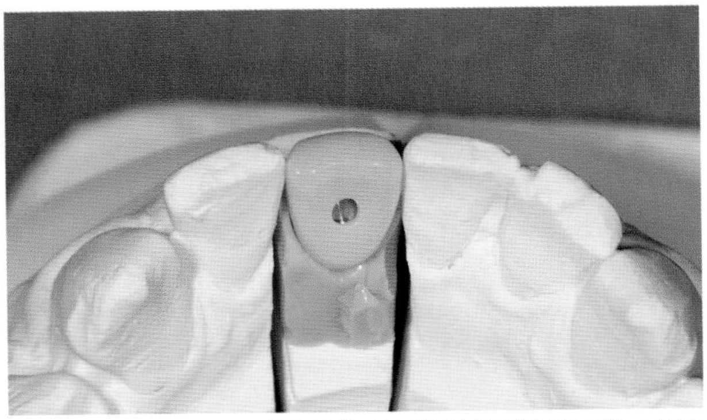

图28 技工室自制用于粘接的带孔丙烯酸树脂临时修复体（殆面观）

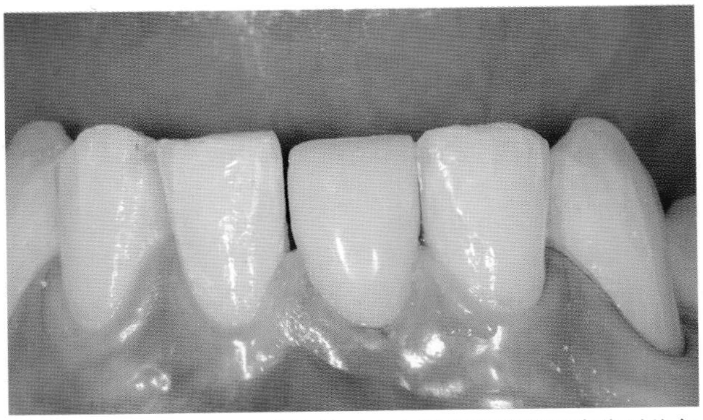

图29 用Temp–Bond粘接技工室自制的丙烯酸树脂临时修复体。无咬合接触

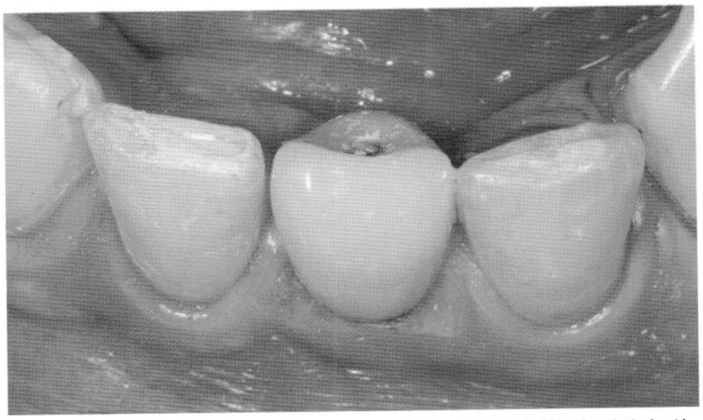

图30 用Temp–Bond粘接技工室自制的丙烯酸树脂临时修复体

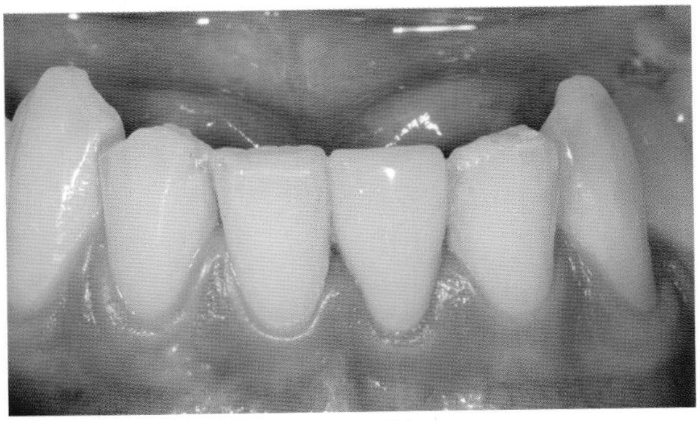

图31 种植体植入3个月后（唇面观）

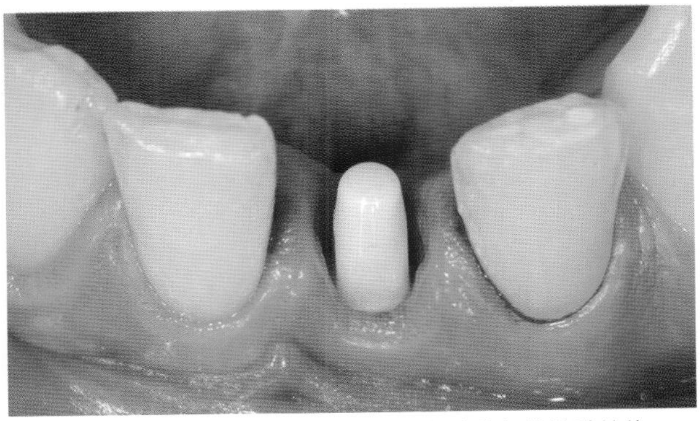

图32 种植体植入3个月后。无临时修复体的氧化锆种植体

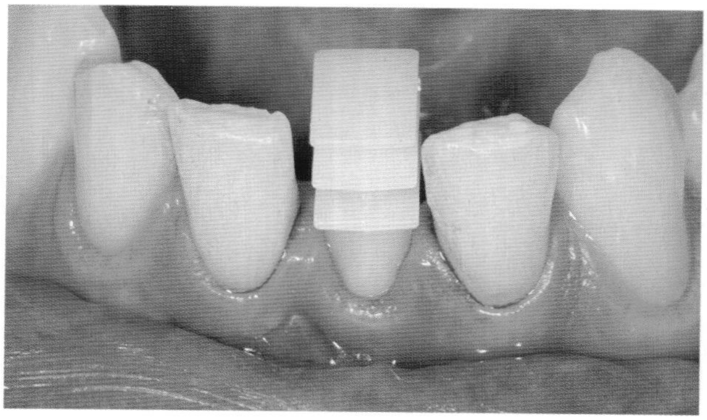

图33 最终全瓷冠的印模制取

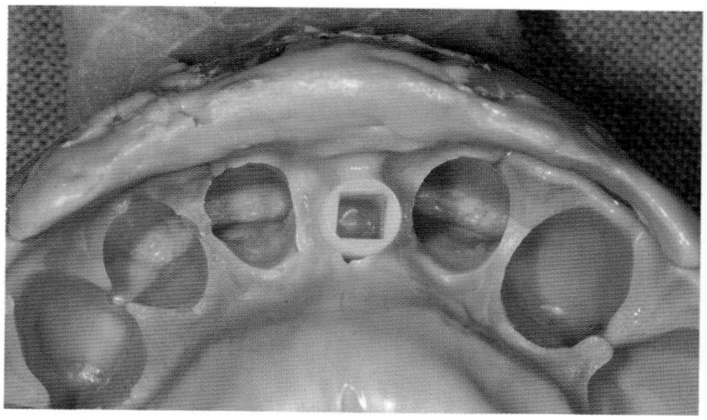

图34 最终全瓷冠的印模制取

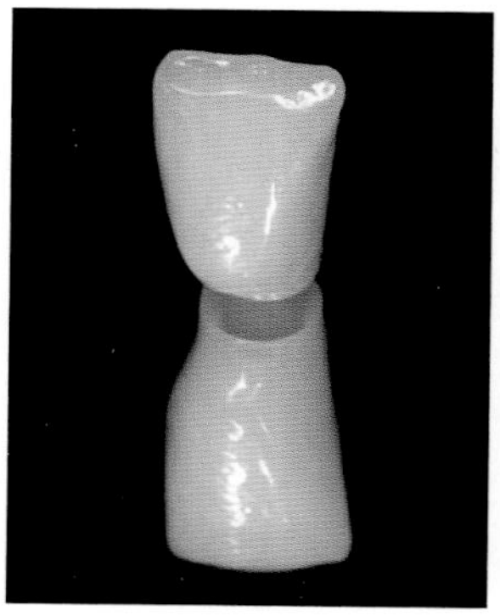

图35 最终全瓷冠

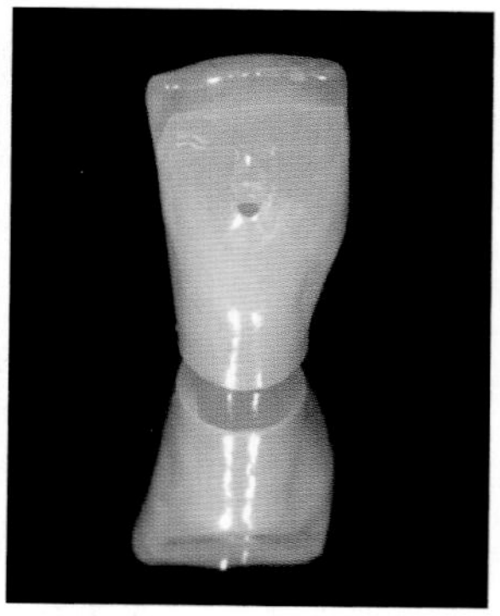

图36 用于粘接固位的带孔全瓷冠

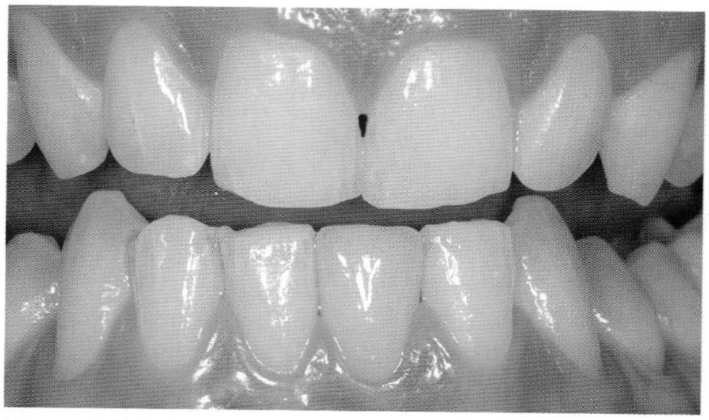

图37 种植体植入2年后口内观

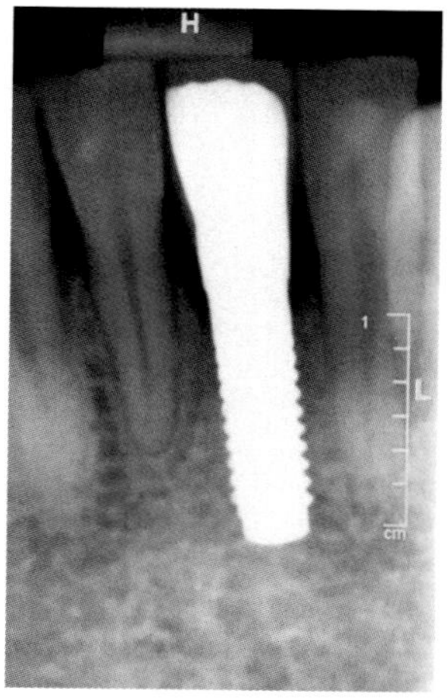

图38 种植体植入2年后的X线片

使用技工室自制的个别托盘及硅橡胶进行传统印模（图34）。在3个月的骨结合期间，定期使用丙烯酸充填材料修整临时修复体对种植体周牙龈进行塑形，并模拟最终美学效果。

接下来，制作全瓷冠（图35和图36）。为避免在粘接过程中粘接剂过量，在全瓷冠的舌侧设计了一个粘接剂排溢孔。根据计划的粘接固位方案使用小毛刷蘸取适度/稀薄玻璃离子水门汀（Ketac Cem; 3M, Neuss, Germany）进行牙冠粘接。此外，在粘接剂固化过程中，使用特定牙线（Superfloss; Procter & Gamble, Schwalbach am Taunus, Germany）去除龈缘下的多余粘接剂。

种植体植入2年后，临床检查和影像学检查显示，种植体周软硬组织（图37和图38）完全无刺激且保持稳定。

讨论

在过去的20年中，种植体植入的正确时机已成为口腔种植学的重要问题。即刻种植可以减少整体治疗时间——对患者和临床医生来说都是一个有吸引力的选择。

随着拔牙后时间的增长，牙槽嵴的变化随之增加。导致牙槽嵴骨量减少，使种植治疗复杂化（Buser等，2017a）。然而，即刻种植是一个复杂的临床过程，应由经验丰富的临床医生在理想的解剖条件下进行。根据ITI定义，即刻种植的条件包括完整的牙槽窝骨壁，唇/颊侧骨壁厚度至少为1mm，厚龈生物型，拔牙位点无急性感染，拔牙位点的根尖和冠方有足够骨量以允许种植体植入正确的三维位置，并具有足够的初始稳定性（Buser等，2017a；Morton等，2014）。

对于不翻瓣即刻种植的可预期美学效果，ITI建议种植体平台处于正确的三维位置，包括将种植体植入拔牙窝内，种植体平台与牙槽窝唇侧骨板内表面之间的最小距离为2mm（Morton等，2014）。

在过去的20年，氧化锆种植体已成为一种可靠且有吸引力的治疗选择。相关进程包括制造工艺的优化和开发具有微粗糙表面的抗折氧化锆种植体。实验研究表明，微粗糙氧化锆种植体能够与周围软硬组织结合，其稳定性与钛种植体相当（Gahlert等，2009；Janner等，2018；Röhling等，2019b）。

临床研究报道，对于市面销售的氧化锆种植体（Balmer等，2020；Bormann等，2018；Röhling等，2018），在长达5年或更长的随访期中，留存率可达95%以上。此外，一项meta分析发现，氧化锆种植体2年的平均留存率为97.2%；其他因素（例如种植体设计、负荷和种植方案、同期骨增量或修复体类型）对报告的留存率没有显著影响（Röhling等，2018）。因此，根据现有证据，第六次ITI共识研讨会指出，一体式陶瓷种植体能够作为钛种植体的临床替代品（Morton等，2018；Röhling等，2018）。

氧化锆种植体的一个关键问题是，基于循证医学的临床数据并不适用于所有氧化锆种植系统。

在本病例中，根据Gallucci 1A型方案进行即刻种植（Gallucci等，2018），以减少治疗时间，并在种植体植入后直接为患者提供种植体支持式固定修复治疗。具有组织水平设计的一体式氧化锆种植体为经验丰富的临床医生提供了可靠和安全的治疗选择（Röhling等，2018）。基于准确的设计，并在正确位置植入种植体，氧化锆种植体被认为是一种治疗选择，特别是在美学上具有挑战的适应证病例。

5.8 通过即刻种植和常规负荷的种植体支持式固定义齿修复4颗下颌前牙

G. O. Gallucci, A. Hamilton, T. C. Sun

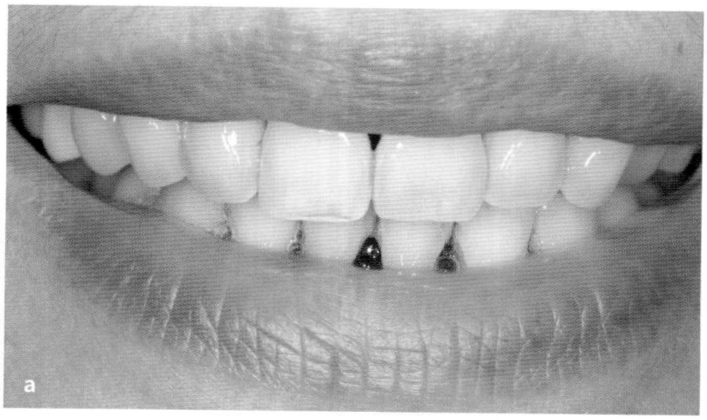

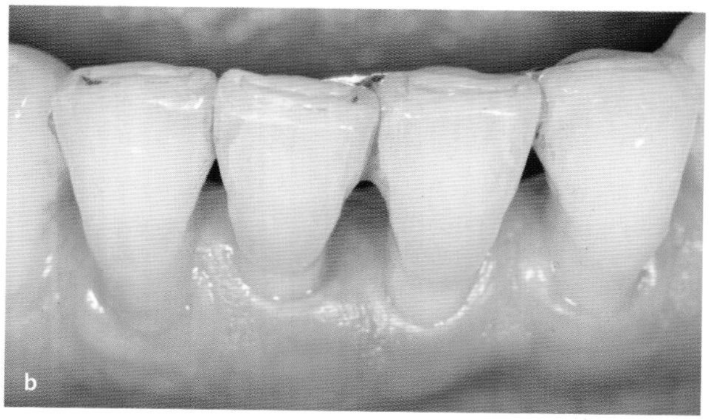

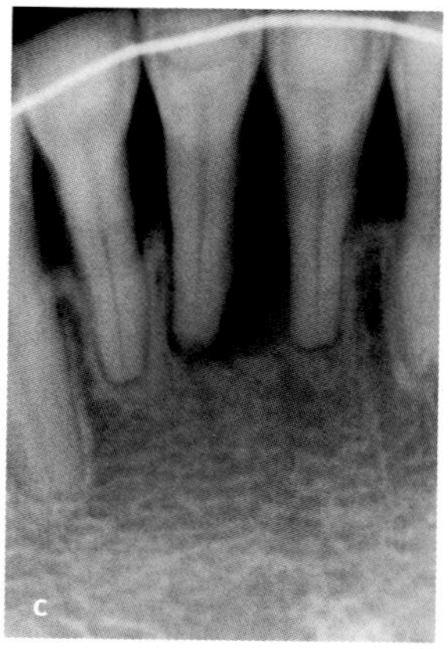

图1a～c　初始临床情况：口外微笑观（a）、口内观（b）和X线片（c）

一位63岁女性患者，由牙周专科医生转诊进行下颌切牙种植修复咨询和评估。患者全身状态良好，无吸烟史，无明显病史。患者主诉为下颌前牙松动。患者牙周病史，在过去的10年中，每4个月行治疗和定期维护。患者家庭护理良好，全口菌斑指数和出血评分＜20%。患者下颌前牙区局部深牙周袋，其余牙周总体健康，探诊深度在正常范围。通过牙周管理，其下颌切牙被固定在相邻尖牙上以获得固位支持。

通过详细的跨学科临床检查和影像学检查（图1a～c），对其下颌前牙的预后进行评估并制订适当治疗计划。经过长时间牙周维护，下颌两颗中切牙仍存在＞5mm的残余牙周袋。下颌中切牙间存在大量骨丧失，骨缺损延伸至下颌左侧中切牙根尖。虽然这些位点没有出现超过4mm的牙周袋，但均出现牙龈退缩、牙间龈乳头丧失以及下颌两颗侧切牙超过50%～60%的水平骨丧失，表明其牙周附着广泛丧失。4颗下颌切牙的松动度均＞Ⅱ度。

根据2017年世界研讨会对牙周病和种植体周疾病的分类，其牙周诊断为局限型牙周炎（Ⅲ期A级）。根据McGuire和Nunn牙周病预后分类系统（1991年、1996年、1999年），下颌两颗中切牙被归类为保留无望，而下颌两颗侧切牙符合可疑预后的标准。在与患者讨论病情后，她选择拔除牙周受损的牙齿，并使用种植体支持式固定修复体进行修复治疗。关于种植修复设计，考虑下颌切牙区域空间有限及长期疗效，两颗种植体支持式四联桥修复是比两颗相邻种植体更为有利的选择。

对种植体植入与负荷方案进行评估（Buser等，2017a；Gallucci等，2018）。并根据单颗牙位点即刻种植风险评估表完成风险评估。除2个与位点相关的风险因素（"轻度龈缘退缩"和"已控制的牙周病"）为"中风险"外，评估显示，即刻种植的总体风险较低（表1）。

结合单颗牙即刻种植与即刻负荷风险评估表（表2），在对负荷方案进行风险评估时，还考虑了以下因素：

- 下颌前牙为即刻负荷提供前导引导——这是即刻负荷的主要风险因素。
- 存在合适的替代方案，即固定式临时修复体，因此即刻负荷并不关键。
- 根据不同位置的种植体植入与负荷方案分析种植体成功率时，下颌前牙区位点的报道较少（Zhou等，2021）。临床文献不足，无法支持1A型方案应用于下颌短跨度种植体支持式修复。
- 可能分阶段拔除多颗邻牙，为维持邻间骨水平和软组织结构提供潜在的积极影响（Khoury等，2020；Al-Askar等，2013）。

所选方案（1C型）的缺点在于需要进行二次手术，增加了额外的治疗时间。

因此，基于牙周预后、解剖评估、种植体-修复体设计和患者主诉，选择了常规负荷方案（1C型）的即刻种植，并规划了以下治疗步骤：

- 拔除患牙下颌两颗侧切牙，并使用计算机辅助引导手术即刻植入种植体。
- 天然牙（下颌两颗侧切牙）作为临时修复体与邻牙粘接。
- 用患者拔除的天然牙牙冠制作种植体支持式临时修复体。
- 采用种植体支持式四联桥牙冠进行永久修复。

数据采集、种植规划和外科导板的设计

口内扫描仪（iTero Element; Align Technology, Rotkreuz, Switzerland）拍摄数字化诊断印模（i-CAT; Imaging Science, Hatfield, PA, USA）并采集CBCT影像制订治疗计划（图2a~d）。将CBCT检查产生的未压缩DICOM文件导入虚拟种植设计软件（coDiagnostiX; Dental Wings, Montreal, Canada）。遵循软件工作流程，对齐患者坐标系并定义全景曲线。适当调整阈值量以显示最佳的三维渲染，分割DICOM数据集以创建下颌骨和牙齿的数字模型。然后导入并叠加数字化诊断印模的标准细分曲面语言（STL）文件，基于相应的标志点，在数字模型和STL文件上进行导入与叠加。

表1 单颗牙即刻种植的风险评估

	低风险	中风险	高风险
术前评估			
患者相关因素			
全身状态	健康，不影响愈合		影响愈合
美学风险	低/中美学风险	高美学风险	预期有严重美学缺陷
位点相关因素			
龈缘位置	无退缩	轻度龈缘退缩	龈缘退缩≥2mm
软组织质量	厚龈表型	薄龈表型或角化龈不足	角化龈缺如
骨质量	骨质量充足，可实现初始稳定		骨质量不足，难以获得初始稳定
唇侧骨壁	唇侧骨壁厚度≥1mm	唇侧骨壁厚度＜1mm，或小的开窗式或裂开式缺损	唇侧骨壁显著的开窗式或裂开式缺损
黏骨膜瓣	牙槽嵴骨量充足，允许采用不翻瓣术式		需要翻黏骨膜瓣进行骨增量
牙槽窝在骨弓轮廓内的位置	牙槽窝位于骨弓轮廓内		牙槽窝和唇侧骨壁突出于骨弓轮廓
牙髓感染	无感染	慢性根尖周感染	急性感染
牙周感染	牙周健康	已控制的牙周病	活动性牙周病
种植体三维位置	三维位置理想，长轴穿过舌隆突或切缘		种植体位置偏唇侧或角度过大或植入过深
唇侧骨板与种植体之间的间隙	≥2mm	1～2mm	＜1mm
术中评估			
拔牙	微创拔牙	周围软组织受损，包括龈乳头被切断/分离	软组织和周围骨组织被严重破坏
种植体初始稳定性	获得初始稳定性		初始稳定性不足
种植体最终位置	三维位置理想		种植体位置偏唇侧或角度过大或植入过深

表2 单颗牙即刻种植与即刻负荷的风险评估

	低风险	中风险	高风险
术前评估			
患者相关因素			
殆型	无直接殆接触	轻微殆接触和/或共同引导殆	前牙引导殆为主
副功能殆	无		有
位点相关因素			
骨质量	骨质量充足，可以抵抗负荷力		骨质量不足，难以抵抗负荷力
牙位	切牙、前磨牙	尖牙	磨牙
术中评估			
种植体初始稳定性	植入扭矩30～45N•cm	植入扭矩20～30N•cm	植入扭矩＜20N•cm

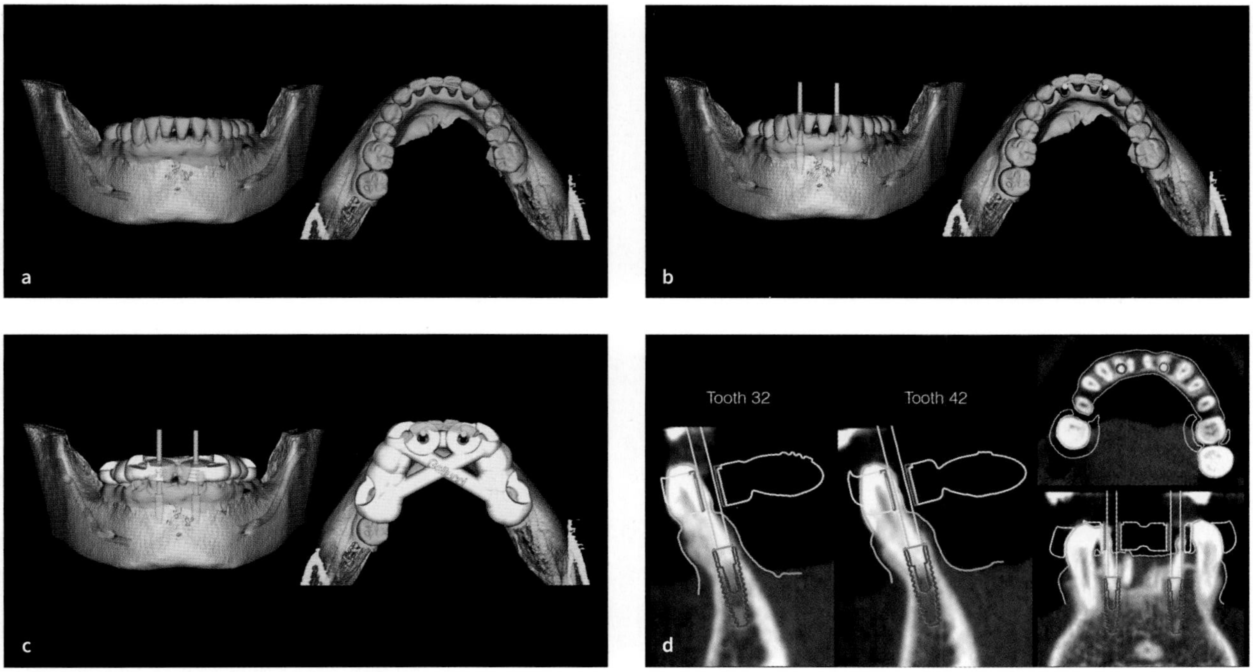

图2a～d 采用CAD软件进行数字化种植设计

基于修复导向的螺钉固位种植体支持式四联桥牙冠的最佳三维植入位置，计划在拔除下颌2颗侧切牙后即刻植入2颗种植体（Bone Level Tapered, SLActive Roxolid, 3.3mm × 12mm; Institut Straumann AG, Basel, Switzerland）。拔牙前的口内数字化扫描作为诊断牙为设计种植植入位置提供参考。

在规划软件中设计静态引导种植外科导板。咬合支持从下颌右侧第一磨牙延伸至下颌左侧第一磨牙，通过前后均匀分布的2个跨牙弓杆和4个检查窗口提供结构稳定性。

由于下颌前牙可用空间有限，无法插入5mm直径引导环，因此外科导板设计为2.8mm直径导向套。完成设计后导出外科导板的STL文件，并导入3D打印软件（Netfabb; Autodesk, San Rafael, CA, USA），利用增材制造技术进行加工（Straumann P30+; Institut Straumann AG）。术前对3D打印外科导板进行预处理并消毒灭菌。

手术过程

根据术前种植规划，患者可在下颌两颗侧切牙位点行不翻瓣即刻种植（图3a～f）。用2%盐酸利多卡因和1：100000肾上腺素（Lignospan Standard; Septodont, Niederkassel, Germany）对患者行唇舌侧局部浸润麻醉。

微创拔除下颌两颗侧切牙，确定唇侧骨板和周围软组织的完整性。固定3D打印外科导板，并从检查窗口检查其密合性。

遵循厂商指南，使用采用Straumann导向手术器械行种植窝预备。首先，使用直径2.2mm和2.8mm钻头，在全程引导下行种植窝预备（Guided Surgical Kit; Institut Straumann AG）（图3c）。取下外科导板，在下颌两颗侧切牙位点成功植入共2颗（Bone Level Tapered, SLActive Roxolid, 3.3mm × 12mm; Institut Straumann AG）种植体，植入扭矩为25N·cm，均获得初始稳定性。

将去蛋白牛骨矿物质（Bio-Oss; Geistlich, Wolhusen, Switzerland）小心放置于拔牙窝唇侧骨板与种植体之间的间隙中。连接愈合基台并手动拧紧。采用5-0慢性可吸收缝线严密缝合。将离体牙（下颌两颗侧切牙）的冠方进行切割塑形，然后与邻近牙列粘接作为临时修复体。

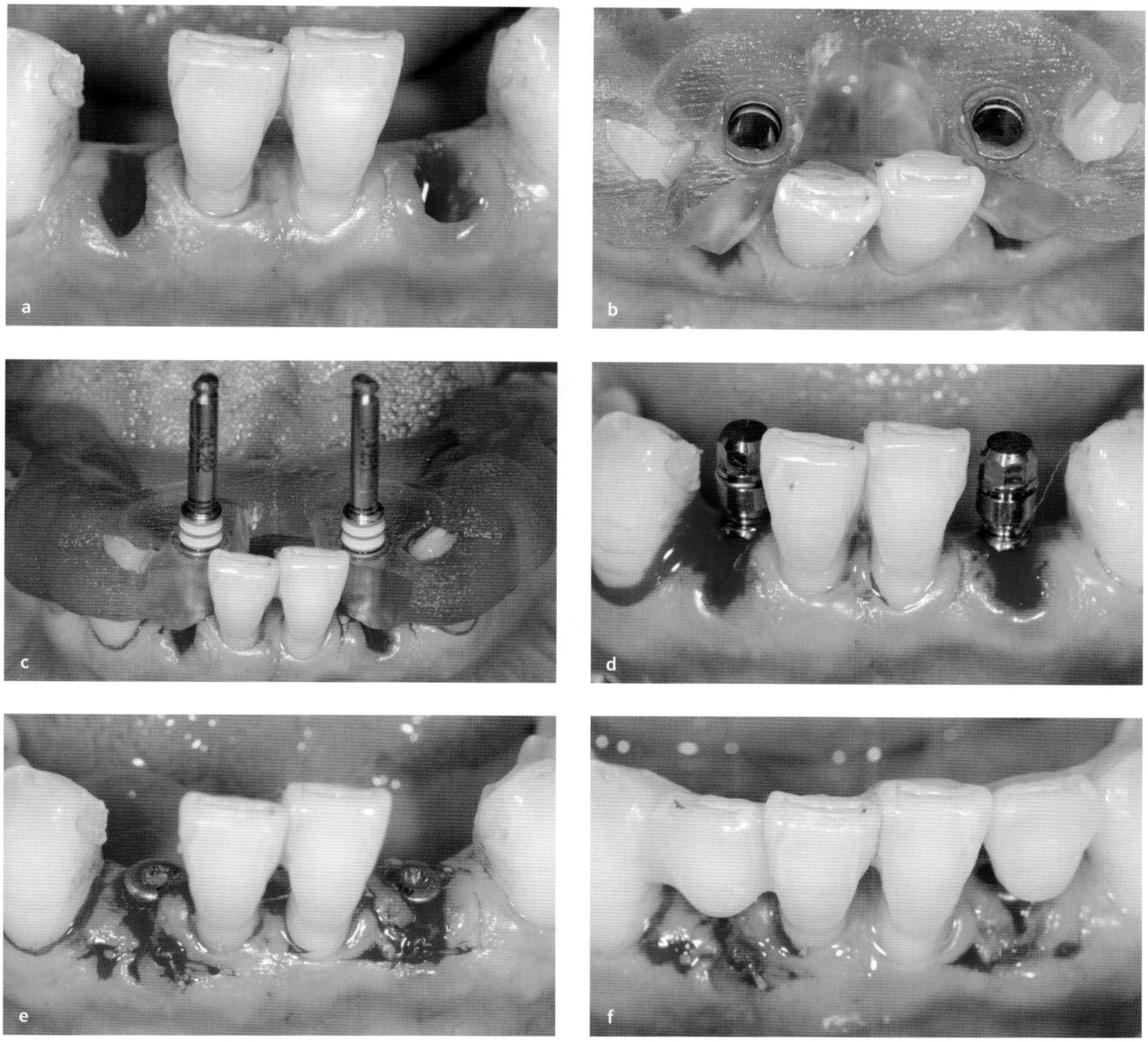

图3a～f　即刻种植：（a）微创拔牙。（b）通过检查窗口对外科导板的密合性进行临床评估。（c）引导种植窝预备。（d）由于空间限制，无引导下植入种植体。（e）创口缝合。（f）连接天然牙制作临时粘接修复体

种植体支持式临时修复

愈合10周后，拆除过渡性粘接修复体。在下颌两颗侧切牙种植体上放置临时基台并手动拧紧。用固定丝覆盖下颌两颗中切牙的舌侧面，再用流动树脂延伸连接两颗种植体。将下颌两颗侧切牙牙冠从舌侧掏空，并与下颌两颗侧切牙种植体基台粘接。将种植体基台和下颌两颗侧切牙之间通过一薄层可流动复合树脂（Filtek; 3M ESPE, St. Paul, MN, USA）连接成整体结构，成功将天然牙牙冠转换为种植体支持式临时桥牙冠。

然后，将下颌两颗中切牙的牙根切断，并使用微创拔牙技术取出剩余牙根。拆除临时桥并用复合树脂重衬。抛光后用于支持和重塑该区域的软组织轮廓（图4a～h）。

用去蛋白牛骨矿物质（Bio-Oss；Geistlich）和可吸收胶原基质充填拔牙窝，用聚四氟乙烯缝线材料（Gore-Tex; W. L. Gore, Putzbrunn, Germany）缝合创口。患者于术后2周拆线并进行术后随访。软组织外观健康，并显示出完全愈合的迹象。

最终修复

经过6周的功能负荷后，发现种植体周软组织健康并具有美学效果。拆除种植体支持式临时桥，置入2颗数字化印模桩（Mono scanbody; Institut Straumann AG）并手动拧紧。通过口内扫描（iTero Element; Align Technology）获得最终数字化印模，提供一套STL铰链式数字化铸件（图5a，b）。通过STL文件切削制作上颌骨和下颌骨模型，为牙科技师提供工作模型。

最终种植体支持式修复桥设计为螺钉固位修复体，由饰面瓷修饰的氧化锆内冠粘接至预成的钛基基台（Variobase NC; Institut Straumann AG）（图6a，b）。在最终修复体完成前，对修复体的咬合关系、边缘密合性、邻面密合性及美学效果进行评估。

在最终修复时（图7a～d），拧紧基台螺钉至35N·cm扭矩，用聚四氟乙烯胶带封闭，复合树脂封闭螺钉通道。加强口腔卫生指导，确保患者能够通过使用牙间隙刷或牙线进行适当的菌斑控制（Oral-B Superfloss.; Procter & Gamble, Cincinnati, OH, USA）。

在即刻种植方法和数字化设计工作流程的辅助下，可以缩短整体治疗时间，并在18周内制作完成最终修复体，患者感到满意。

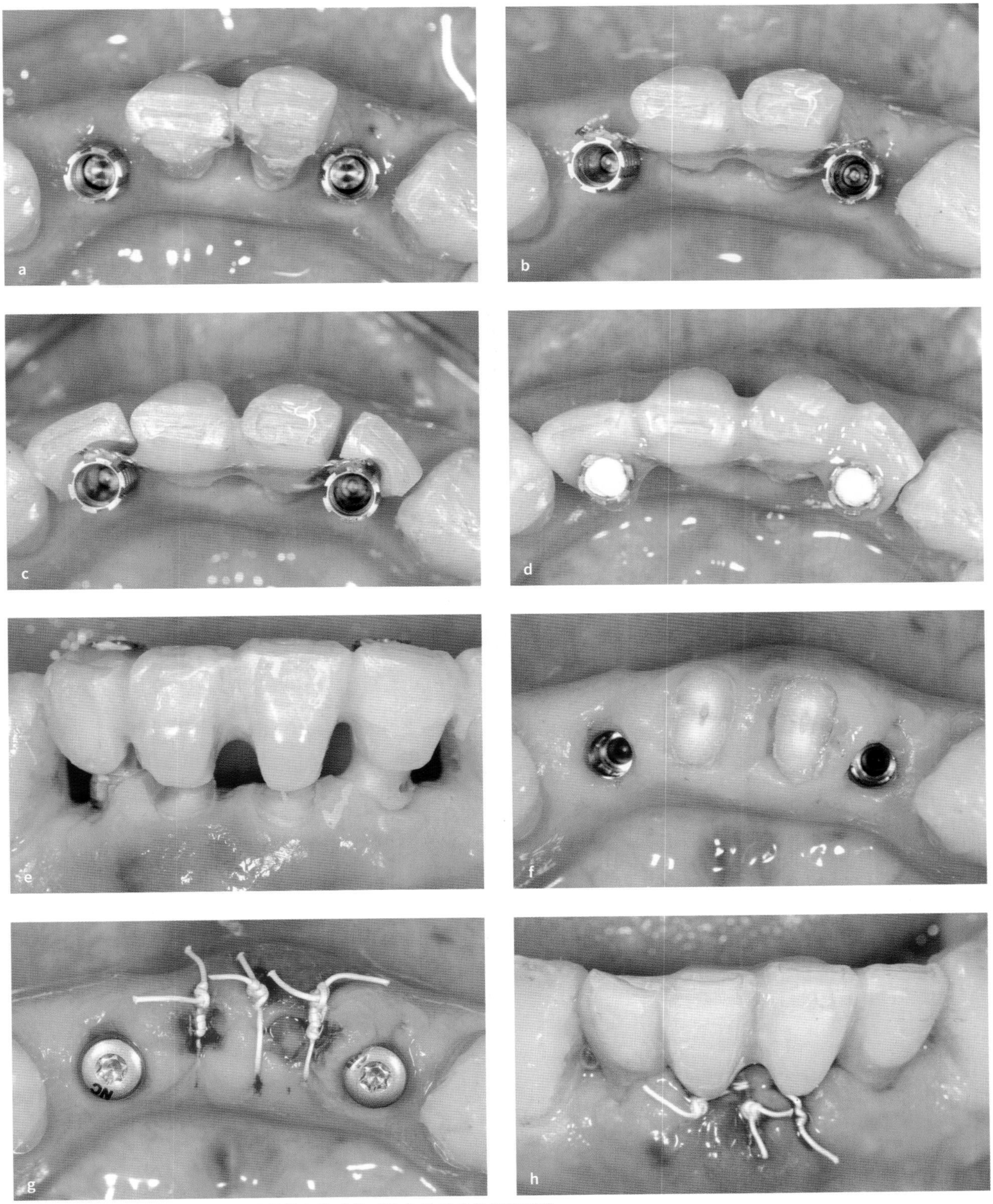

图4a ~ h 患者天然牙列转变成种植体支持式临时修复体时的软组织情况

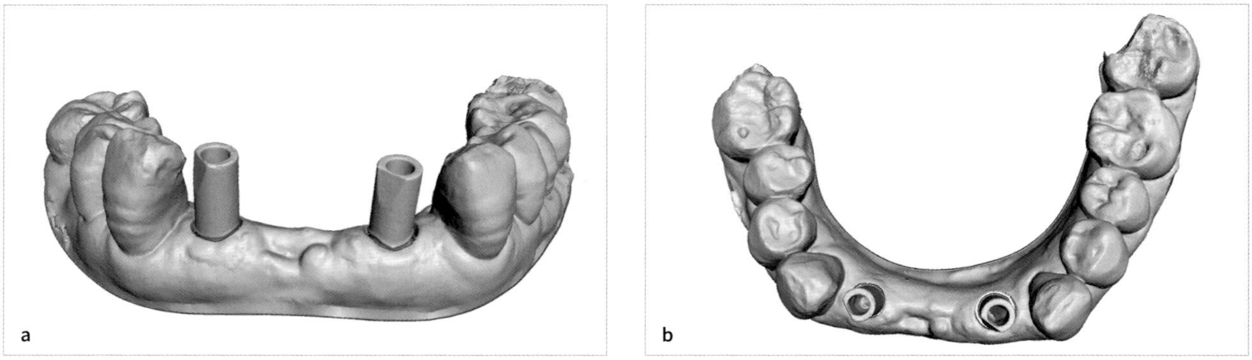

图5a，b　基于数字化印模的STL文件，用于制作最终种植修复体

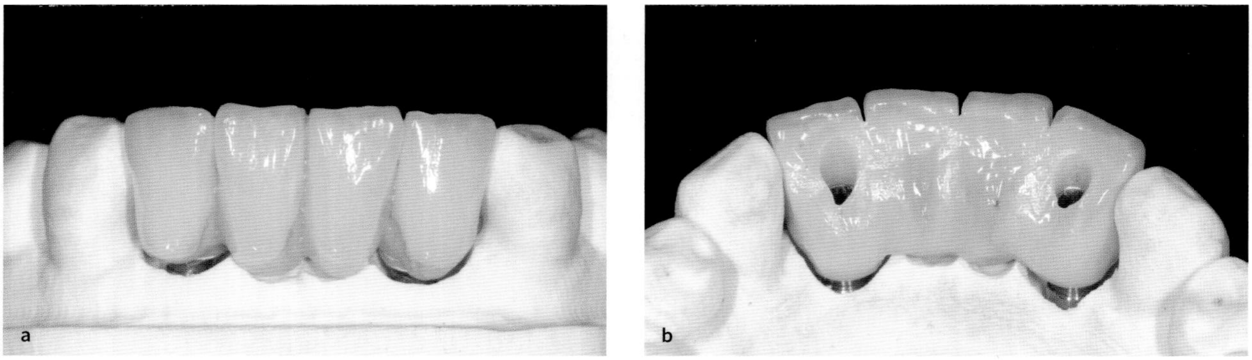

图6a，b　最终种植体支持式修复桥。螺钉固位修复体由切磨的氧化锆内冠、层状长石质陶瓷和钛基基台粘接而成

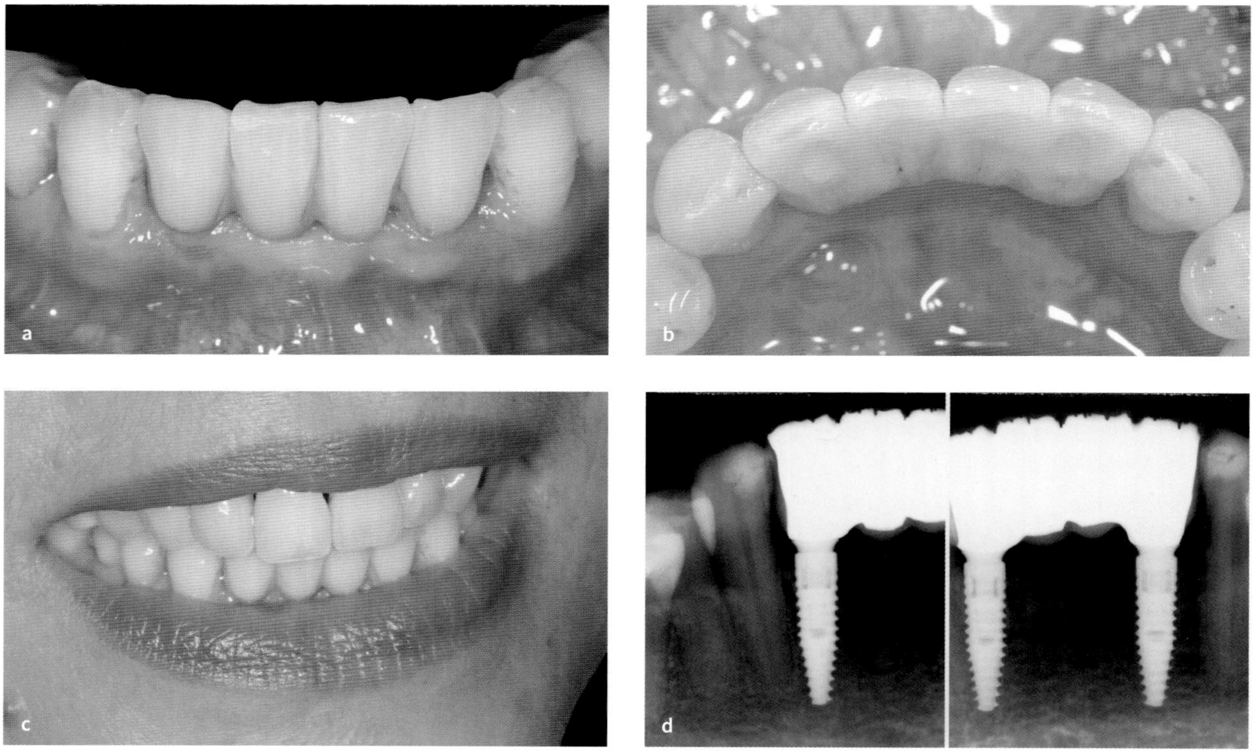

图7a~d　最终修复体戴入后口内唇面观（a）、口内𬌗面观（b）、口外侧面观（c）和X线片（d）

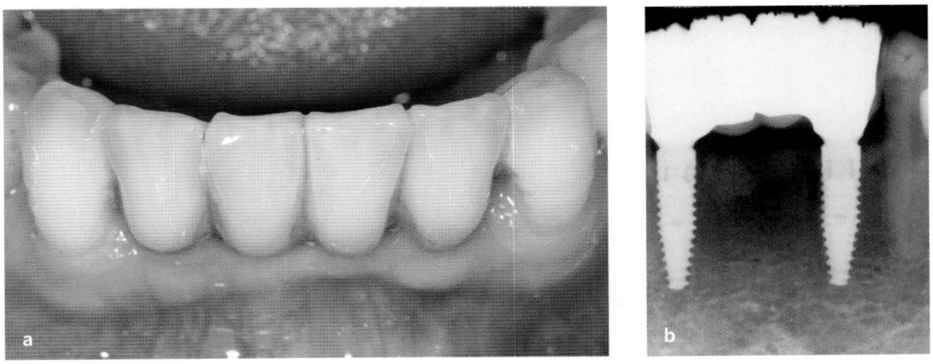

图8a，b　3年随访

随访

患者在牙周医生处接受维护治疗，并在我诊所进行了为期3年的随访复查（图8a，b）。患者对美学和功能效果感到满意。影像学检查显示，邻近骨水平稳定，种植体周黏膜健康，没有炎症、探诊出血或牙龈退缩迹象。

结论

本病例展示了数字化工作流程结合种植体植入与负荷方案风险评估的应用，以确定下颌前牙可能的最佳治疗方法。

在下颌骨前部植入种植体时，常常面临解剖、功能和美学上的挑战。这也是目前文献中关于种植体植入位置与负荷方式对种植体留存率影响报道得最少的部位（Zhou等，2021）。在本病例中，虚拟种植规划和引导种植手术对促进术前治疗计划制订与术中操作具有重要意义。固定临时修复体是一个适宜的替代方案，能够避免即刻负荷的风险；为了确保种植治疗的成功，选择了常规负荷。

需要进一步研究来了解在下颌骨前部不同植入与负荷方案的可能性。

致谢

技工室程序

Yasu Kawabe – Oral Design Boston, Boston, MA, USA

5.9 通过即刻种植和个性化拔牙窝封闭基台（SSA）修复严重牙髓病的下颌左侧第一磨牙

G. Finelle

一位31岁女性患者，由牙髓病学专家转诊到我们诊所，要求用种植修复下颌左侧第一磨牙。患者病史提示无牙种植治疗禁忌证。患者自述，下颌左侧第一磨牙热冷敏感，咀嚼不适、敏感，牙齿松动。临床检查未见牙冠或周围软组织明显破坏。下颌左侧第一磨牙为重要的功能牙，但叩击敏感。临床检查未见急性感染征象（图1a，b）。影像学评估显示，患牙牙髓室周围有大片透光影像（图2a～d），诊断为不可逆性外源性吸收。因此，认为该患牙无法修复。

决定使用CBCT系统（ProMax3D; Planmeca, Helsinki, Finland）更详细地评估该患牙解剖情况。三维影像显示（图3a，b）：

- 下颌左侧第一磨牙位点具有中等大小的牙根间隔。
- 下颌左侧第一磨牙位点具有厚且完整的颊侧壁和舌侧壁。
- 根尖接近下颌神经管。

在拔牙之前，制取术前数字化诊断印模，采集解剖信息并提供给技工室技师，以便将来进行CAD/CAM修复。

根据即刻种植的综合风险评估，本病例被归类为“低风险”。没有高风险参数，有15个低风险参数（表1），说明本病例适合即刻种植。

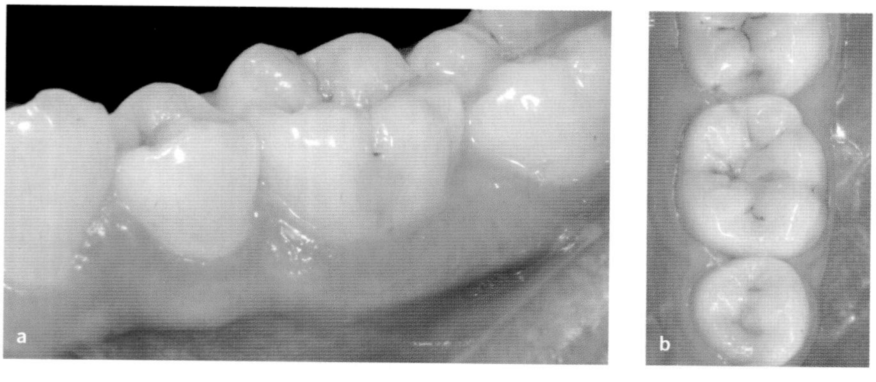

图1a，b　因牙根外吸收而无法保存的下颌左侧第一磨牙初始临床情况

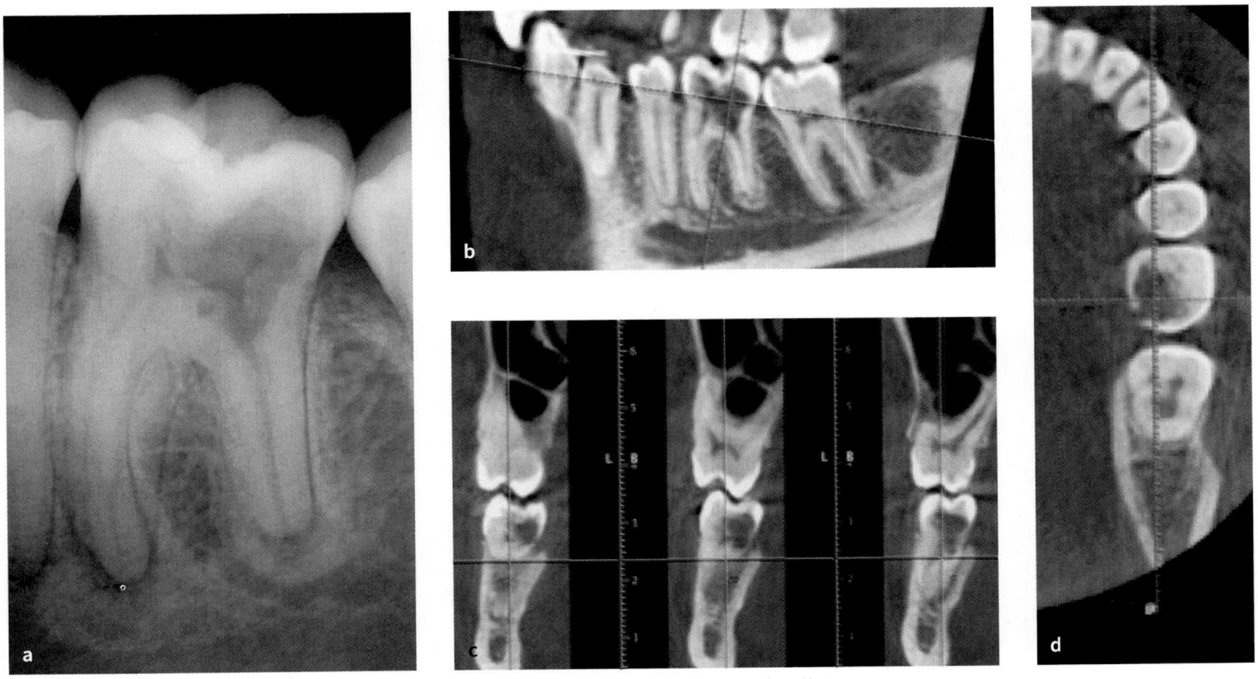

图2a～d　根尖放射线片（a）和CBCT（b～d）显示不可逆的牙根外吸收——拔牙指征

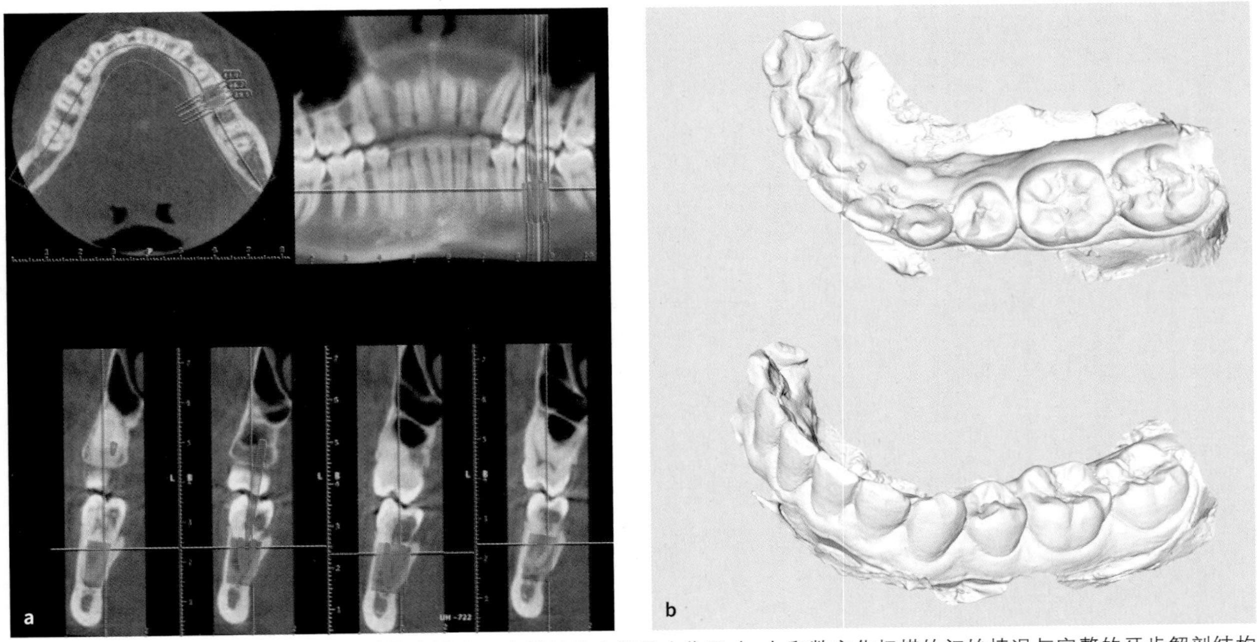

图3a，b　数字化诊断包括数字化设计骨水平（BL）种植体在颌骨内位置（a）和数字化扫描的初始情况与完整的牙齿解剖结构（b）

表1 单颗牙即刻种植的风险评估

	低风险	中风险	高风险
术前评估			
患者相关因素			
全身状态	健康，不影响愈合		影响愈合
美学风险	低/中美学风险	高美学风险	预期有严重美学缺陷
位点相关因素			
龈缘位置	无退缩	轻度龈缘退缩	龈缘退缩≥2mm
软组织质量	厚龈表型	薄龈表型或角化龈不足	角化龈缺如
骨质量	骨质量充足，可实现初始稳定		骨质量不足，难以获得初始稳定
唇侧骨壁	唇侧骨壁厚度≥1mm	唇侧骨壁厚度＜1mm，或小的开窗式或裂开式缺损	唇侧骨壁显著的开窗式或裂开式缺损
黏骨膜瓣	牙槽嵴骨量充足，允许采用不翻瓣术式		需要翻黏骨膜瓣进行骨增量
牙槽窝在骨弓轮廓内的位置	牙槽窝位于骨弓轮廓内		牙槽窝和唇侧骨壁突出于骨弓轮廓
牙髓感染	无感染	慢性根尖周感染	急性感染
牙周感染	牙周健康	已控制的牙周病	活动性牙周病
种植体三维位置	三维位置理想，长轴穿过舌隆突或切缘		种植体位置偏唇侧或角度过大或植入过深
唇侧骨板与种植体之间的间隙	≥2mm	1～2mm	＜1mm
术中评估			
拔牙	微创拔牙	周围软组织受损，包括龈乳头被切断/分离	软组织和周围骨组织被严重破坏
种植体初始稳定性	获得初始稳定性		初始稳定性不足
种植体最终位置	三维位置理想		种植体位置偏唇侧或角度过大或植入过深

然而，考虑到解剖学情况，即刻种植将面临2个挑战：

- 实现初始稳定性是可以预期的，但治疗效果无法肯定。由于种植体位于下颌神经的上方位置，不能使用根尖支抗，因此牙槽间隔的固位是必不可少的。CBCT显示（图2b～d），其牙槽间隔为B类构型（Smith和Tarnow，2013）；种植体可被固位，但不会完全包绕在骨间隔内。此外，根尖骨量不足，不能提供种植体的根尖支抗。解剖学分析表明，当达到足够植入扭矩情况下，有可能在牙槽间隔内获得合适的三维植入位置。
- 使用个性化拔牙窝封闭基台（SSA）实现牙槽窝保存。SSA是一种个性化的解剖式愈合基台，用于封闭牙槽窝以稳定血凝块，防止骨增量材料丧失，并防止周围软组织塌陷（Finelle和Lee，2017）。

在与患者讨论即刻种植结合SSA的治疗方法后，确定了治疗计划。

微创不翻瓣拔除牙齿，取出现有的牙冠和牙根（截冠术）（图4），然后使用牙周膜切割刀分离牙槽嵴顶龈纤维。特别注意保护周围组织结构，例如颊侧骨板、牙根间隔、龈乳头和龈缘（图5）。

用无菌生理盐水充分冲洗牙槽窝，并用刮匙清除肉芽组织。

拔牙后，肉眼观察牙槽窝，确认牙龈及骨板的完整性。根据厂商说明，放置BLT种植体（BLT RC Roxolid SLA, 4.8mm×10mm; Institut Straumann AG, Basel, Switzerland）。在牙槽间隔中部准备种植窝预备，与诊断阶段虚拟规划的修复体位置相匹配（图6a）。记录植入扭矩为28N·cm。

术后即刻拍摄根尖放射线片以验证SSA制作前种植体位置。

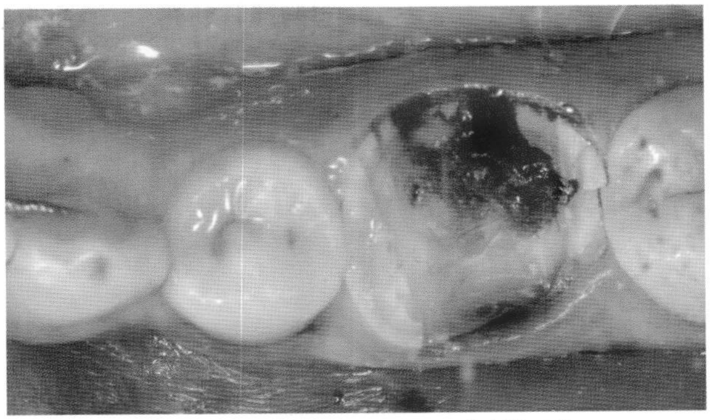

图4　冠部碎片摘除后，临床殆面观显示活动性吸收

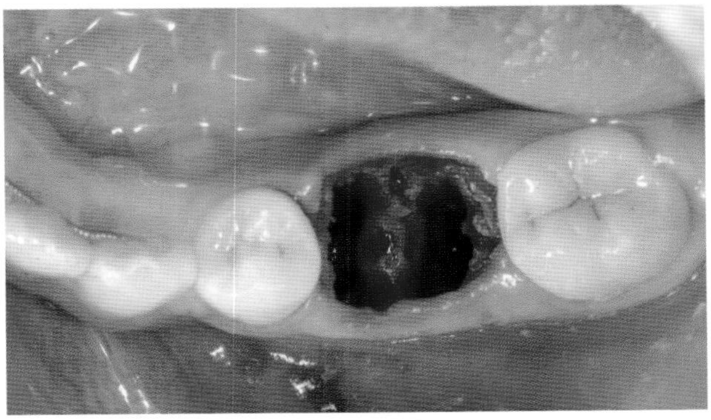

图5　拔牙后即刻拍摄的牙槽窝殆面观

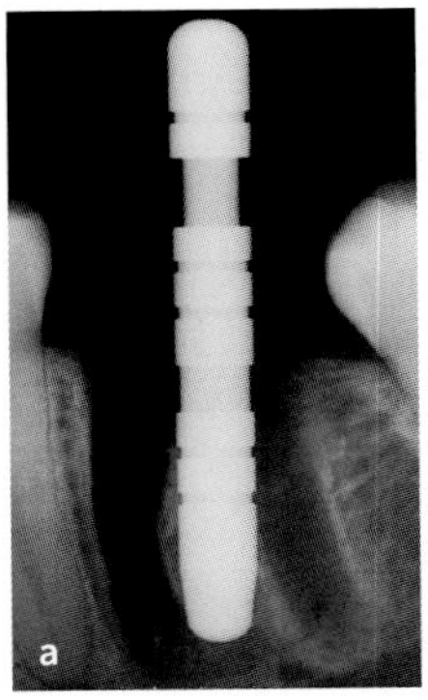

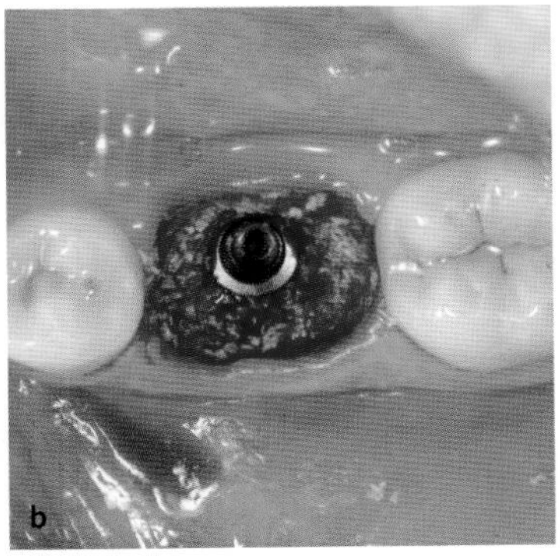

图6a，b　植入种植体稳定在牙根间隔内

将钻孔获得的自体骨屑与异种骨移植替代材料（Bio-Oss Collagen, 0.5g particles; Geistlich, Wolhusen, Switzerland）混合后充填种植体周剩余牙槽窝（图6b）。生物材料充填完整至颊侧骨水平。

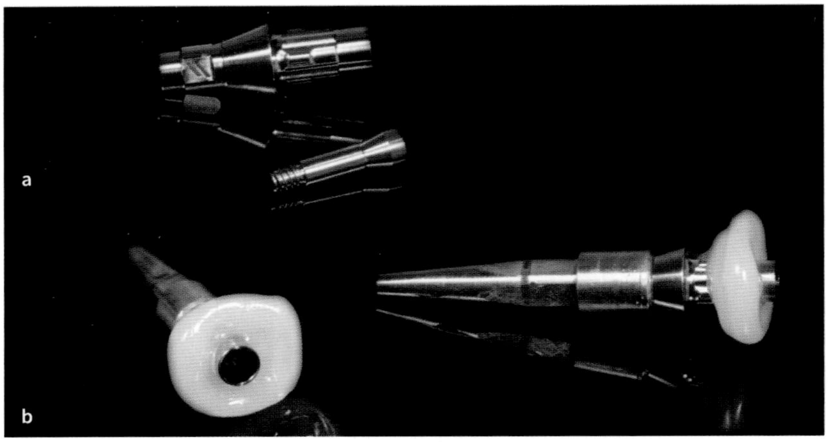

图7a，b （a）选择合适的修复基台。（b）在钛基底上制作SSA

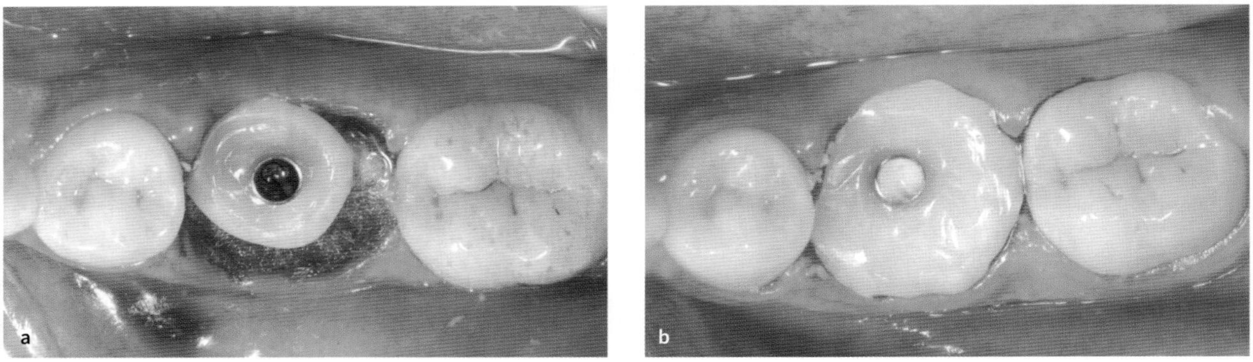

图8a，b （a）口外制备后SSA就位。通过添加流动复合树脂进行环形增量。（b）SSA口内颈部成形

为了在拔牙后即刻获得牙槽窝封闭，进行椅旁制作个性化拔牙窝封闭基台，并在种植体植入后立即戴入。SSA是按照规定方案，由传统的可流动复合材料制作而成的（Knafo和Finelle，2020）。

SSA的制作过程

使用此二维码可观看精彩视频。视频为SSA的制作过程。
(Video: Courtesy of French Tooth.)

第一步（口外）：准备。选择适合穿龈高度的钛基底（Variobase, gingival height 2mm: Institut Straumann AG）（图7a）。

钛基底预备：喷砂后应用复合底漆（GC, Japan）。

钛基底预备：在钛管周围，距种植体颈部冠状面2~4mm处，环形添加构建可流动复合树脂（G-ænial Universal Flow; GC, Tokyo, Japan）。初始增量保持在牙槽轮廓内，以适应平均的下颌磨牙解剖结构和比例，并简化即将进行的口内定制阶段（图7b）。

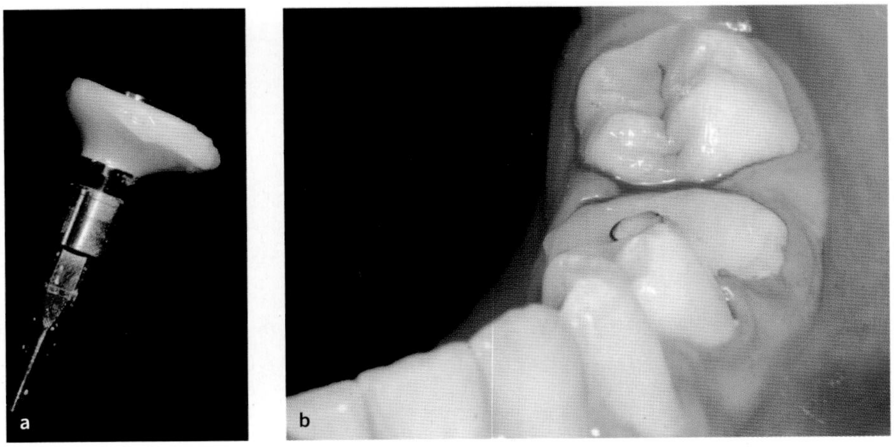

图9a，b 使用传统可流动复合树脂椅旁制作SSA。SSA作为牙槽外科位点和口腔之间的刚性屏障，起到稳定血凝块、包裹生物材料和支持软组织的作用

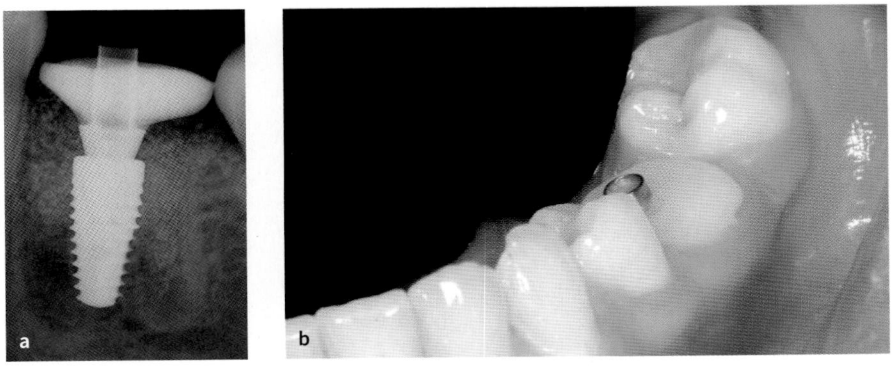

图10a，b 12周随访根尖放射线片（a）和侧位片（b）显示，SSA周围愈合良好

第二步（口内）：牙槽窝轮廓定制。将定制的基台与种植体连接，完成从复合基台到颈部牙槽骨边缘的解剖轮廓（图8a，b）。随后，对牙槽窝进行封闭。

第三步（口外）：最终完成。穿龈部分牙龈重塑，近种植体颈部部分呈窄凹轮廓，使牙龈增宽以实现颈部区域的必要解剖轮廓（图9a）。

对SSA基台进行彻底抛光，并在2%氯己定消毒液中消毒。

第四步（口内）：置入SSA。最后，将SSA旋入种植体（手动植入扭矩），与生物材料接触但无生物膜，符合双区概念的定义（Chu等，2012）（图9b）。

术后给予抗生素（阿莫西林500mg，每天3次，连用7天），例如疼痛建议服用对乙酰氨基酚（最大用量4g/d），0.15%氯己定冲洗7天（每天3次）。

术后1周随访，患者恢复良好。1周后的临床检查显示，良好的软组织愈合和轻微炎症反应（图10a，b）。

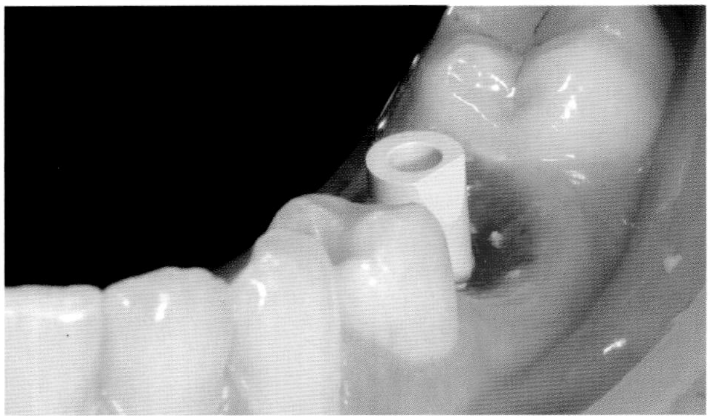

图11 12周取出SSA即刻数字化印模的侧面观

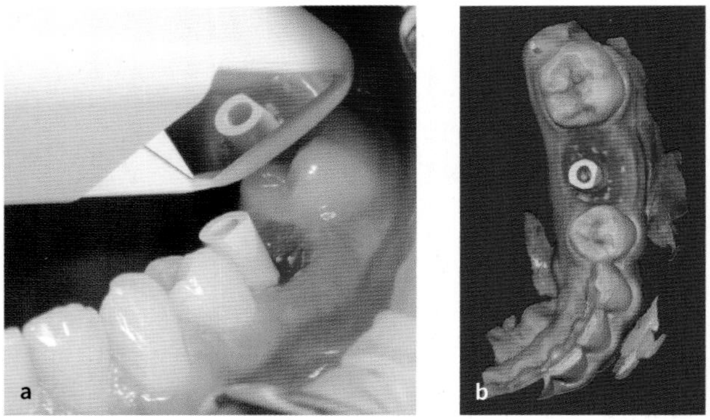

图12a，b 数字化种植印模通过口内扫描仪记录植入位点和牙龈轮廓形态

愈合12周，SSA周围软组织健康，颊侧牙龈轮廓得以维持（图12a，b）。当将基台从印模中取出时，可以看到健康且符合解剖穿龈轮廓的修复体外形（图11）。

种植体支持式修复（图12a，b）使用数字化扫描仪（Straumann RC connection）进行数字化印模（I500; Medit, Seoul, Korea）。数字化扫描提供了精确的植入位点和牙龈轮廓信息。

在拔牙和比色之前，将数字化印模与初始标准细分曲面语言（STL）文件等附加信息传输至技工室（LNT; Asselin Bonichon, Paris, France）。

“复制–粘贴牙科学”

为了尽可能接近天然磨牙，在技工室软件（Exocad, Darmstadt, Germany）中将种植印模与初始诊断印模合并，设计了一体式氧化锆螺钉固位牙冠（图13a，b），并将其适配于钛基底基台（Variobase, gingival height 2mm; Institut Straumann AG），能够精确匹配原始天然牙的牙冠设计和SSA穿龈形态（图14a）。

切削后，将种植体支持式修复体烧结，表面染色，并粘接在Variobase基台上（图14b）。

种植体牙冠顺利戴入（图14c）。在戴入牙冠时组织压力小。修复体穿龈轮廓与制备的种植体周轮廓吻合较好（图15a，b）。对最终修复体施加扭矩（35N·cm），在基台螺钉通道中充填PTFE条，并覆盖复合材料（G-ænial A2; GC）封闭螺钉通道。术后拍摄根尖放射线片以验证植入后的种植体位置和边缘完整性（图16a，b）。

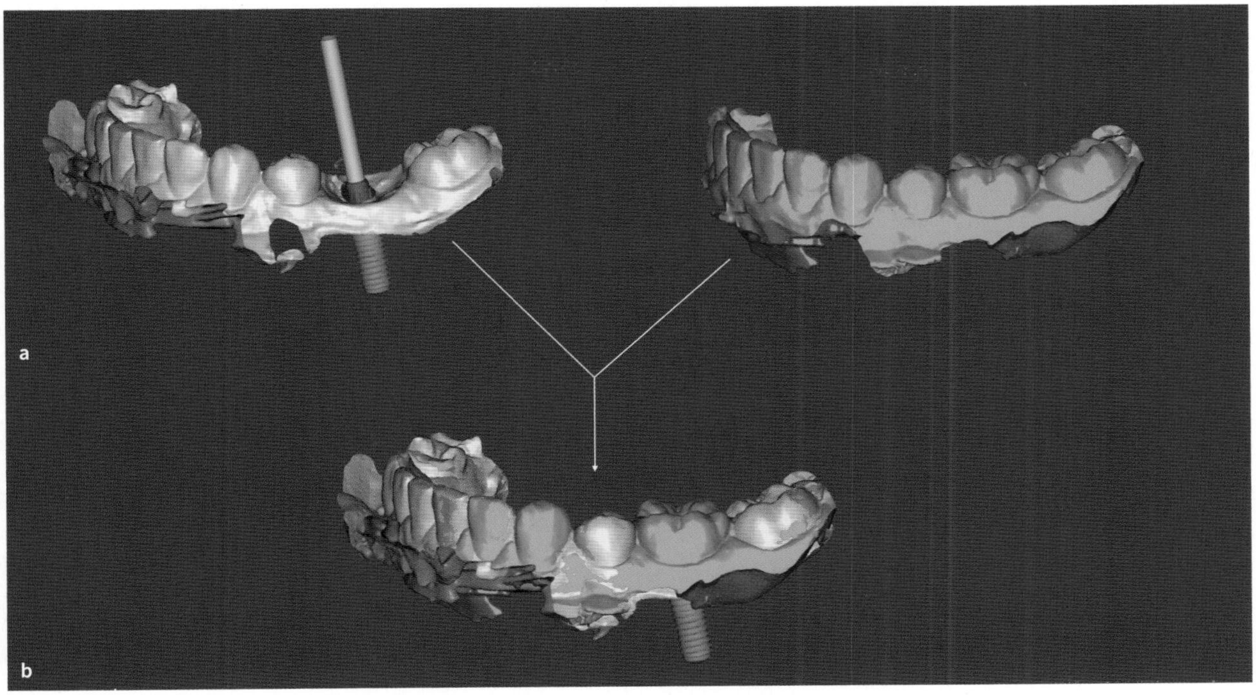

图13a，b　CAD/CAM设计牙冠，严格参照牙龈外形轮廓（a）和拔牙前的牙齿解剖结构（b）

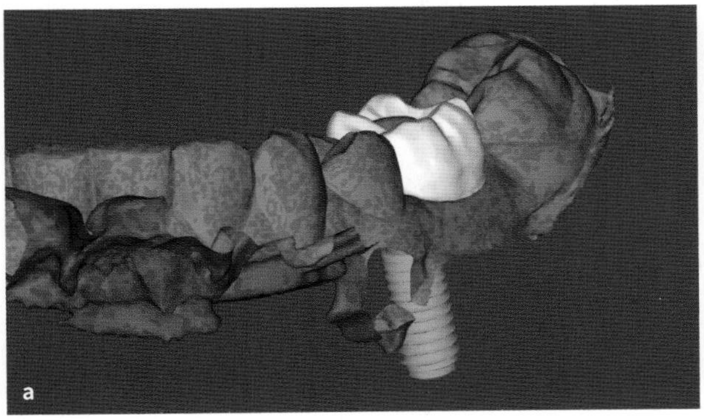

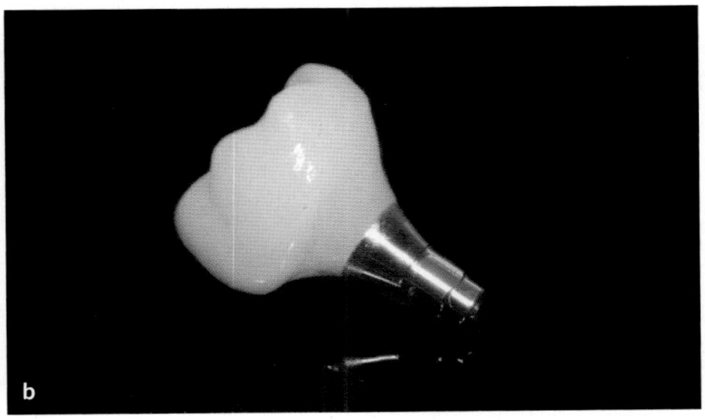

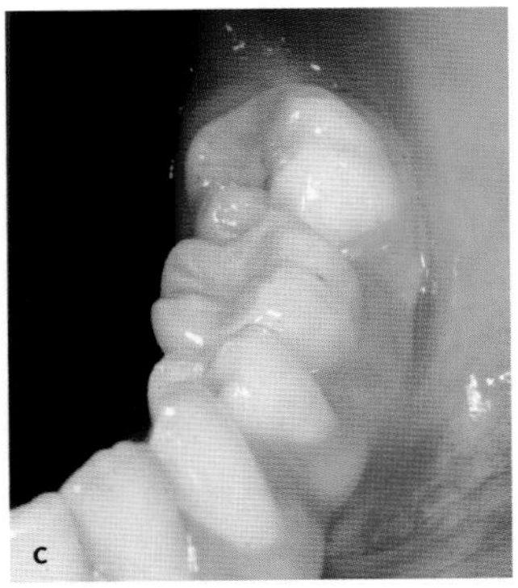

图14a～c　数字化设计及种植后即刻戴入最终修复体：设计（a）、切削后（b）、戴入后（c）

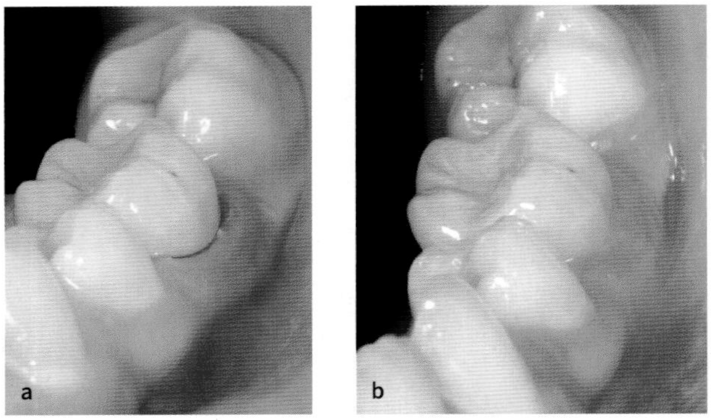

图15a，b 戴入螺钉固位的种植体支持式氧化锆全冠，戴入前（a）和戴入后（b）

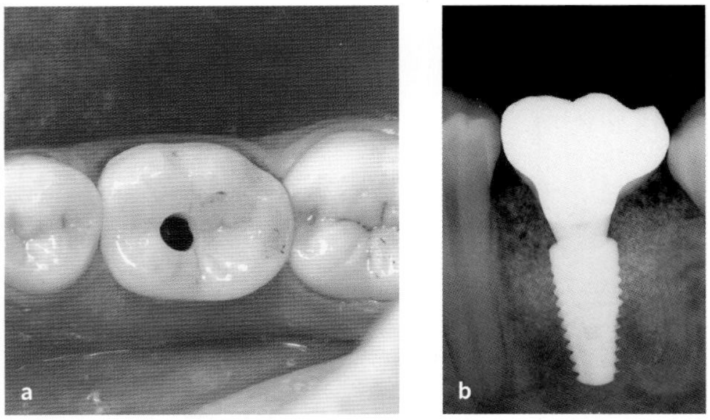

图16a，b 牙冠戴入后的即刻影像：最终殆面观（a）和最终X线片（b）

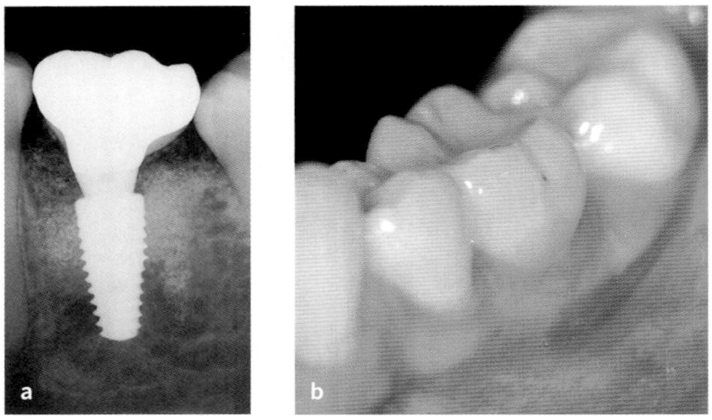

图17a，b 2年后随访的根尖放射线片（a）和临床口内侧面观（b）

结果

随访2年，临床情况稳定（图17a，b）。没有生物学并发症或修复并发症。临床评估显示，种植体位置和软组织高度（颊侧牙龈轮廓和龈乳头）稳定。由于该患者被列入了最近发表的病例系列，因此进行了CBCT检查（Alexopolou等，2021）（图18和图19）。在牙冠戴入时和2年后随访复诊时，与标准基线水平相比，种植体周软组织和骨水平均保持稳定（Alexopolou等，2021）。

讨论

从对患者的角度来看，磨牙部位即刻种植体的留存率与植入到已愈合牙槽窝的种植体的留存率相似。

然而，考虑到磨牙牙槽窝的尺寸和解剖结构，在磨牙位点进行即刻种植面临的主要挑战之一（除了确保初始稳定性之外）是封闭磨牙牙槽窝。

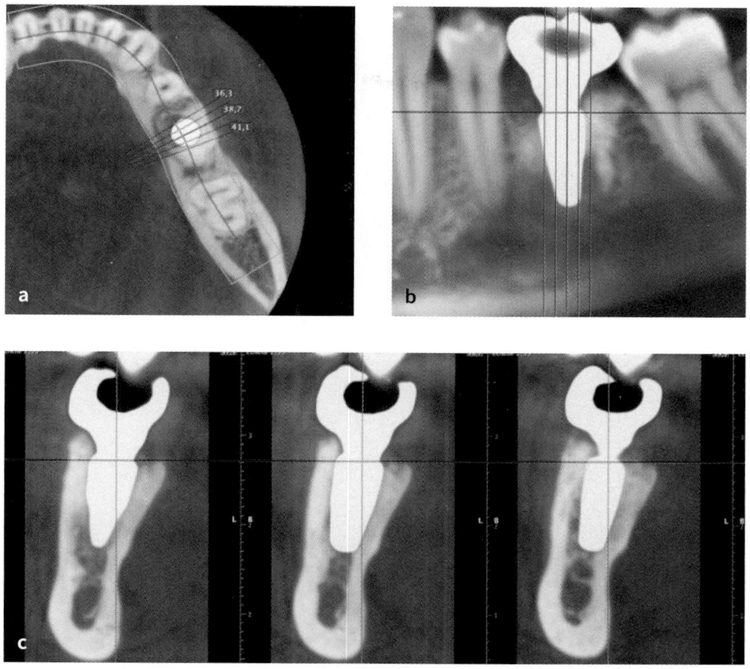

图18a～c　2年后随访CBCT评估显示，种植体周骨结合稳定

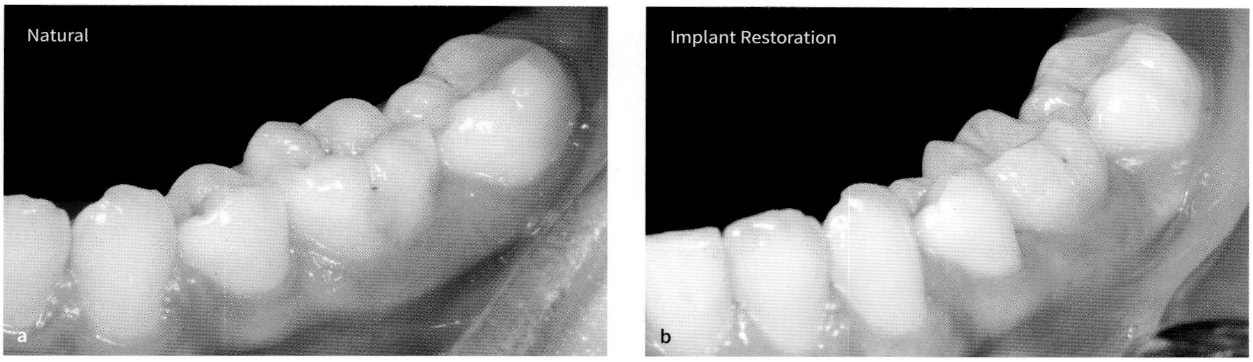

图19a，b　下颌左侧第一磨牙种植上部修复体的最初术前情况和修复体修复后的结果

本病例报告讨论了一种临床方案，重点是采用微创策略拔除磨牙，结合即刻种植和椅旁制作个性化拔牙窝封闭基台，如先前几篇文章所述（Finelle等，2016；Finelle等，2019；Ruales等，2019；Akin等，2016）。

虽然在美学区，即刻修复是一种可预期的策略，能够引导牙龈成形并稳定拔牙后软组织（Chan等，2019）。但通过支撑种植体周软组织并创造有限的骨再生空间，在后牙区即刻修复也是一种有趣的替代方案，其可以促进创口愈合。有研究报道了在已经愈合的单颗磨牙位点利用最终修复体进行即刻负荷以引导软组织愈合（Lambert和Mainjot，2017）。尽管如此，磨牙位点即刻负荷的研究仍然很少，因为它涉及在骨结合过程中高度暴露于咀嚼负荷的区域，目前需要更多证据来考虑在磨牙区域采用这种治疗方式（即刻种植+即刻修复+即刻负荷，1A型）（Gallucci等，2018）。

在本病例中，决定采取即刻种植和延迟修复，即1C型方案（Gallucci等，2018），这在下颌后牙区提供了比1A型方案（Zhou等，2021）更佳的治疗方案。通过个性化设计，SSA能够提供组织调节的生物学优势，保护新植入的种植体免受咀嚼负荷的影响，以实现即刻修复。这些优势包括：

- 减少诊疗次数（拔牙和种植手术结合）。
- 缩短总体治疗时间。
- 微创治疗（无翻瓣手术）。
- 术后恢复快。
- 软组织支撑。
- 修复操作少。

在前期发表的研究中，SSA是在CAD/CAM流程背景下进行说明的（Finelle等，2021）。这种技术涉及使用椅旁切削设备，在大多数牙科临床实践中是不可能的。此外，增加的成本和长时间的制作过程可能会干扰工作流程，并且对于常规种植程序（例如单颗磨牙种植）不切实际。

本病例展示了一种更加自主、简单和经济的方法，即在术后立即在椅旁使用传统粘接树脂制作（在牙科实践中容易获得）。

从临床角度，我们预计手术和修复体的优势会直接影响种植体植入部位的创口愈合：

- 术中，SSA作为机械屏障，确保血凝块在狭窄的牙槽窝内保持稳定，这有利于牙槽骨再生。SSA的主要目的是“封闭”牙槽窝，充当其坚硬的“屋顶”，将牙槽骨与口腔隔离，而不需要皮瓣、切口或缝合等侵入性技术。由于无须进行翻瓣，以实现初步创口闭合，膜龈联合处未移位，龈乳头形态保持在其原始解剖位置，生物学干扰最小。在先前的文章中报道，上述微创的手术步骤使其获得良好的生物学反应——种植体留存、软组织外观（Lilet等，2021）以及随时间变化骨体积的稳定性（Alexopolou等，2021）等。同时观察到患者术后恢复良好并可耐受术后不适。
- 从修复的角度来看，种植体牙冠的穿龈设计为与原始天然牙冠解剖形态相匹配的颈部轮廓，通过防止拔牙后塌陷对软组织稳定性（Raj和Bhatnagar，2015）产生积极影响。因此，在戴冠时，任何修复操作都显著简化，因为牙龈组织已维持在其适当的解剖和修复位置。

结论

通过保存牙槽骨结构和引导软组织再生，在磨牙部位即刻种植联合SSA可以确保植入过程的可预期性及安全性。虽然目前有相关证据出现，并具有良好的前景和值得关注的新视角，但仍需要精心设计临床对照试验进行进一步研究。

6 并发症

F. Lambert, A. Hamilton

对于牙列缺损患者来说，如果规划和执行得当，即刻种植与即刻负荷是一种可预期的治疗方法。然而，在美学区种植、骨丧失及种植体失败等方面已有并发症的相关报道。虽然这些并发症并非这种治疗方式所独有的，但对于接受治疗的特定患者和牙齿部位来说，应注意尽量降低任何额外的风险。

最近的一篇系统综述和meta分析表明，单颗牙即刻种植（1型）与延期种植（2～4型）相比，其留存率相似、边缘骨丧失更少，以及红色美学评分更高（Garcia-Sanchez等，2022）。这项综述也发现即刻修复并不影响种植体的留存率。然而，即刻种植相关并发症的发生率较高（11%），其中以手术和美学并发症尤为突出。该综述作者还发现，不同的混合因素可能会影响这些结果，例如翻瓣设计（翻瓣与不翻瓣）、硬组织或软组织移植的使用、种植体的角度和种植位点、种植体在牙弓中的位置以及牙龈表型。

本卷的总体目标是根据文献和学者的临床经验，为即刻种植提供一个结构化的决策框架，使发生并发症的风险最小化。

如果要降低并发症风险，首先采取的措施是根据提出的风险评估特征来确定即刻种植的安全适应证（第6.1章节）。

其次，进行手术的方式也可能会影响手术效果并导致潜在的并发症（第6.2章节）。种植体理想的三维位置仍然是即刻种植获得美学成功的关键因素，而在新鲜牙槽窝中获得良好的初始稳定性则是对种植体最佳位置的额外挑战。对种植体行硬组织或软组织移植等辅助性的外科手术，可以控制与即刻种植相关的美学并发症的发生风险。然而，这些辅助程序增加了治疗的复杂性，还可能诱发其他的生物学或手术并发症。

最后，即刻修复与负荷会使患者面临机械并发症的风险（例如基台螺钉松动），这有可能会对愈合不利（第6.3章节）。本章讨论了即刻种植的典型并发症，并给出了如何预防这些并发症的建议。

6.1 与病例选择相关的并发症

6.1.1 不利的牙槽骨解剖结构

即刻种植的关键因素是将种植体植入到良好的骨环境中，并获得足够的锚固以稳定种植体。除获得机械稳定性之外，剩余牙槽窝的再生潜能和局部牙槽骨的解剖也是需要纳入考量的重要因素，因为拔牙后必然会发生牙槽窝的骨重建，所以应当遵循牙槽窝的再生潜力。

即便在微创拔牙并恰当地保护牙槽骨的情况下，位于即刻种植体和其颊侧骨壁之间的骨移植材料能否获得成功结合，仍取决于相邻骨和骨膜的血供与营养。因此，牙根离骨弓轮廓的位置越远，唇侧骨的再生潜力就越低。如果牙根和唇侧骨壁突出于骨弓轮廓之外，尤其是唇侧–舌侧邻近骨和牙槽骨之间的尺寸减小、且牙槽窝的再生潜力较低时，则避免进行即刻种植（图1a～g）。在这种情况下，唇侧骨壁可能发生大量吸收，并引发牙槽骨轮廓的尺寸变化和美学并发症，导致骨再生失败，且种植体周更可能出现唇侧骨板缺损（图2和图3）。

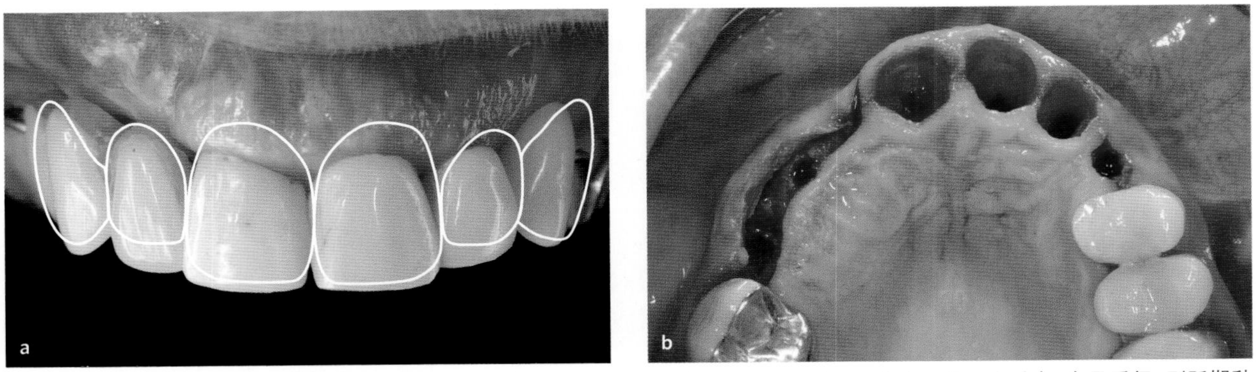

图1a～g 在本病例中，多颗种植体在不同的时间点被植入。在上颌右侧尖牙和第二前磨牙位点，骨再生手术9个月后行4型延期种植。在上颌左侧尖牙位点，因骨锚固稳定性受到尖牙长度的限制，也考虑了延期种植。但由于患者希望有一个固定的临时修复解决方案，计划在上颌两颗中切牙位点行即刻种植与即刻负荷。尽管进行了全流程的虚拟种植规划，但上颌两颗中切牙位点的牙槽骨依然不适合1型即刻种植。术前CBCT显示，种植体根尖区域的颊腭侧骨量有限、牙槽嵴突出以及存在切牙管，这些都是不利于即刻种植适应证的解剖学特征

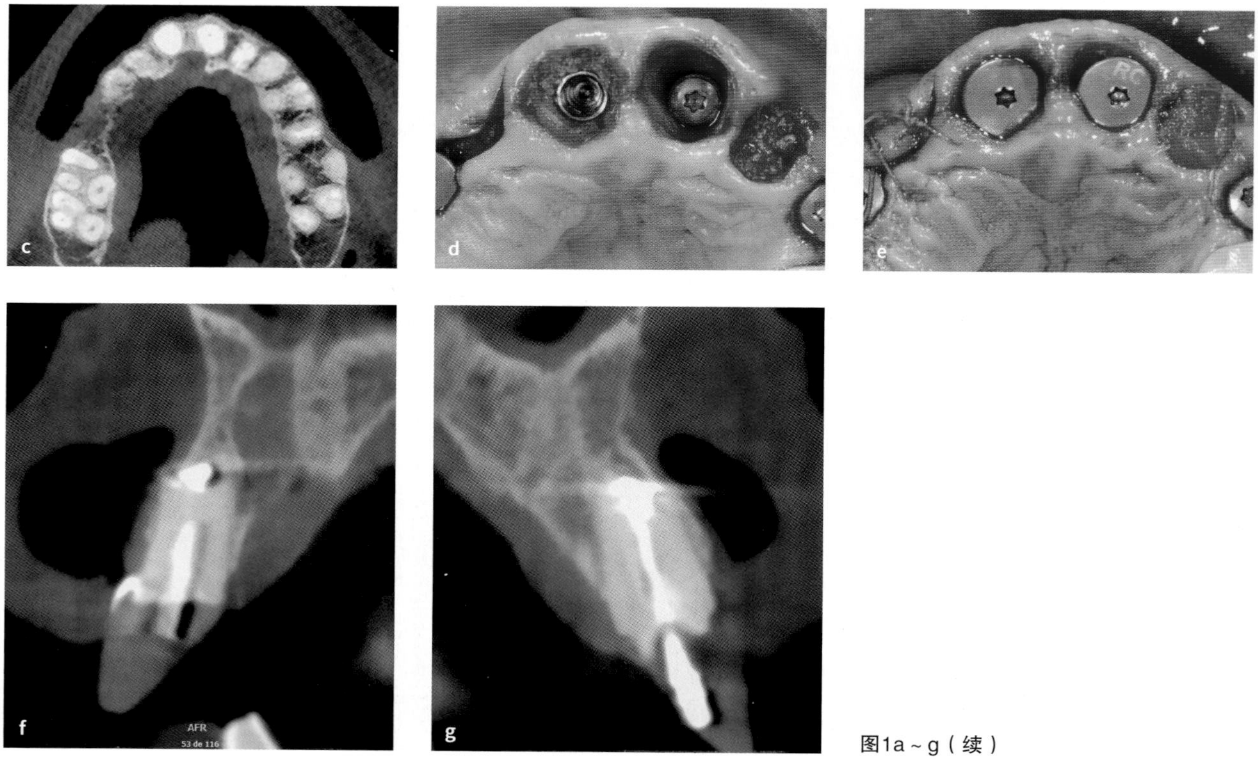

图1a ~ g（续）

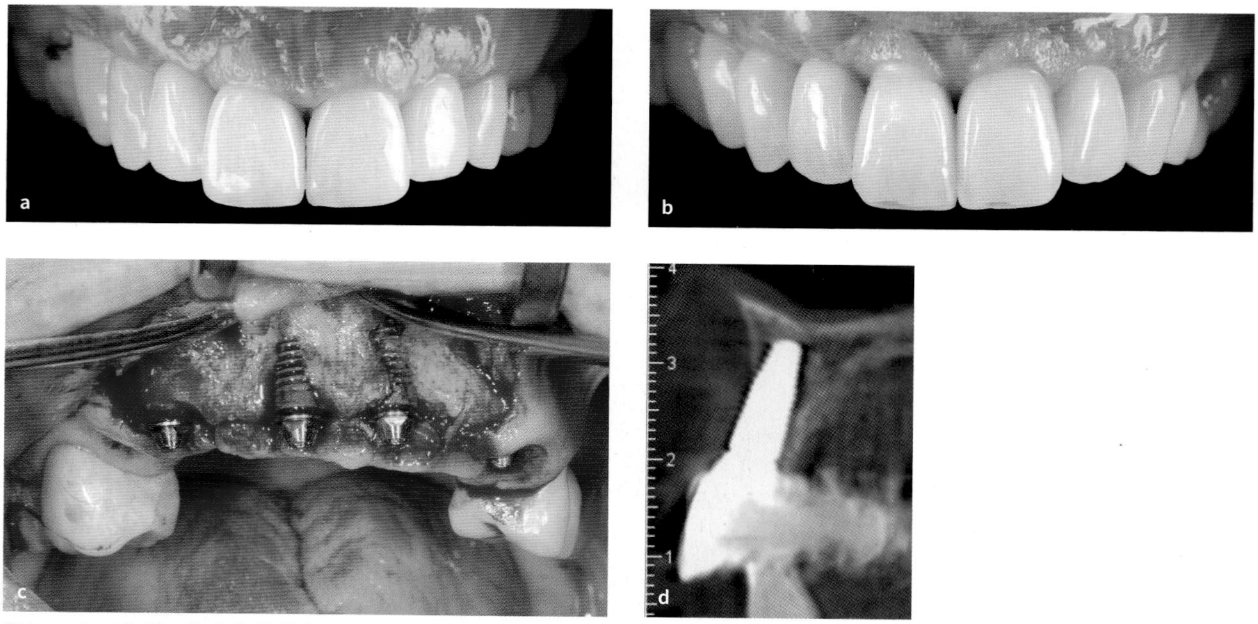

图2a ~ d　1年后，临床上发现在上颌两颗中切牙位点的软组织退缩，影像学检查显示，唇侧骨壁出现了明显吸收。于是，最终决定采用再生术来实现硬组织的重建。在上颌两颗中切牙位点行即刻种植并同期在种植体唇侧行全厚瓣移植，结果证明，上颌两颗中切牙位点的唇侧未发生骨再生。相比之下，按照4型延期种植方案在同一时间放置的上颌右侧尖牙和左侧第一前磨牙位点种植体的唇侧骨壁得到了保留。根据第3章的风险评估表，这些位点属于是“高风险”，对于1A型方案有相对禁忌证。而可供选择的方案（例如早期种植甚至延期种植），由于其允许进行骨再生术，可能会避免这些并发症

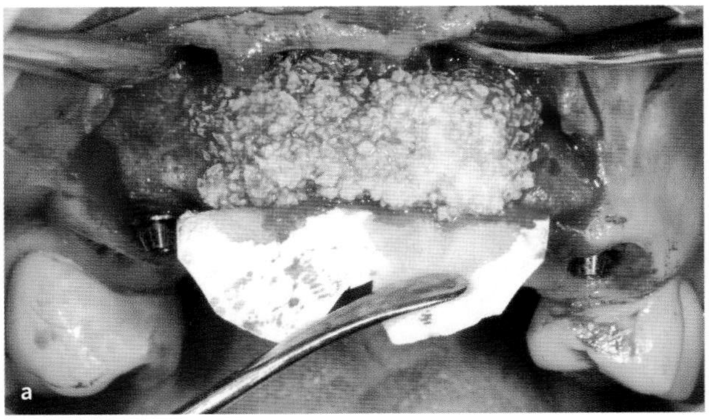

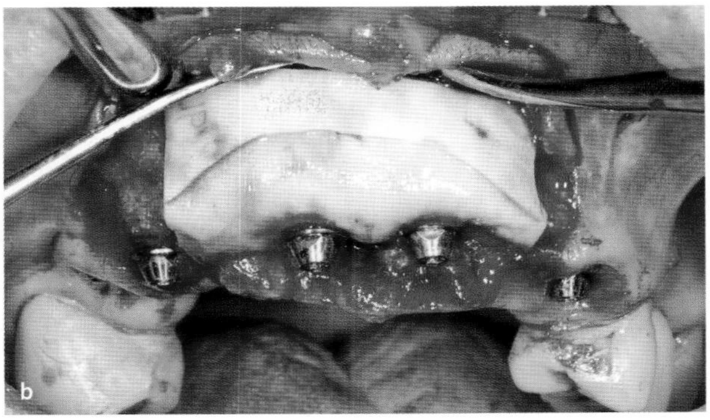

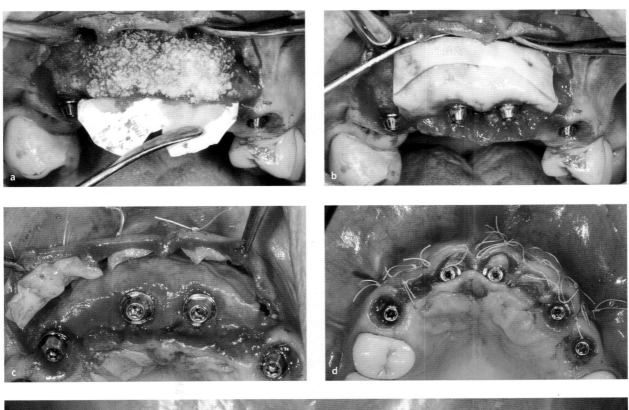

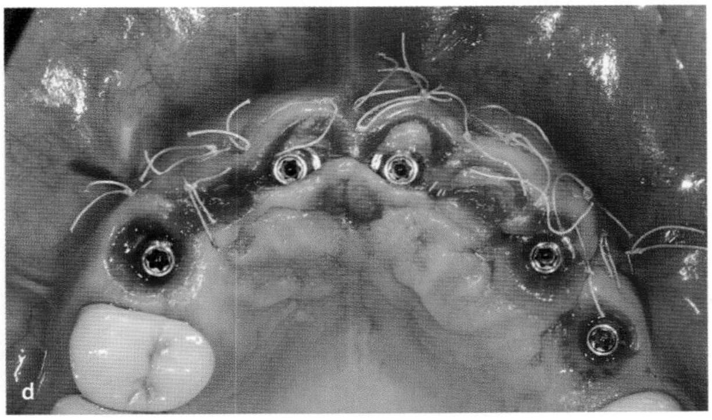

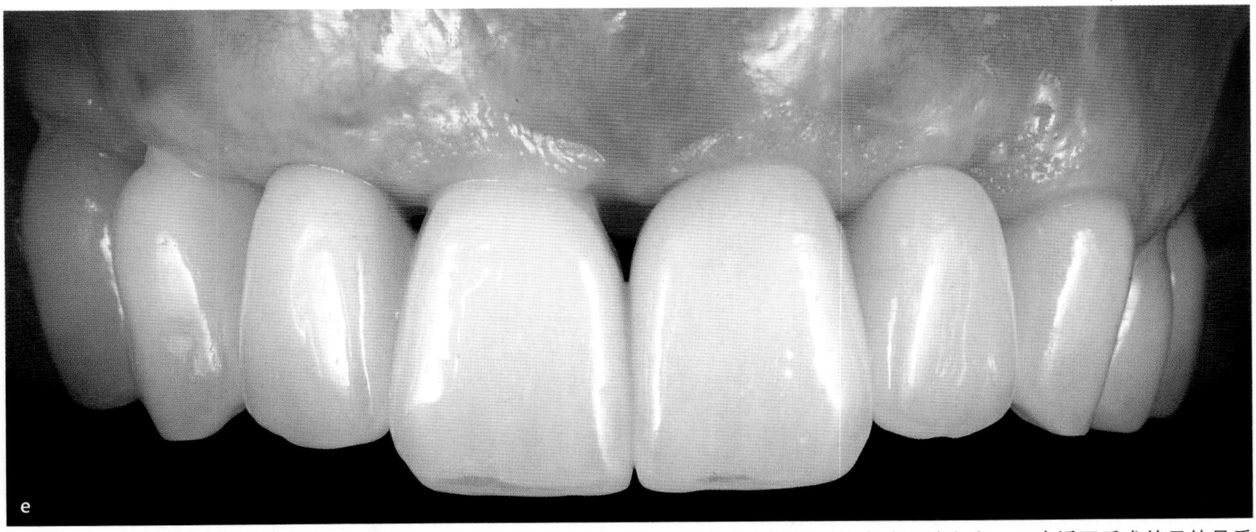

图3a～e 本病例使用了去蛋白牛骨矿物质和胶原膜进行引导骨再生，并结合软组织移植来处理并发症。二次矫正手术的目的是重建唇侧骨壁和牙槽嵴轮廓，以尽量减少与唇侧牙龈边缘位置有关的美学影响，并降低种植体暴露的风险。再生术6个月后，唇侧牙龈黏膜水平似乎趋于稳定，但龈乳头的丧失是不可逆的。如果在拔牙前局部牙槽骨已受到严重破坏，早期种植或延期种植可能会获得更可预期的美学效果和生物学效果（Restorative procedures: Prof. Amélie Mainjot. Laboratory procedures: Dental Team, Luc and Patrick Rutten.）

6.1.2 不利的软组织质或量

唇侧牙龈黏膜退缩是上颌单颗牙即刻种植后常见的并发症（Kan等，2003；Kan等，2011b；Chen和Buser，2014；Yuenyongorarn等，2020）（图4）。

根据Cosyn等（2012）的研究，导致这些并发症的因素有很多；而选择适当的病例（例如唇侧骨板完整、厚龈生物型）或可降低风险。上述论文作者还强调了不翻瓣手术和即刻修复的潜在益处。

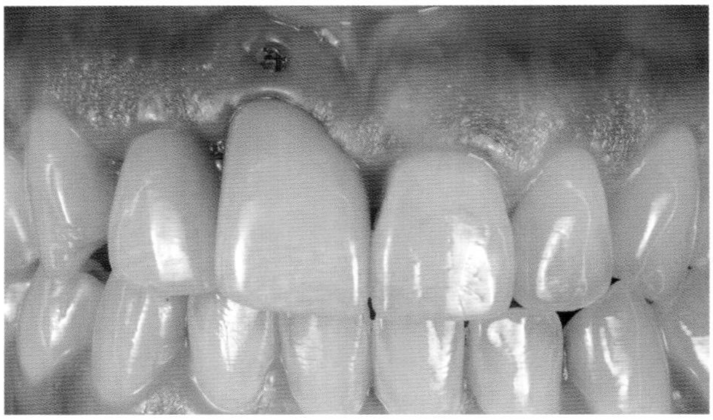

图4 在上颌右侧中切牙位点即刻植入种植体，唇侧牙龈黏膜退缩，唇侧骨吸收和软组织变薄

牙龈边缘薄也被认为是牙龈退缩的风险因素，尤其是在美学区。最近的一篇系统综述（Seyssens等，2021）得出结论，结缔组织移植有助于即刻种植后上颌前牙区唇侧正中软组织稳定。因此，如果在美学区存在牙龈退缩的高风险时（牙龈表型薄，唇侧骨壁厚度＜0.5mm），则应考虑在即刻种植后进行结缔组织移植。

6.2 外科手术过程导致的并发症

6.2.1 种植体的定位

种植体理想的三维位置对实现美学、生物学和力学上的成功起着关键作用（Garber和Belser，1995；Buser等，2004；Grunder等，2005）。在新鲜的拔牙窝中将种植体植入到理想的三维位置，对外科医生来说，这无疑增添了额外的挑战。

在倾斜骨面上准备钻孔时，钻头容易移位，从而偏离理想的种植体位置。这种情况也可发生于非倾斜面种植的种植体旋入过程中，尤其是在为满足即刻负荷所需的植入扭矩而种植窝预备不充分时（图5a，b）。导板引导种植手术可以帮助减少偏差；但是，导板种植手术系统在倾斜表面上也会遇到同样的问题（El Kholy等，2019；Pimkhaokham等，2022）。

为防止出现这种情况，在钻孔预备和种植体植入过程中必须防止手机的唇向移位。应在冠状面上对致密的腭骨进行充分的处理，以最小化唇向移位。

对于1A型种植体植入而言，虽然推荐不翻瓣手术，但可能会使植入点周围的牙槽骨可视化变得具有挑战性。由于可视化程度不理想，这可能导致在种植体的根尖部不慎穿透唇侧骨壁，且这种穿透在手术过程中可能无法被发现（图6a～c）。如果不使用三维放射成像技术详细评估邻近结构（例如切牙管或邻牙），它们也可能受到损伤。因此，不翻瓣种植手术采用数字化规划和导板种植手术可能具有优势（图7和图8）（Romandini等，2022）。

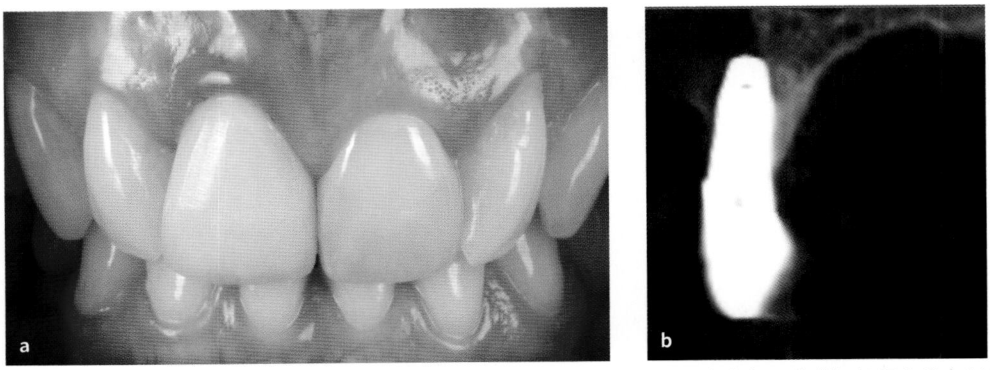

图5a，b 上颌右侧中切牙位点即刻种植出现唇侧牙龈退缩、种植体周黏膜炎、黏膜组织颜色发灰以及触诊时明显压痛。将大直径的种植体即刻植入拔牙窝，并穿透唇侧骨壁。随后唇侧骨板发生了骨重建，导致种植体周无包绕的唇侧骨或根尖区骨

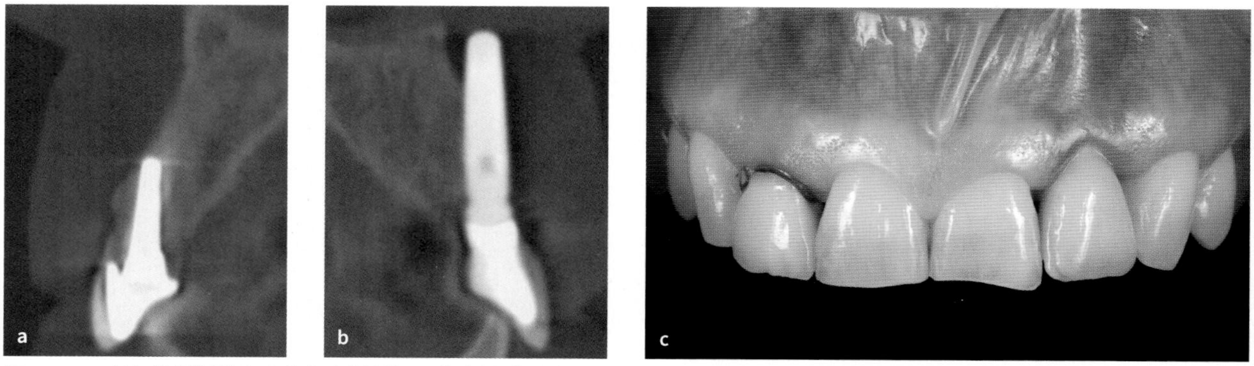

图6a～c　多年前即刻植入在上颌右侧侧切牙位点的种植体。对侧同名牙位置表明，种植体的轴向与失败牙齿的轴向相同，这很可能导致术中唇侧出现骨开窗。多年后，唇侧骨的进一步重建导致了美学并发症；患者也出现了不适感

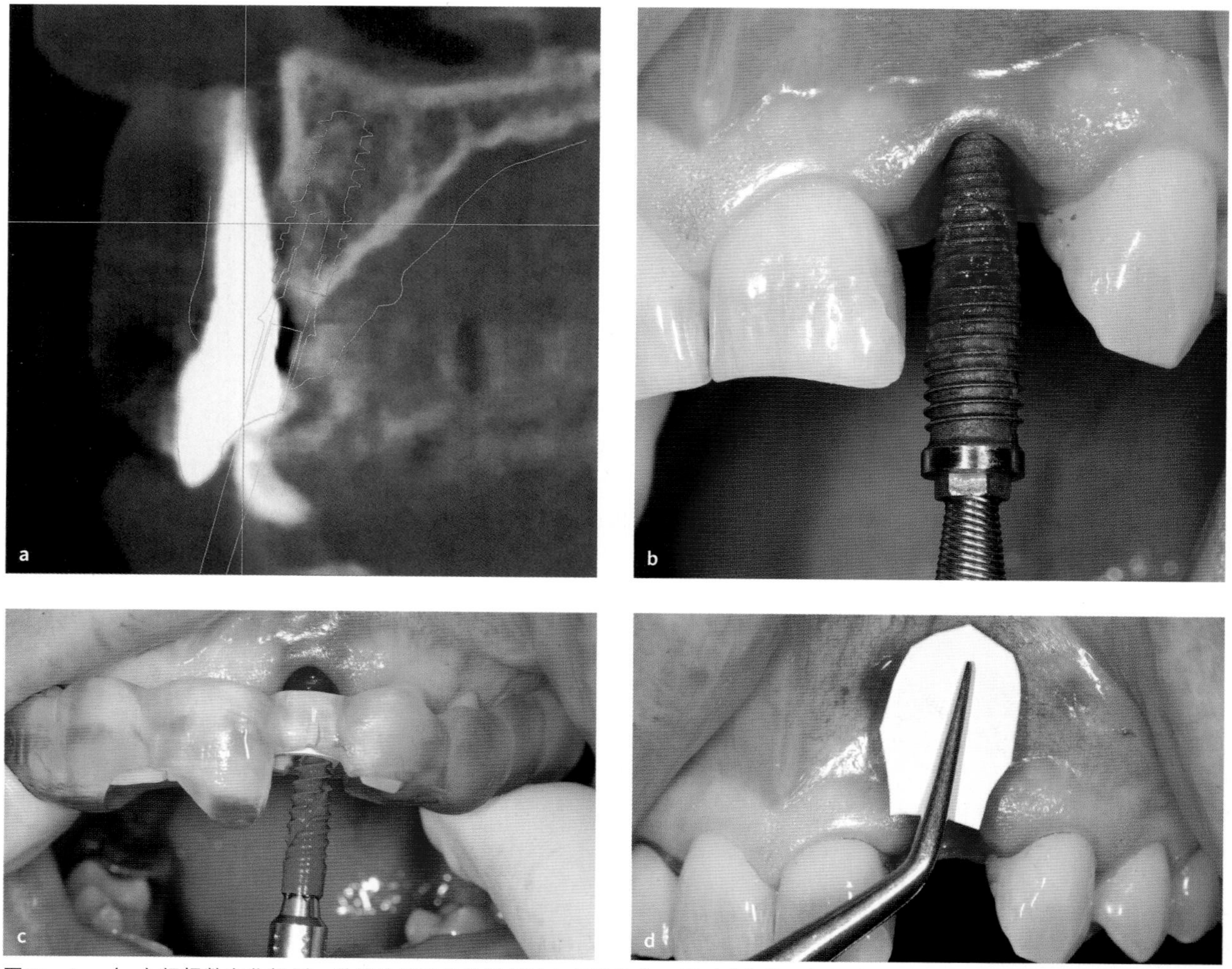

图7a～h　（a）根据数字化规划。种植体被取出并即刻植入新种植体，同时进行软硬组织移植。（b）取出的种植体。（c）使用静态外科导板即刻在正确的三维位置即刻植入新的种植体。（d）使用胶原膜和异种骨移植材料引导唇侧骨再生。（e，f）结缔组织移植。（g，h）即刻负荷使用螺钉固位临时修复体，该修复体是在术前根据数字化规划制作的

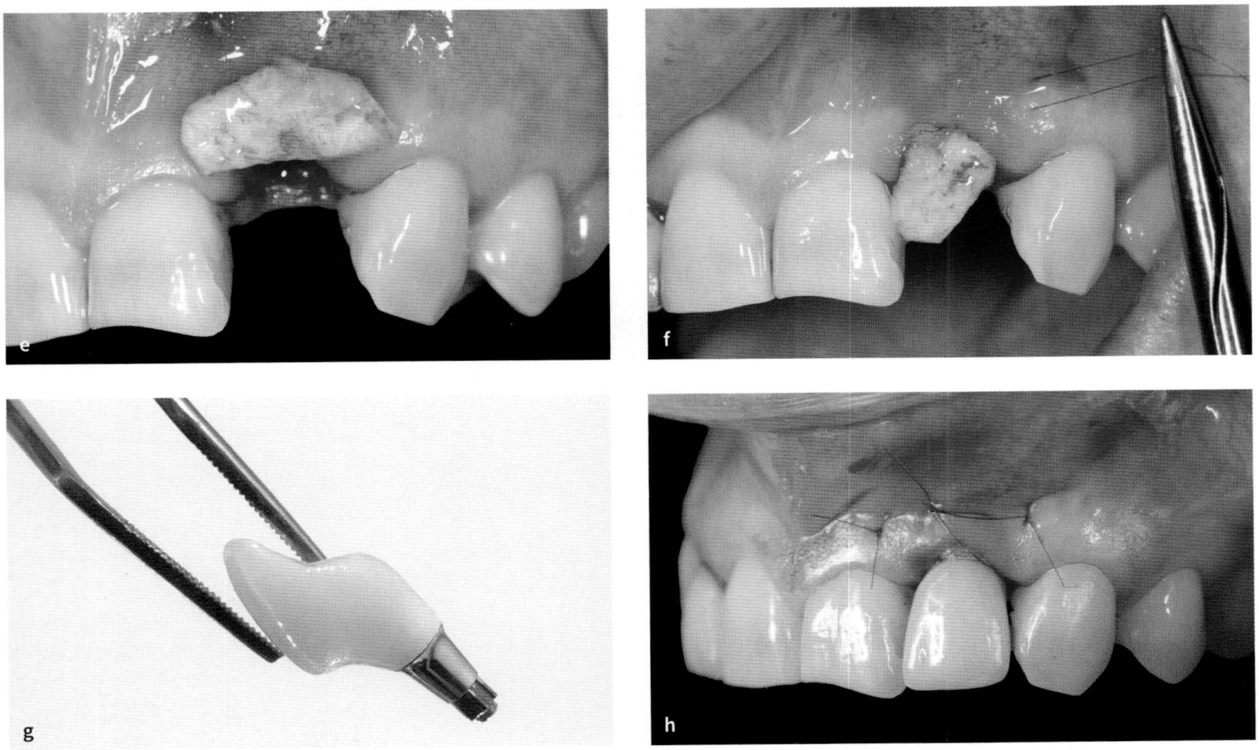

图7a～h（续）

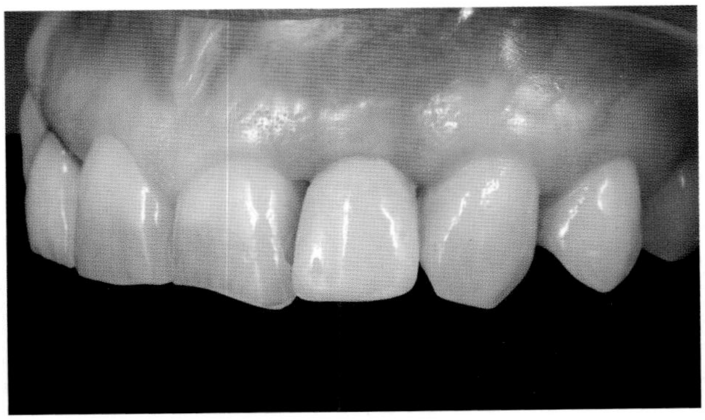

图8 愈合后的临时修复体。戴冠6个月后复查的侧面观

为了在腭侧骨量充足的情况下获得足够的初始稳定性，从而实现即刻负荷，可能需要将种植体进行适度唇向倾斜。如果种植体完全位于拔牙窝内，即使是位于理想位置，也并不一定能总是达到1型即刻种植的初始稳定性。如果腭侧骨量充足，医生可能会倾向于将种植体根端向腭侧倾斜，但这可能会导致种植体的颈部倾斜角度受到影响（Kan等，2021）。

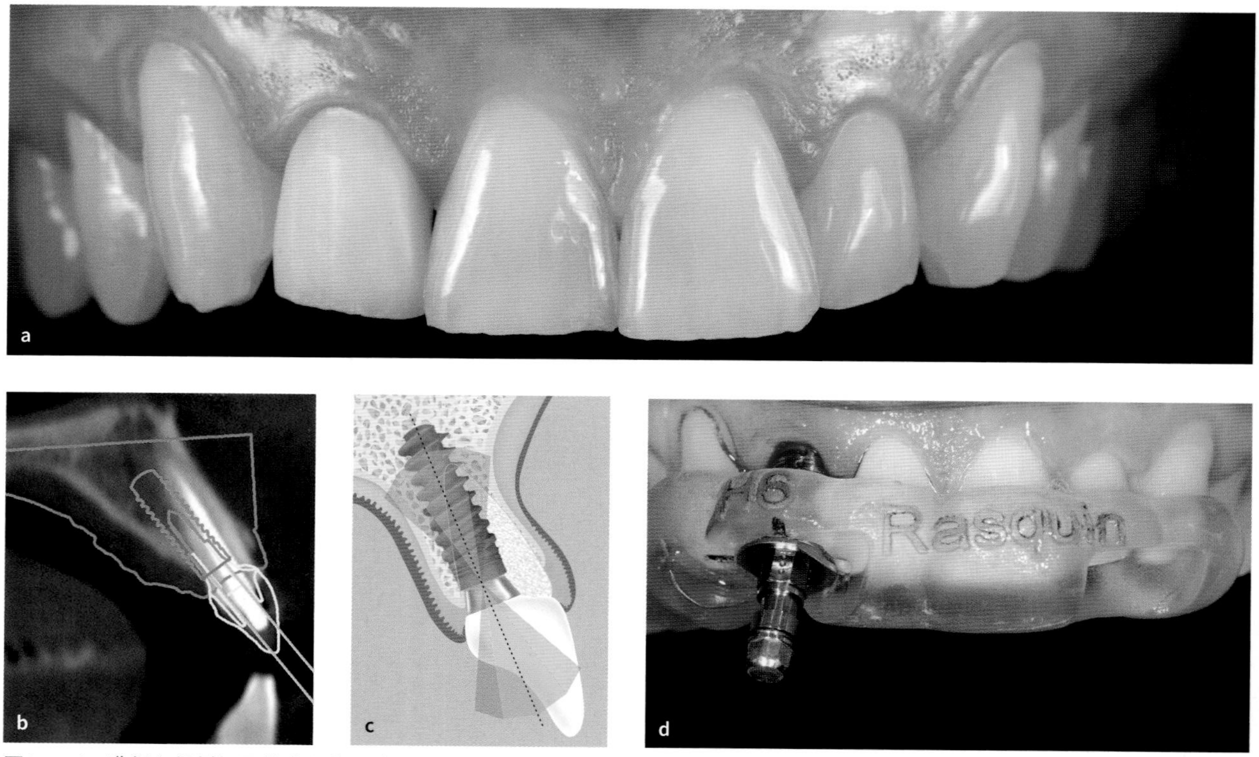

图9a～d 进行上颌侧切牙拔除和植入种植体的虚拟种植规划。由于牙根过长，牙槽嵴根尖方向有唇侧凹陷，使种植体尖端与骨无接触。尽管种植体可能与腭侧骨接触，但这会导致种植体向唇侧的倾斜角度过大，并可能诱发牙龈退缩等潜在并发症

软组织退缩和骨组织吸收都与在面部美学区的种植体唇侧倾斜角度有关，从而导致种植体唇侧牙龈退缩（图9a～d），也给校正种植体的角度带来挑战。这就需要采用角度校正解决方案，例如倾斜基台螺钉固位或粘接固位修复体（图10a～c）。虽然目前尚无具体的唇侧倾斜角度作为并发症的诊断标准，任何计划或意外的唇侧倾斜都应在种植手术前和手术时进行仔细检查和评估。如果发现其唇侧过度倾斜，在种植体评估中，综合考虑到美学、生物学和机械并发症等额外风险因素，则不应采取即刻种植。而应考虑采用其他种植方案，以实现理想的种植体稳定（图11a～d）。

不翻瓣即刻种植的条件之一是种植体的植入位置必须略低于唇侧牙槽嵴顶。这就提供了一个可以进行骨再生的缺损区，以便在愈合后为种植体提供完全的骨覆盖（Clementini等，2019）。如果存在高弧线形唇侧骨轮廓或轻微的唇侧骨垂直向缺损，即刻种植可能会导致种植体植入过深。现代种植体设计采用了内锥形连接和平台转移，当种植体植入在稍低于牙槽骨的位置时，可以更好地保持种植体平台上方的牙槽骨水平（Saleh等，2018；Valles等，2018；de Siqueira等，2020；Cruz等，2022）。

但是，当种植体放置在离唇侧牙龈边缘下超过3～4mm深度时，尚未显示出良好的美学效果和形成稳定的唇侧牙龈边缘。如果唇侧牙槽骨发生垂直向吸收，应考虑使用翻瓣手术使唇侧骨再生作为替代方案。

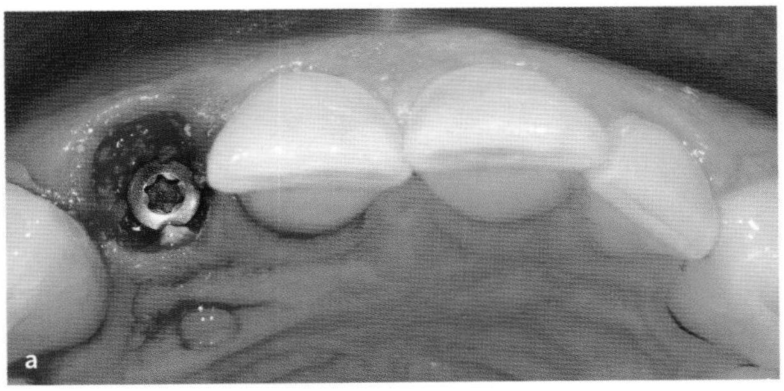

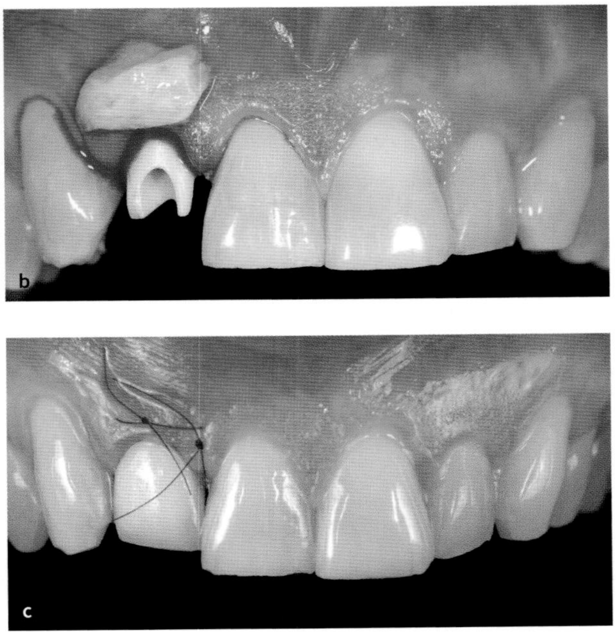

图10a～c 进行了拔牙位点保存和结缔组织移植，为种植体的即刻负荷创造了先决条件。由于种植体轴向不允许进行螺钉固位修复，因此需要粘接牙冠固位。术前，根据数字化规划制作了最终的氧化锆基台和CAD/CAM丙烯酸树脂临时修复体

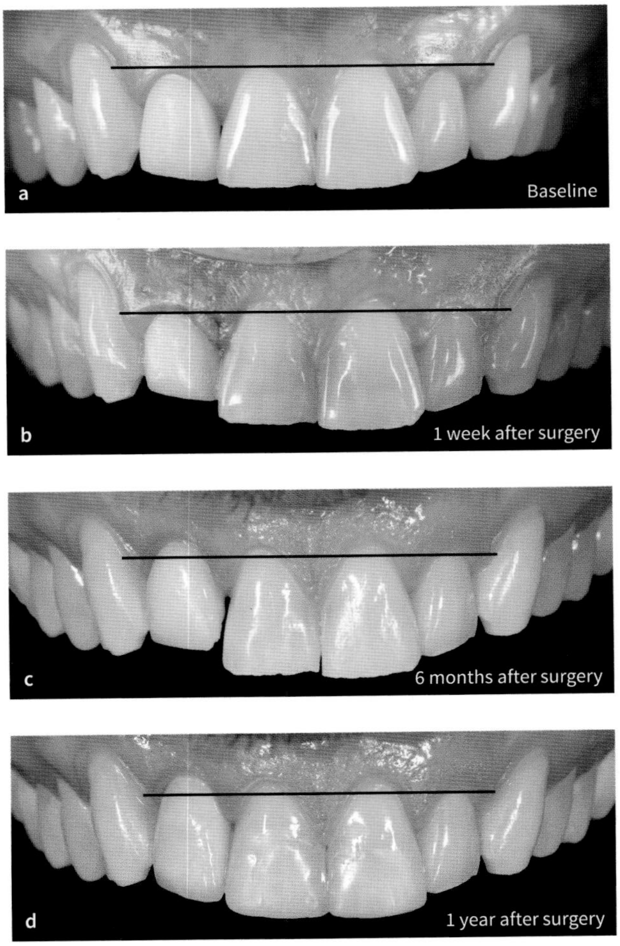

图11a～d 软组织愈合后达到最佳的效果，但尽管对软硬组织进行了处理，6个月后仍可看到唇侧牙龈退缩。如果采用其他手术方案，例如早期种植或在牙槽窝改建后进行延期种植，种植体的轴向倾斜度可能会更大，美观效果也会更好

6.2.2 辅助再生过程相关的并发症

为了最小化拔牙后牙槽嵴的形态变化，建议在即刻种植同期植入骨粉（Clementini等，2019）。在有利的骨再生条件下，拔牙窝骨壁的缺损得到控制，完全骨再生的结果是可以预测到的（Clementini等，2019）。在种植手术的整个过程中与骨再生相关的并发症已有相关报道，主要与部位和患者的创伤愈合能力以及骨再生术的执行和规划有关（Jepsen等，2019）。

即刻种植时，可能会有缺损处充填不完全和唇侧骨吸收的潜在风险，这在动物和临床研究中都有相关报道（Gelb等，1993；van Steenberghe等，2000；Chen等，2007）在即刻种植中骨再生手术失败的临床表现为过深的探诊深度、化脓和骨缺损，这些表现可能与种植体周炎难以区分（图12～图15）。

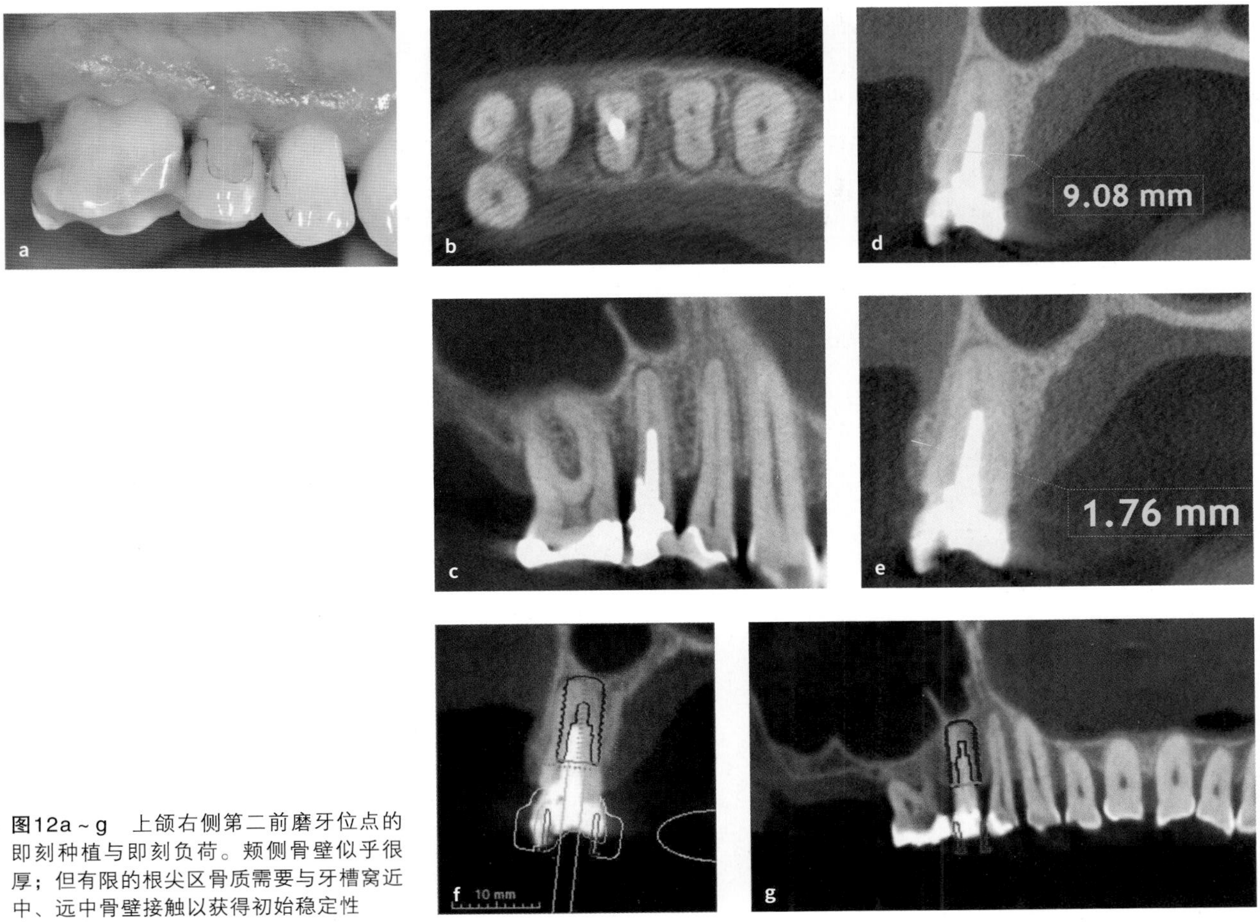

图12a～g 上颌右侧第二前磨牙位点的即刻种植与即刻负荷。颊侧骨壁似乎很厚；但有限的根尖区骨质需要与牙槽窝近中、远中骨壁接触以获得初始稳定性

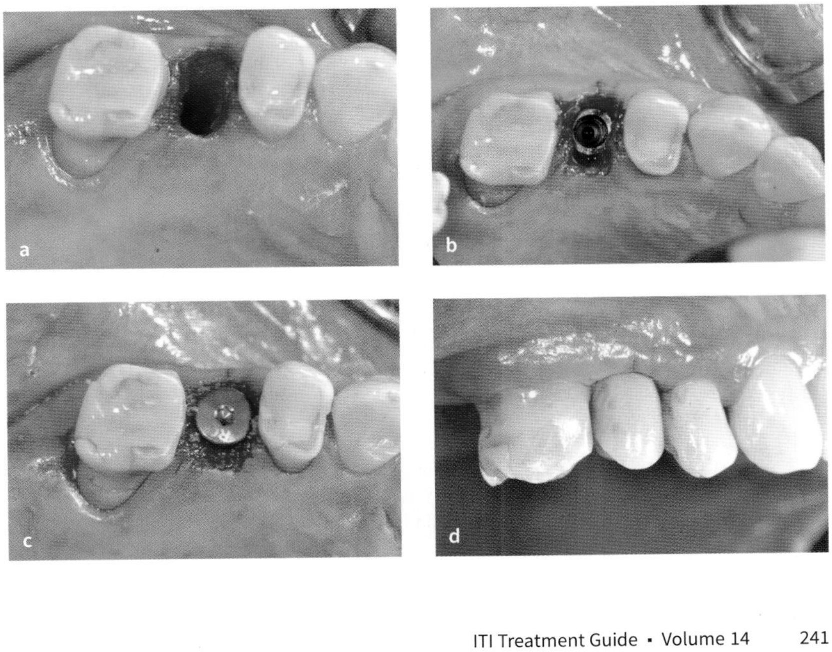

图13a～d 对上颌右侧第二前磨牙位点进行即刻种植与即刻负荷，使用了宽直径骨水平种植体，且在种植体周间隙植入去蛋白牛骨矿物质

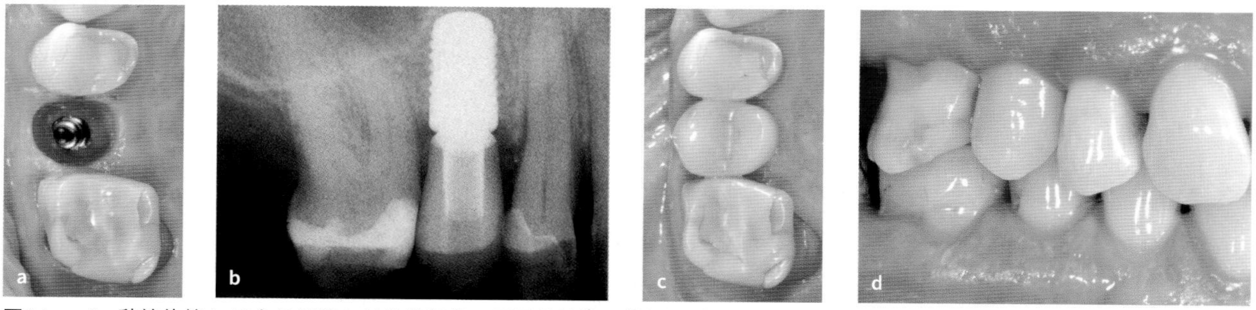

图14a～d　种植体植入10个月后戴入最终修复体，可见种植体周软组织健康状况、体积都恢复良好

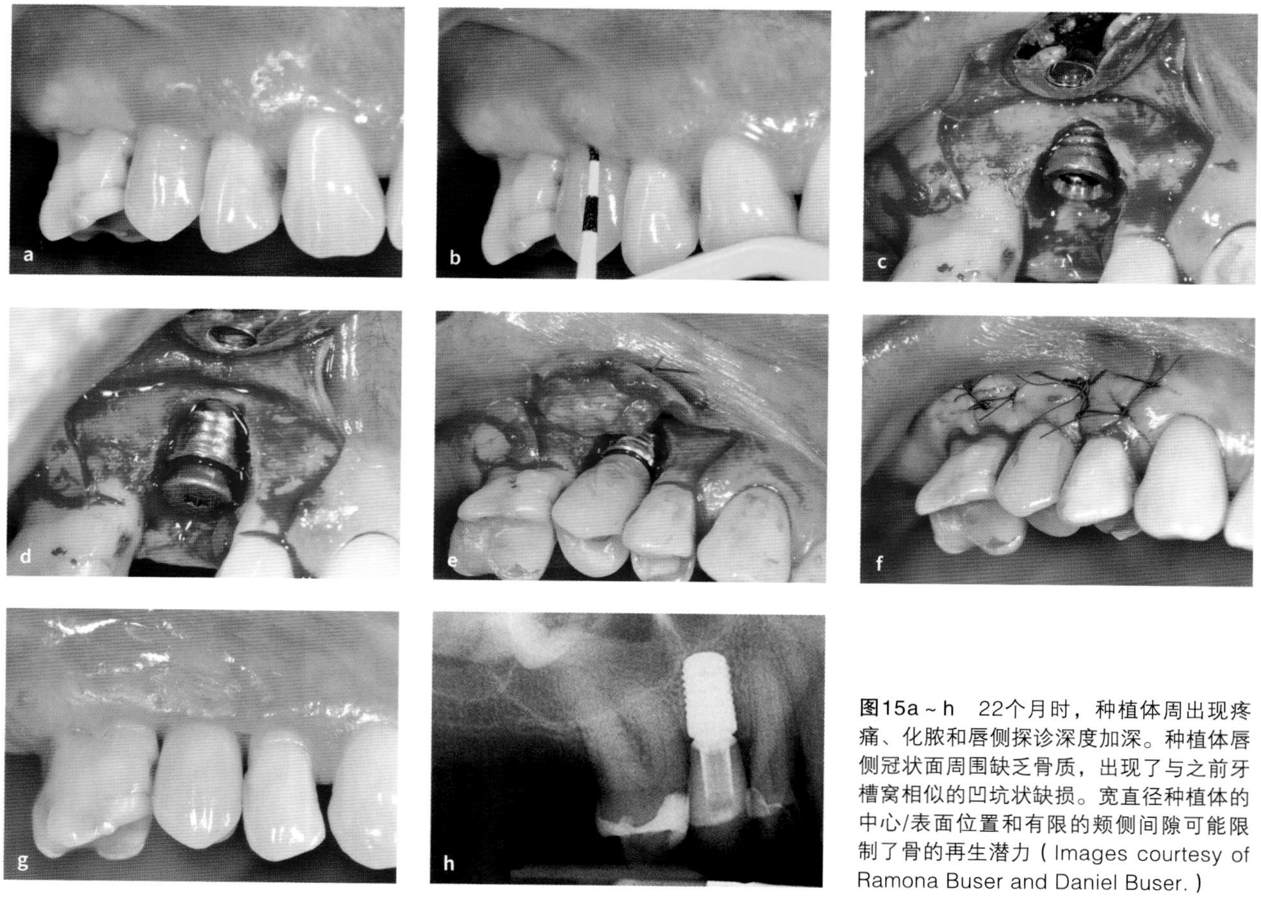

图15a～h　22个月时，种植体周出现疼痛、化脓和唇侧探诊深度加深。种植体唇侧冠状面周围缺乏骨质，出现了与之前牙槽窝相似的凹坑状缺损。宽直径种植体的中心/表面位置和有限的颊侧间隙可能限制了骨的再生潜力（Images courtesy of Ramona Buser and Daniel Buser.）

在进行任何与同期骨再生相关的种植手术时，都应仔细考虑植入部位的骨再生潜力，这样才可以尽量降低骨再生不完全和种植体粗糙表面暴露于种植体周间隙的风险。

为了最小化即刻种植时种植体周骨再生失败的风险，应仔细考虑以下几点：

- 只筛选有良好的创口愈合能力的健康患者。
- 只选择良好牙槽窝形态和有利的种植体位置的拔牙位点，以提供具有最佳生物再生潜力的缺损和移植物。
- 在唇侧骨板和种植体表面之间留出至少2mm的间隙。
- 将合适的生物材料充填到间隙中。
- 选用外形适合的种植体植入牙槽窝内，以确保种植体的初始稳定性，并在种植体的引导下实现软组织愈合。

考虑到拔牙后唇侧骨壁可能会发生吸收，在即刻种植时辅助软组织增量可能会获得更好的预后。这有助于缓解拔牙后进行唇侧植骨的牙槽嵴形态预期轻微变化，但前提是在唇侧间隙植骨。软组织将在唇侧牙槽骨上方的牙槽窝冠状面内发生增生，如果需要更广泛的血管化支持移植物，可以在唇侧创建一个小的分层厚度袋，将移植物稍微延伸到唇侧牙槽嵴顶。然后将上皮下结缔组织移植缝合到所需位置。早期种植（2型）也可作为一种替代方案，其优点是拔牙后唇侧软组织会增厚。这些软组织可以在种植体植入时得到利用，而无须同期行软组织增量。

据报道，上皮下结缔组织移植的潜在并发症是瘢痕或组织增生，这种并发症可能与供体组织的去上皮化不完全或移植组织暴露有关，导致上皮向移植组织与受体部位的交界处的下方生长。移植组织的不同临床表现也可能与供区组织的特定组织学差异有关（Dellavia等，2014；Sanz-Martín等，2019）。随着组织的成熟，瘢痕可能会随着时间的推移而消退，通常无须治疗。然而，如果供体组织在受体部位有显著差异的组织学和基因表达，瘢痕可能在一些患者身上随着时间的推移变得更加明显（Tavelli等，2019）。如果这是一个美学问题，可以通过上皮磨除术来解决，用一个大号圆头金刚砂车针（图16a～f）或软组织激光去除上皮。

要预防此类并发症，必须考虑几个方面，例如黏膜上皮再生、种植体的完全封闭、适当稳定的缝合以及临时修复体的性质。如第4章所述，为避免与上皮内陷有关的并发症，建议完全去除龈沟和结合上皮；不过，这主要是基于牙周病学文献中关于牙周围结缔组织移植的报道（Breault等，1997；Salhi等，2014；Cardoso等，2021；Alarcón等，2022）。使用高速手机和大号金刚砂车针或手术刀片可以高效地进行切除，同时还能改善黏膜血管床，有利于结缔组织移植。如果能确保种植体的任何部分都不暴露在龈沟之外并获得充分的初始稳定性，就能减少瘢痕的形成。结缔组织移植的缝合应确保即使在唇侧有压力或术后局部发炎的情况下也不会移出受体区域。临时修复体或个性化基台也可以通过修复引导软组织愈合的方式来增强结缔组织移植的稳定性。

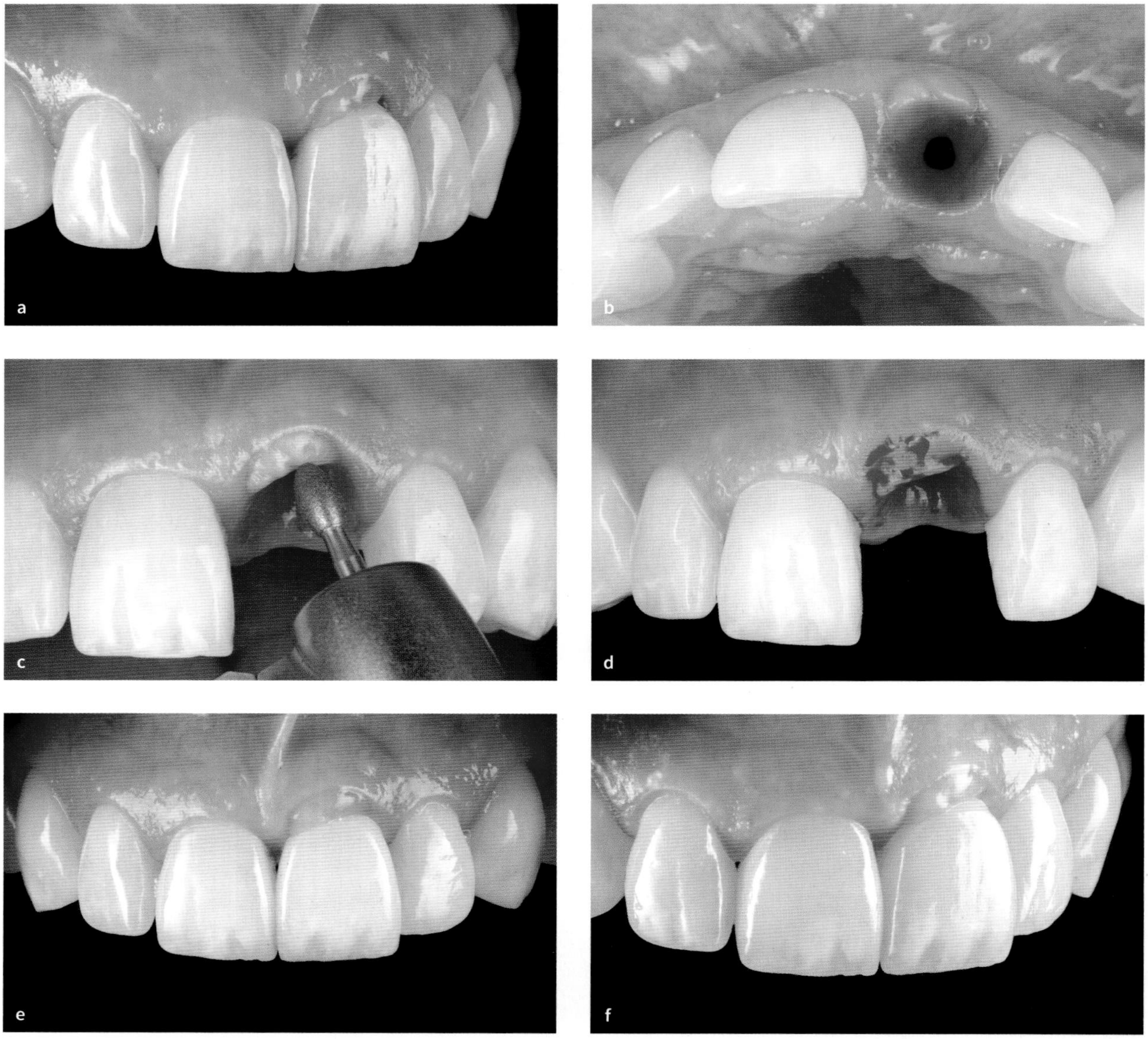

图16a～f 不翻瓣即刻种植与负荷后的软组织瘢痕，这是由于结缔组织移植造成的。该部位用大号圆头车针进行了修整。2周的随访结果显示，软组织的美学得到了部分改善；然而，仍有一些瘢痕存在

6.3 与种植手术有关的并发症

即刻种植临时修复体的基台螺钉可能会松动，这种松动对组织愈合过程会产生不利影响。随之而来的是种植体的小范围动度，这会阻碍种植体周软组织的附着。这通常是由于基台与邻近骨质或生物材料之间的接触，会妨碍修复体的完全就位，也使基台螺钉没有足够的预负荷（图17）（Schoenbaum等，2012）。可以通过修改临时基台来避免这种情况的发生，将临时基台的穿龈轮廓外形设计得窄一些，即在种植体穿龈的最初2mm内，不要比种植体宽（图18）。

也可以通过外科手术对牙槽骨进行微调，以达到基台的外形与牙槽骨形态相适应的目的，但最好还是通过适当的基台轮廓和穿龈轮廓来保持牙槽嵴的形态。临时修复体的基台螺钉置入时，应按照厂商预设的规格，使用扭矩控制器将其拧紧，将螺钉松动的风险降至最低。

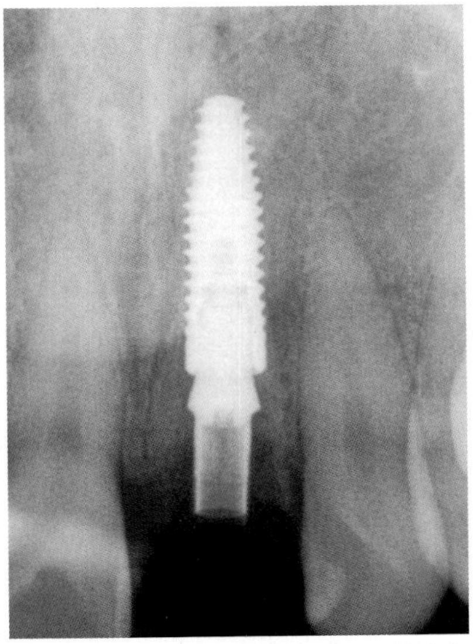

图17 由于与邻近骨质和生物材料的接触，基台就位不完全。这可能会导致螺钉松动和相关炎症反应，而这一系列反应可导致骨重建

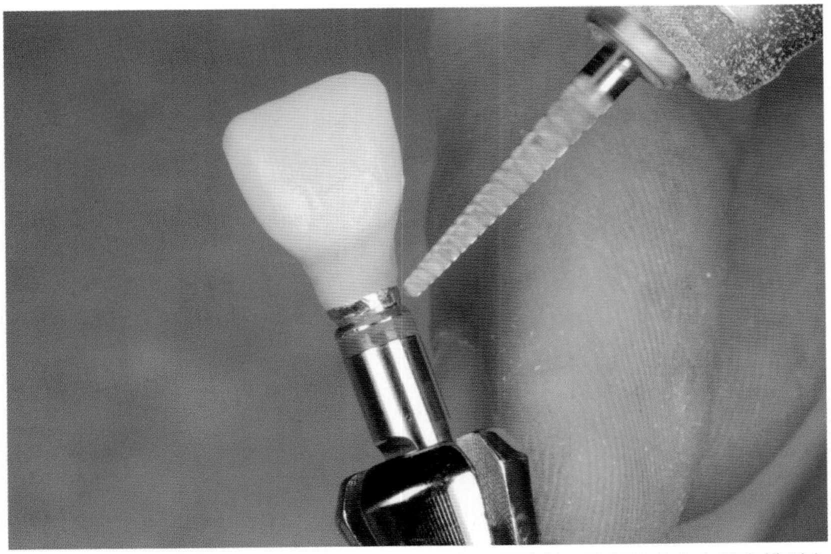

图18 调改临时修复体的基台外形，以避免与邻近骨接触。修复体应先在研究模型上就位，以防止损坏种植体–基台的连接

7 结论

F. Lambert, A. Hamilton

即刻种植可缩短整体治疗时间，降低不适，并维持种植体周组织的结构。在合适的临床条件和适应证情况下，从患者、时间、美学、生物学以及外科的角度来看，即刻种植可能是最理想的时机。

国际口腔种植学会（ITI）口腔种植临床指南系列已经提供了当前临床与文献知识的全面更新，涵盖牙列缺损患者即刻种植与即刻负荷。主要目标为提出一个决策框架，该框架能够以安全可靠的方式应用于1A型方案（即刻种植+即刻修复/即刻负荷）。

掌握牙槽窝愈合的生物学原则对于即刻种植体植入至关重要。从业人员必须意识到天然牙拔除后牙槽组织的尺寸变化，即使拔牙后即刻植入种植体，这一变化也必然发生。尽管需要特定的培训，但必须了解如何使用辅助外科程序（例如牙槽窝植骨或结缔组织移植）以及联合即刻种植体植入，以减少软硬组织的重建和由此产生的美学变化。

笔者认为，想要实现即刻种植与即刻负荷的成功，最重要的考量是合适的病例筛选。根据修复与外科计划，进行细致的临床与影像学评估，可以确定是否属于即刻治疗的合适适应证，从而降低并发症的风险。

应选择将即刻种植应用于修复骨条件与软组织条件理想的天然牙。在细致的风险评估之后，应考虑辅助手段（例如使用生物材料或结缔组织移植物进行牙槽窝植骨），以补偿可预期的拔牙后组织吸收。在骨锚固不足、软组织不良、急性感染，或牙槽骨或唇侧骨板缺损的位点，应考虑在其他时机植入种植体。此外，成功即刻种植的一个关键方面是基于种植体锚固并稳定于新鲜拔牙窝的可能性。但是，绝不能为了获得初始稳定性而牺牲正确的种植体三维位置。

如符合适应证，也可即刻负荷（即刻修复）联合即刻种植。此外，如果风险评估提示常规负荷是更适合的选择时，则往往考虑常规负荷。如进行常规负荷，可以考虑对即刻种植体使用个性化愈合帽来提供以修复为导向的软组织愈合。即刻负荷要求对咬合方案进行透彻的分析，以及种植体获得理想的锚固与稳定性，通常不建议在磨牙区域应用。

尽管即刻种植程序相关并发症仍有发生，但仔细选择病例，并合理应用本卷所描述的外科与修复原则将有助于此类病例的风险管控。

最后，即刻种植与即刻负荷是术者敏感型技术，应留给具有一定经验和训练水平的临床医生。